全国医学院校高职高专规划教材

供临床医学、护理类及相关专业用

医学化学
第 2 版

主　编　李杰红　曾琦斐
副主编　邢占芬　张运良　罗　旭　傅春燕
编　委　（按姓名汉语拼音排序）
　　　　陈　科（湖南环境生物职业技术学院）
　　　　成洪达（齐鲁医药学院）
　　　　傅春燕（邵阳学院）
　　　　郝　治（新疆医科大学高等职业技术学院）
　　　　李杰红（邵阳学院）
　　　　刘红梅（新疆医科大学高等职业技术学院）
　　　　罗　旭（河西学院）
　　　　邢占芬（齐鲁医药学院）
　　　　曾琦斐（湖南环境生物职业技术学院）
　　　　张运良（邵阳学院）

北京大学医学出版社

YIXUE HUAXUE

图书在版编目（CIP）数据

医学化学/李杰红，曾琦斐主编．—2版．—北京：北京大学医学出版社，2016.5（2020.6重印）

（全国医学院校高职高专规划教材）

ISBN 978-7-5659-1372-3

Ⅰ．①医… Ⅱ．①李… ②曾… Ⅲ．①医用化学—高等职业教育—教材 Ⅳ．①R313

中国版本图书馆 CIP 数据核字（2016）第 077803 号

医学化学（第2版）

主　　编：李杰红　曾琦斐
出版发行：北京大学医学出版社
地　　址：（100191）北京市海淀区学院路 38 号　北京大学医学部院内
电　　话：发行部 010-82802230；图书邮购 010-82802495
网　　址：http://www.pumpress.com.cn
E - mail：booksale@bjmu.edu.cn
印　　刷：莱芜市圣龙印务有限责任公司
经　　销：新华书店
责任编辑：杨　杰　　责任校对：金彤文　　责任印制：李　啸
开　　本：787mm×1092mm　1/16　印张：16.25　字数：468 千字
版　　次：2011 年 7 月第 1 版　2016 年 5 月第 2 版　2020 年 6 月第 2 次印刷
书　　号：ISBN 978-7-5659-1372-3
定　　价：32.00 元
版权所有，违者必究
（凡属质量问题请与本社发行部联系退换）

全国医学院校高职高专规划教材编审委员会

主任委员 　王德炳
学术顾问 　程伯基
副主任委员　马晓健　邓　瑞　匡奕珍　李金成　陈文祥
　　　　　　　唐　平　秦海洸　袁　宁
秘书长　　　陆银道　王凤廷
委　员　　　（按姓名汉语拼音排序）

鲍缇夕	曹玉青	陈涤民	陈小红	陈小菊
邓开玉	段于峰	付林海	耿　磊	桂　芳
郭　兴	郝晓鸣	何辉红	贺志明	侯志英
胡祥上	黄雪霜	黄泽智	简亚平	江兴林
姜海鸥	蒋乐龙	金立军	雷芬芳	李　兵
李　青	李杰红	林新容	刘翠兰	刘美萍
柳　洁	吕　冬	栾建国	马尚林	马松涛
马新华	孟共林	聂景蓉	裴巧霞	彭　湃
彭艾莉	蒲泉州	饶利兵	申小青	舒安利
谭安雄	唐布敏	陶　莉	田小英	田玉梅
汪小玉	王化修	王嗣雷	王喜梅	王小莲
王玉明	魏明凯	邬贤斌	吴和平	吴水盛
谢日华	熊正南	徐友英	徐袁明	许健瑞
阎希青	阳　晓	姚本丽	义家运	易礼兰
应　萍	曾琦斐	张　申	张丽霞	张荔茗

序

医药卫生类高职高专教育是我国医学教育体系的重要组成部分,随着国家对医药卫生体制改革的逐步推进,社会对基层卫生服务人才的需求与日俱增,对新时期高职高专医学人才培养及教材建设提出了更高要求。北京大学医学出版社于2011年组织全国高职高专院校教师编写出版了本套高职高专教材,由于教材的内容精炼、案例经典、符合临床、实用性强,受到众多高职高专院校师生的好评。

高职高专医学教材应服务于人才培养目标,基于高职高专学生的认知特点,以学生为中心、以就业为导向、以职业技能和岗位胜任力培养为根本,与课程、临床岗位和行业需求对接,促进产教融合。为推进教材建设、更好地服务于人才培养目标、将本套教材锤炼为精品之作,北京大学医学出版社对参与这套教材编写与使用的院校进行了深入调研,于2014年下半年正式启动了本套教材的修订再版工作,首先召开了教材编审委员会议,统一了教材修订再版的总体精神,重新审定再版教材目录、对个别主编进行了调整,然后召开了全体主编人会议。本轮教材修订加大了"双师型"和临床实践一线作者的比例,更加紧密地结合国家临床执业助理医师、全国护士执业资格考试大纲,理论、知识强调"必需、够用";精选案例以促进案例教学;专业课教材的学习目标按布卢姆教育目标分类编写,突出了职业技能和岗位胜任力培养。力求以学生为中心,引导自主学习,渗透职业教育理念。总之,本轮教材在延续上版优点的基础上,体例更加规范,版式更加精美,质量明显提升,适用性更强。

在本次修订再版工作中,各参编院校给予了高度重视和大力支持,众多参编教师投入了极大的热情和精力,在主编带领下克服困难,以严肃、认真、负责的态度出色地完成了编写任务,在此一并致以衷心的感谢!"知行合一、行胜于言"一定程度上体现了职业教育理念,相信在北京大学医学出版社精心组织、编审委员会顶层设计和全体作者对教材的精雕细琢下,这套教材一定能与时俱进、日臻完善,满足新时期高职高专医学人才培养的需求,在教学实践中经受住检验,在教材建设"百花齐放、百家争鸣"的局面中脱颖而出,成为好学、好教、好用的精品教材。

王德炳

前　言

本教材是全国医学院校高职高专系列教材编审委员会组织编写的医学高职高专教育基础课程系列教材之一，主要适用于医学高职高专临床医学、护理等专业的化学教学。针对医学高职高专培养目标和培养对象的要求，本教材在第1版《医护化学》的基础上进行修订，以基础化学内容为中心，围绕临床医学、护理等专业后续课程所需的化学知识点并结合医院临床实践编写而成。本教材在叙述基础理论知识时注重理论联系实际，同时也注重反映本学科领域的新进展，为医学高职高专学生进一步学习相关医学专业课程奠定必需的化学知识基础。

本教材共十七章，其中第一章至第七章为医学化学基础知识，第八章至第十六章为有机化学知识，第十七章为医学化学实验指导。第二章至第十六章由学习目标、正文、阅读材料、本章小结、单元自测题五部分组成。医学化学实验指导包括医学化学实验基础知识和八个学生实验。

本教材第一、第十一章由邵阳学院李杰红老师编写，第二、第七章由湖南环境生物职业技术学院曾琦斐老师编写，第三、第六章由邵阳学院傅春燕老师编写，第四章由齐鲁医药学院邢占芬老师编写，第五、第十六章由湖南环境生物职业技术学院陈科老师编写，第七、第十七章由河西学院医学院罗旭老师编写。第九、第十章由邵阳学院张运良老师编写，第十二章由新疆医科大学高等职业技术学院郝治老师编写，第十三、第十四章由新疆医科大学高等职业技术学院刘红梅老师编写，第十五章由齐鲁医药学院成洪达老师编写。全书由邵阳学院李杰红、湖南环境生物职业技术学院曾琦斐两位主编审稿修改。

本教材在编写过程中，充分参考了上一版教材，并对上一版《医护化学》教材的部分内容和图表加以引用，同时也参考了其他化学教材。在此，我们对第1版《医护化学》和其他有关教材的编者一并表示衷心的感谢。

本教材力图突破传统模式，加强知识的实用性，但在知识内容的组织、取舍上由于学识水平有限，难免存在诸多不足之处，敬请使用本教材的广大师生提出宝贵意见。

李杰红　曾琦斐
2016年1月

目 录

第一章　绪论 …………………………… 1	阅读材料 ………………………………… 57
第二章　物质的量 ……………………… 5	本章小结 ………………………………… 58
第一节　物质的量及其单位 …………… 5	单元自测题 ……………………………… 58
第二节　摩尔质量 ……………………… 7	
第三节　气体摩尔体积 ………………… 9	第六章　电解质溶液 …………………… 60
阅读材料 ……………………………… 10	第一节　弱电解质在溶液中的解离 …… 60
本章小结 ……………………………… 11	第二节　酸碱质子理论 ………………… 63
单元自测题 …………………………… 11	第三节　水溶液的酸碱性及pH值的
	计算 ………………………… 65
第三章　溶液 …………………………… 14	第四节　缓冲溶液 ……………………… 70
第一节　溶液的浓度 …………………… 14	阅读材料 ……………………………… 75
第二节　溶液的渗透压 ………………… 20	本章小结 ……………………………… 76
阅读材料 ……………………………… 25	单元自测题 …………………………… 76
本章小结 ……………………………… 25	
单元自测题 …………………………… 26	第七章　胶体溶液 ……………………… 78
	第一节　分散系 ………………………… 78
第四章　物质结构与元素周期律 …… 28	第二节　溶胶 …………………………… 79
第一节　原子结构 ……………………… 28	第三节　高分子化合物溶液 …………… 83
第二节　元素周期律和元素周期表 …… 32	阅读材料 ……………………………… 85
第三节　重要元素及化合物 …………… 35	本章小结 ……………………………… 86
第四节　化学键 ………………………… 38	单元自测题 …………………………… 87
第五节　分子的极性和氢键 …………… 40	
第六节　配位化合物 …………………… 41	第八章　烃 ……………………………… 89
第七节　氧化还原反应 ………………… 44	第一节　有机化合物概述 ……………… 89
阅读材料 ……………………………… 46	第二节　烷烃 …………………………… 94
本章小结 ……………………………… 47	第三节　烯烃 …………………………… 97
单元自测题 …………………………… 47	第四节　炔烃 …………………………… 100
	第五节　脂环烃 ………………………… 102
第五章　化学反应速率和化学	第六节　芳香烃 ………………………… 103
平衡 ………………………… 50	阅读材料 ……………………………… 107
第一节　化学反应速率 ………………… 50	本章小结 ……………………………… 108
第二节　化学平衡 ……………………… 53	单元自测题 …………………………… 108

第九章　醇酚醚 …… 110
第一节　醇 …… 110
第二节　酚 …… 116
第三节　醚 …… 120
阅读材料 …… 122
本章小结 …… 123
单元自测题 …… 123

第十章　醛和酮 …… 126
阅读材料 …… 133
本章小结 …… 134
单元自测题 …… 135

第十一章　有机酸 …… 137
第一节　羧酸 …… 137
第二节　羟基酸和酮酸 …… 142
第三节　对映异构 …… 146
阅读材料 …… 150
本章小结 …… 150
单元自测题 …… 151

第十二章　酯和脂类 …… 153
第一节　酯 …… 153
第二节　油脂 …… 154
第三节　甾族化合物 …… 158
阅读材料 …… 162
本章小结 …… 162
单元自测题 …… 163

第十三章　糖类 …… 165
第一节　单糖 …… 165
第二节　二糖 …… 171
第三节　多糖 …… 173
阅读材料 …… 176
本章小结 …… 177
单元自测题 …… 177

第十四章　含氮有机化合物 …… 179
第一节　胺 …… 179
第二节　酰胺 …… 184
阅读材料 …… 187
本章小结 …… 188
单元自测题 …… 188

第十五章　杂环化合物和生物碱 …… 190
第一节　杂环化合物 …… 190
第二节　生物碱 …… 196
阅读材料 …… 199
本章小结 …… 199
单元自测题 …… 200

第十六章　氨基酸和蛋白质 …… 201
第一节　氨基酸 …… 201
第二节　蛋白质 …… 206
阅读材料 …… 209
本章小结 …… 209
单元自测题 …… 210

第十七章　医学化学实验指导 …… 212
第一节　医学化学实验基础知识 …… 212
第二节　医学化学实验 …… 218

单元自测题参考答案 …… 234

主要参考文献 …… 245

元素周期表 …… 246

中英文专业词汇索引 …… 247

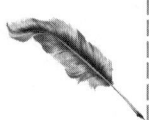

第一章 绪 论

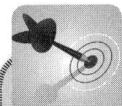

学习目标

1. 掌握医学化学的学习方法。
2. 熟悉医学化学的内容及其特点。
3. 了解化学及其研究的对象，化学与医学的关系。

一、化学及其研究的对象

自然界是由物质组成的，物质是人类生存和生活的基础。通常所说的物质是指具有静止质量的实物，如分子、原子和电子等。自然科学就是研究物质及其运动之间相互关系的科学。化学（chemistry）是在原子和分子水平上研究物质的组成、结构、性质、变化规律及其应用的一门自然科学。

人类在长期的生产、生活实践中，逐步认识了化学现象，阐明了化学变化的本质和规律。从17世纪后半叶到19世纪末，科学元素论和经典原子分子论相继被提出，门捷列夫发现了化学元素周期律，古尔德贝格（Guldberg）和瓦格（Waage）提出了化学反应的质量作用定律，化学实现了从经验到理论的重大飞跃。20世纪，化学也取得了三大理论成就：化学热力学，可以判断化学反应的方向，提出化学平衡和相平衡理论；量子化学和化学键理论，以及结构和功能关系的初步规律；化学动力学研究和分子反应动态学及合成化学的建立。进入21世纪，科学家又提出了化学面临的四大课题：化学反应理论、结构和功能的定量关系、生命现象的化学机制、纳米尺度问题。这些问题的解决，将给我们的生活带来更加美好的前景。

根据研究的对象、目的、任务和手段的不同，化学学科相继分化出研究无机物的组成、结构、性质及应用的无机化学（inorganic chemistry），研究碳氢化合物及其衍生物的有机化学（organic chemistry），研究物质的化学组成及含量的分析化学（analytical chemistry），运用物理学原理和实验方法研究物质化学变化基本规律的物理化学（physical chemistry）。随着科学的迅猛发展，化学又衍生出许多新的分支，如高分子化学、结构化学、量子化学、核化学、放射化学和生物化学等。化学在其发展的过程中，直接或间接地促进了相关学科的发展，并几乎与所有学科相互渗透，形成越来越多的交叉学科、边缘学科，如医学化学、农业化学、环境化学、地球化学、海洋化学、计算机化学等。因此，20世纪末，国际纯粹和应用化学联合会（International Union of Pureand Applied Chemistry，IUPAC）提出："化学是21世纪的中心学科"。化学与其他所有学科共同承担着生命、材料、能源和环境科学等一系列高技术的任务。

二、化学与医学的关系

化学是医学生的入门课程之一。医学生为什么要学习化学呢？因为化学是医学的基础，它们

之间的关系密不可分。医学的主要任务是通过研究人体生理、心理和病理现象的规律，寻求预防和治疗疾病的有效途径，从而保障人类健康，而认识这些生理、病理现象以及疾病的预防和治疗都离不开化学。药物是人类战胜疾病的重要武器，利用药物治疗疾病是化学对医学和人类文明的重大贡献之一。现代化学的发展，为药物的发展开辟了一个崭新的天地。依靠化学，可以研究药物的组成、结构，从本质上认识药物，进而大规模地合成药物。当今，合成药物已达几千种，95%来自化学合成。可以毫不夸张地说，没有化学就没有现代药物，就不会有现代医学。

1799年，英国化学家汉弗莱·戴维（Humphry·Davy）发现了一氧化二氮的麻醉作用，医药化学家后来又发现了更多更有效的麻醉药物（如乙醚、盐酸普鲁卡因等），使无痛外科手术成为可能。

20世纪人类的平均寿命从40岁提高到70多岁，主要的功臣被认为是药物化学家，最重要的药物就是抗生素。1932年，德国科学家格哈德·多马克（Gerhard·Domagk）发现了一种能有效治愈细菌感染的磺胺类药，使一位患细菌性败血症的孩子得以康复，他因此获得诺贝尔生理学或医学奖。此后，化学家先后研究出许多新型的合成或半合成抗生素、抗病毒药及抗肿瘤药，使许多长期危胁人类健康和生命的疾病得到控制。

20世纪初，化学家开始研究糖、血红素、维生素等生物小分子，20世纪50年代对核酸、蛋白质等生物大分子的研究取得了重大突破。化学家对基因的研究为人类根治疾病、延长寿命展现了光明的前景。20世纪50年代中期，美国生物化学家科阿瑟·恩伯格（Arthur·Kornberg）用实验证明DNA的复制并分离了复制所需的酶，为研究DNA的离体合成提供重要条件，他因此而获得1959年诺贝尔生理学或医学奖。在21世纪，一些遗传性疾病、癌症、艾滋病等，将不再是不治之症。

化学和医学的关系主要表现在以下几个方面：

1. 化学是研究人体内一切生理现象和病理现象的重要基础　从化学角度来看，人体是一个复杂的化学系统，时刻都在发生着各种各样的化学反应。人体的各种组织是由蛋白质、脂肪、糖类、维生素、无机盐和水等上万种物质组成的，这些物质由60多种化学元素构成。整个生命活动过程包含着极其复杂的化学变化，从出生、成长、繁衍到衰老，包括疾病和死亡等所有生命过程，都是化学变化的表现。人体的生命活动（如呼吸、消化、循环、排泄以及各种器官的生理活动），都是以体内的化学反应为基础的。人体的基本营养物质包括糖类、蛋白质、脂肪、维生素、无机盐等，这些物质在体内的代谢也同样遵循化学基本原理和规律。生物化学就是在化学和生理学的基础上发展起来的，它运用化学的原理和方法，研究人体的物质组成、物质结构与功能，以及物质代谢和能量变化等生命活动。

最新发展起来的化学生物学（chemical biology）是由化学与生物学、医学相互交叉、融合而形成的新兴前沿学科，它的研究范畴可以分为两个方面：一是通过对生物机制，特别是对人类疾病发病机制的理解和操控，为医学研究提供严格的证据并使之发展成为有前景的诊断和治疗方法；二是通过分离和微型化的模拟手段，理解和探索生物医学科学中的一些特殊现象。该学科的深入研究具有深远的科学意义和广阔的应用前景。

2. 物质的化学结构及性质决定药物的作用和疗效　疾病的预防和治疗需要广泛地使用药物。药物的主要作用是调整因疾病而引起的机体的各种异常变化，抑制或杀死病原微生物，帮助机体战胜感染。药物的药理作用和疗效与其化学结构及性质是密切相关的。例如：氯化钾可用于治疗低血钾症；老人与儿童常需要服用葡萄糖酸钙、乳酸钙等药物以防止钙的缺乏；碳酸氢钠、乳酸钠在水溶液中水解呈碱性，所以是临床上常用的抗酸药，用于治疗糖尿病及肾炎等引起的代谢性酸中毒；药物多巴分子存在一对对映异构体——右旋多巴和左旋多巴，右旋多巴对人体无生理效应，而左旋多巴却被广泛用于治疗帕金森病；枸橼酸钠能通过将体内的铅转变为性质稳定且无毒

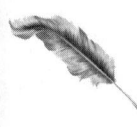

的[Pb($C_6H_5O_7$)]⁻配离子，使之经肾排出体外，以治疗铅中毒；顺式-二氯·二氨合铂（Ⅱ）是第一代抗癌药物，能破坏癌细胞DNA的复制能力，抑制癌细胞的生长。此外，药物的研制、生产、鉴定、保存及新药的合成等，都有赖于丰富的化学知识。

3. 化学原理和化学方法是诊断疾病的主要手段　化学在诊断疾病方面起着核心的作用。临床上经常运用化学原理和化学方法对各种人体组织和体液进行分析、检测，为诊断疾病提供科学依据。血液和尿液的检查是体检中不可缺少的常规项目，它就是医药化学家发明的。要确诊糖尿病，就需要用化学方法测定尿液中葡萄糖、丙酮等的含量。测定血液中转氨酶活性的变化，就能判断肝和心肌的功能。磁共振成像技术的发明是磁共振光谱应用于化学研究的结果，利用该方法可得到人脑断层成像，它可以帮助医生找到病变部位，指导医生进行手术治疗。近年来开发的光纤化学传感器体积小、生物兼容性好、化学和热稳定性好、无毒、绝缘且光功率低，加之良好的柔韧性和不带电的安全性，使之尤其适合于临床医学工作中的实时、在体检测。光纤化学传感器常用于检测人体和生物体内有关医疗诊断等的医学参量，在医学领域中将取代许多传统的检测方法，为医疗诊断技术提供一个全新的角度。

随着医学科学的飞速发展，人造器官、血管、皮肤及代血浆等在临床上的使用，放射性核素疗法和放射性同位素扫描在临床上的广泛应用，以及分子生物学、分子生理学、分子遗传学不断取得的新进展，更加充分地证明了化学对于医学研究和发展的极端重要性。

三、医学化学的内容及其特点

医学化学是医学院校学生的一门重要基础课，它的内容是根据医学专业的特点及需要选定的，主要包括医学院校学生必须掌握的基础化学、有机化学两部分内容。基础化学部分主要介绍化学的基本概念、基本理论和原理，重要元素及其化合物的性质和应用，有关化学的基本计算等。有机化学部分主要讨论与医学密切相关的碳氢化合物及其衍生物的知识及应用，包括有机化合物的基本概念、结构、官能团、分类、命名、同分异构现象、合成、性质、反应、鉴别、应用等。对医学院校学生来说，学好医学化学这门课程十分重要，它可以为学习后续课程及从事医学研究打下必备的基础。

医学化学具有以下几方面的特点：在内容的选择上体现为相关医学专业服务，与医学人才培养目标相匹配，做到理论知识以必需、够用为度，医学化学知识与医学联系密切。例如，溶液的渗透压、电解质溶液、有机酸、糖类、蛋白质和氨基酸等知识，是后续的生物化学、生理学及有关专业课程的基础，是必须掌握的理论知识。医学化学包括无机化学、有机化学和化学实验，涉及面广、理论性强，学习起来有一定的难度，必须下功夫，才能全面、扎实地掌握。

四、医学化学的学习方法及要求

本书无机化学部分重点是基本概念、基本理论及有关化学的基本计算等，这是化学学科的基本内容。学习无机化学之后，应具备运用化学语言表述有关化学问题的能力。有机化学包括概念、结构、官能团、分类、命名、性质及应用等，知识点比较多，必须掌握一定的学习规律，才能学好它。要学好有机化学，最根本的方法就是理解概念、学会命名，抓住有机化合物结构特点这个关键知识点，去归纳、总结。只要掌握了物质结构、理化性质、化学反应之间的相互联系，就会达到事半功倍的效果。化学是以实验为基础的科学，化学实验也是化学课程的重要组成部分。通过化学实验不仅可以巩固课堂上所学的理论知识，还将获得化学基本技能，并提高观察、分析和解决问题的能力，培养实事求是的科学态度和严谨的工作作风。因此，实验中必须规范操作，仔细观察，认真记录，做好分析和总结。

大学学习与中学学习有很大的差别，主要是内容多，课堂授课容量大，要求学生有较强的接

受能力和独立思考能力,尽快适应新的要求,调整学习方法。因此,学生需要做到以下几方面:首先,上课专心听讲,积极思考;课后认真阅读教材,加深理解,对大量的新知识及时消化、吸收。其次,注意归纳、对比,学会总结,切忌死记硬背。再次,注意养成良好的自学习惯,为终身学习奠定扎实基础。此外,大学学习不仅局限于课堂、教师和书本,图书馆、网络、实验室也都是可以利用的学习资源。

阅读材料

绿色化学

绿色化学又称环境无害化学、环境友好化学、清洁化学,是20世纪末才产生和发展起来的,是一个"新化学婴儿"。绿色化学将引起化学、化工生产方式的变革。从环境角度看,绿色化学是从源头上消除污染、与生态环境协调发展的更高层次的化学。从经济角度看,绿色化学要求合理地利用资源和能源,降低生产成本,符合经济可持续发展的要求。绿色化学不仅是对现有过程的改进和新过程的研究,而且将使未来化学的研究更加注重绿色产品设计的理念。绿色化学将更加注重经济、高效地制备与人类生活相关的物质,不仅创造可持续使用的化学产品,还将把今天的废弃物变为明天有用的资源,从而实现清洁和可持续发展。煤、石油、天然气等"化石能源",储量有限且不能再生。因此,具有重要战略意义的新能源的开发,太阳能、生物质能、核能、天然气水合物及氢能和燃料电池等次级能源,均急需化学家提出新思路、创造新概念、发展新方法。

绿色化学能够充分利用资源和能源,采用无毒、无害的原料,在无毒、无害的条件下进行反应,以减少废物向环境排放;提高原子的利用率,力图使所有作为原料的原子都被产品所吸纳,实现"零排放";生产出有利于环境保护、社区安全和人体健康的环境友好产品。绿色化学的核心就是利用化学原理从源头消除工业生产对环境的污染。绿色化学的理念是不再使用有毒、有害的物质,不再产生废物,不再处理废物。绿色化学技术是人类未来的希望。

20世纪90年代绿色化学的兴起,为解决石化工业对环境的污染,实现经济和社会的可持续发展提供了有效的手段,同时也扩展了就业和再就业领域。相信通过生产企业、科研院校的努力,普及绿色化学知识,大力开发和应用绿色化学与化工技术,培养绿色化学与化工人才,在不久的将来,在开发出绿色化学新技术的同时,可以形成更多绿色化学新兴产业。加强绿色化学的科学研究有着十分重要的科学意义。传统的化学虽然为人类提供了数不尽的物质产品,但是却未能合理、有效地利用资源,并产生大量的有害物质,造成严重的环境污染。绿色化学与传统化学不同,它从源头上消除污染,进行不造成污染的新化学反应和生产无污染的化学产品。绿色化学还与生物学、物理学、计算机科学、材料科学和地理学有密切联系,绿色化学的发展必将带动这些学科的发展。

(李杰红)

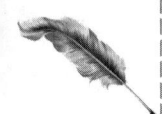

第二章 物质的量

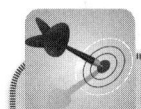

学习目标

1. 掌握物质的量、摩尔质量、气体摩尔体积的概念及有关计算。
2. 熟悉阿伏伽德罗定律及有关计算。
3. 了解物质的量在化学反应方程式计算中的应用。

物质是由分子、原子或离子等微观粒子构成的，这些微观粒子既难计数又难以称量。化学反应中，参加反应的分子、原子或离子虽然是按一定个数进行的，但在生产实践中，这些物质往往用质量来计量。因此，我们必须用一定的方法来计量这些分子或原子的大量个数，并且用某种合适的单位来描述这些大量的粒子。为了化学计算上的方便，需要建立物质的粒子数与其质量之间的关系，从而引入了一个新的物理量，化学上称之为物质的量（amount of substance）。

第一节 物质的量及其单位

一、物质的量

物质的量与长度、质量、温度和时间等物理量一样，是国际单位制（international system of units，SI）中7个基本物理量之一。物质的量是表示含有一定数目基本单元粒子的集合体的物理量，用符号"n"表示。书写物质的量n时，要在n的右下角或用括号的形式标明微观粒子的基本单元。即微粒B的物质的量，记为n_B或$n(B)$。例如：

氢原子的物质的量　　记为n_H或$n(H)$
氢分子的物质的量　　记为n_{H_2}或$n(H_2)$
钙离子的物质的量　　记为$n_{Ca^{2+}}$或$n(Ca^{2+})$
硫酸的物质的量　　　记为$n_{H_2SO_4}$或$n(H_2SO_4)$
氢氧化钠的物质的量　记为n_{NaOH}或$n(NaOH)$

二、物质的量的单位

1971年第十四届国际计量大会（General Conference of Weights & Measures，CGPM）通过决议，规定了物质的量的基本单位是摩尔（mole），符号为mol。正如米是长度的基本单位、千克是质量的基本单位、秒是时间的基本单位一样，摩尔是物质的量的基本单位。摩尔是国际单位制（SI）的7个基本单位之一（表2-1）。

表 2-1 国际单位制（SI）基本单位

物理量	单位名称		单位符号
	中文	英文	
长度（l）	米	meter	m
质量（m）	千克	kilogram	kg
时间（t）	秒	second	s
热力学温度（T）	开（尔文）	Kelvin	K
物质的量（n）	摩（尔）	mole	mol
电流强度（I）	安（培）	Ampere	A
发光强度（I）	坎（德拉）	candela	cd

摩尔的定义为：摩尔是一系统物质的量，该系统中所包含的基本单元数与 0.012kg ^{12}C 所含的原子数目相等。在使用摩尔时，应指明基本单元。基本单元可以是原子、分子、离子、电子或其他粒子，也可以是这些粒子的特定组合。基本单元可以是实际存在的，也可以是根据需要而指定的实际上不存在的粒子。

实验测得，0.012kg ^{12}C 中所含的碳原子数约为 $6.02×10^{23}$ 个，这个数值最先是由意大利科学家阿伏伽德罗提出，称为阿伏伽德罗常量（Avogadro number），用符号 N_A 表示，即 $N_A = 6.02×10^{23} mol^{-1}$。因此，1mol 任何物质都含有 $6.02×10^{23}$ 个基本单元。例如：

1mol H，含有 $6.02×10^{23}$ 个氢原子；

1mol H$^+$，含有 $6.02×10^{23}$ 个氢离子；

1mol H$_2$，含有 $6.02×10^{23}$ 个氢分子。

可见，凡是物质的量 n 相等的任何物质，所包含的基本单元数一定相等。因此，要比较几种物质中所含粒子数目的多少，只需比较其物质的量 n 的大小即可。n 越大，所包含的粒子数越多。物质的量 n、基本单元数 N、阿伏伽德罗常量 N_A 之间的关系如下：

$$N = n · N_A \tag{2-1}$$

或

$$n = N/N_A \tag{2-2}$$

跟一般的单位相比，摩尔有两个特点：①它计量的对象是原子、分子、离子等微观粒子及其特定组合，不能用于计量宏观物质。②它以阿伏伽德罗常量为计量单位，是个批量，不是以个数来计量基本单元的数量。例如，1mol 硫酸含有 $6.02×10^{23}$ 个硫酸分子。

摩尔是化学上应用最广的计量单位，化学反应方程式的计算、溶液中的计算、溶液的配制与稀释、化学平衡的计算、气体摩尔体积的计算等都离不开摩尔。应用摩尔来衡量物质的量，给生产和科研带来了极大的方便。例如，化学反应式中，反应物和生成物之间的系数之比，等于其物质的量之比。

$$Zn + 2HCl = ZnCl_2 + H_2 \uparrow$$
$$1mol \quad 2mol \quad 1mol \quad 1mol$$

在实际应用中，有时还使用毫摩尔（mmol）、微摩尔（μmol）等作为物质的量的单位。其换算关系是：

$$1mol = 1000mmol$$
$$1mmol = 1000μmol$$

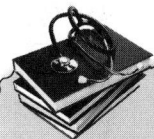

例 2-1

求 2mol 二氧化碳中所含 CO_2 分子数、C 原子数、O 原子数。

解：$N(CO_2) = n \cdot N_A = 2 \times 6.02 \times 10^{23} = 1.204 \times 10^{24}$ 个

$N(C) = N(CO_2) = 1.204 \times 10^{24}$ 个

$N(O) = 2N(CO_2) = 2 \times 1.204 \times 10^{24} = 2.408 \times 10^{24}$ 个

答：2mol 二氧化碳中含 1.204×10^{24} 个 CO_2 分子，1.204×10^{24} 个 C 原子，2.408×10^{24} 个 O 原子。

第二节　摩尔质量

一、摩尔质量

摩尔质量（molar mass）就是质量除以物质的量。摩尔质量的符号为 M，基本单位为 $kg \cdot mol^{-1}$，化学上常用 $g \cdot mol^{-1}$ 来表示，中文符号为"克·摩$^{-1}$"。摩尔质量的定义式为：

$$M = m/n$$

书写摩尔质量 M 时，要在 M 的右下角或者用括号形式标明物质的基本单元。例如：

氢原子的摩尔质量记为 M_H 或 $M(H)$。

水分子的摩尔质量记为 M_{H_2O} 或 $M(H_2O)$。

钙离子的摩尔质量记为 $M_{Ca^{2+}}$ 或 $M(Ca^{2+})$。

氢氧化钠的摩尔质量记为 M_{NaOH} 或 $M(NaOH)$。

1mol 任何物质中所含的基本单元数虽然相同，但由于不同的基本单元本身的质量各不相同，因此不同物质的摩尔质量也不相同。例如：

1 摩尔 C 的质量为 12g，C 的摩尔质量记为 $M(C) = 12 g \cdot mol^{-1}$

1 摩尔 H_2 的质量为 2g，H_2 的摩尔质量记为 $M(H_2) = 2 g \cdot mol^{-1}$

1 摩尔 OH^- 的质量为 17g，OH^- 的摩尔质量记为 $M(OH^-) = 17 g \cdot mol^{-1}$

1 摩尔 H_2O 的质量为 18g，H_2O 的摩尔质量记为 $M(H_2O) = 18 g \cdot mol^{-1}$

1 摩尔 NaCl 的质量为 58.5g，NaCl 的摩尔质量记为 $M(NaCl) = 58.5 g \cdot mol^{-1}$

可见，如果以 $g \cdot mol^{-1}$ 为单位，任何物质（包括原子、分子、离子及其特定组合）的摩尔质量 M 在数值上等于其化学式量。

物质的量 n、质量 m 和摩尔质量 M 三者之间存在下列关系，知道其中任意两个量，就可求出第三个量。

$$n = m/M \tag{2-3}$$

或

$$m = n \cdot M \tag{2-4}$$

将（2-3）式代入（2-1）式，可得：

$$N = n \cdot N_A = m \cdot N_A / M \tag{2-5}$$

由（2-5）式可知，三种不同描述物质数量的方式可以相互换算。例如：

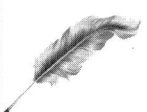

$6.02×10^{23}$ 个镁原子	1 摩尔	24g
$6.02×10^{23}$ 个钠离子	1 摩尔	23g
$6.02×10^{23}$ 个水分子	1 摩尔	18g

可见，通过物质的量 n、摩尔质量 M 和阿伏伽德罗常量 N_A，就可以把物质的粒子数 N 与可称量的物质的质量 m 联系起来，这给化学研究带来了极大的方便。

二、有关摩尔质量的计算

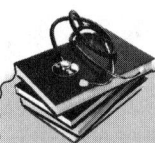

例 2-2

45g 水的物质的量是多少？

解：∵ 已知 $M(H_2O)=18g·mol^{-1}$，$m(H_2O)=45g$

∴ $n(H_2O)=m/M=45÷18=2.5mol$

答：45g 水的物质的量是 2.5mol。

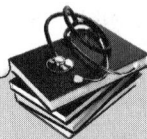

例 2-3

2.5mol NaOH 的质量是多少？

解：∵ 已知 $M(NaOH)=40g·mol^{-1}$，$n(NaOH)=2.5mol$

∴ $m(NaOH)=n·M=2.5×40=100g$

答：2.5mol NaOH 的质量是 100g。

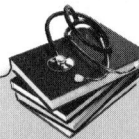

例 2-4

求 40g 氧气中氧分子的物质的量、氧分子和氧原子的个数。

解：∵ 已知 $m(O_2)=40g$，$M(O_2)=32g·mol^{-1}$

∴ $n(O_2)=m/M=40÷32=1.25mol$

$N(O_2)=n(O_2)N_A=1.25×6.02×10^{23}=7.5×10^{23}$ 个

$N(O)=2N(O_2)=2×7.5×10^{23}=1.5×10^{24}$ 个

答：40g 氧气中氧分子物质的量为 1.25mol，氧分子数为 $7.5×10^{23}$ 个，氧原子数为 $1.5×10^{24}$ 个。

第三节　气体摩尔体积

一、摩尔体积

摩尔体积（molar volume）就是体积除以物质的量。摩尔体积的符号为 V_m，基本单位为 $m^3 \cdot mol^{-1}$，化学上常用 $cm^3 \cdot mol^{-1}$ 来表示固态或液态物质的摩尔体积，用 $L \cdot mol^{-1}$ 来表示气态物质的摩尔体积。摩尔体积的定义式为：

$$V_m = V/n$$

摩尔体积的大小，一是取决于构成物质的微粒本身的大小，二是取决于微粒之间的平均距离。对于固态或液态物质，微粒间的距离很小，其摩尔体积主要取决于微粒本身的大小。由于不同物质的构成微粒的大小各不相同，因而各种固态或液态物质的摩尔体积差异很大。表 2-2 列举了几种固态和液态物质在常温下的摩尔体积。

表 2-2　几种固态或液态物质在常温下的摩尔体积

物质名称	摩尔质量 M （g·mol^{-1}）	密度 ρ （g·cm^{-3}）	摩尔体积 V_m （cm^3·mol^{-1}）
Al(s)	26.98	2.702	9.985
Pb(s)	207.2	11.35	18.26
NaCl(s)	58.44	2.165	26.99
Br$_2$(l)	159.8	3.119	51.23
H$_2$O(l)	18.02	0.999	18.03

二、气体摩尔体积

气态物质的体积大小与固态、液态物质不同。由于气体分子间的距离显著大于气体分子本身的大小，所以气体的体积大小主要决定于分子之间的平均距离。气体分子之间的距离与其所处的状态（温度和压强）密切相关。对于一定量的气体，温度越高，则分子间的距离越大，所占的体积也越大；压强越大，则气体分子间的距离越小，所占的体积也就越小。在同温、同压条件下，不同气体分子间的距离几乎是相同的。因此，在同温、同压条件下，物质的量相等的任何气体，所占的体积几乎相同。表 2-3 列举了一些气体在标准状态（0℃、101.325kPa）下的摩尔体积。

表 2-3　几种气体在标准状态下的摩尔体积

物质名称	摩尔质量 M （g·mol^{-1}）	密度 ρ （g·L^{-1}）	摩尔体积 V_m （L·mol^{-1}）
O$_2$	32.00	1.429	22.39
H$_2$	2.016	0.090	22.42
N$_2$	28.02	1.251	22.41
CO$_2$	44.01	1.977	22.26

从表 2-3 可以看出，在标准状态下，1mol 任何气体所占的体积都约为 22.4L，这个体积称为气体摩尔体积（molar volume of gas），记为 $V_{m,0} = 22.4 L \cdot mol^{-1}$。

在标准状态下，气体物质的量 n、气体的体积 V 和气体摩尔体积 $V_{m,0}$ 之间的关系为：

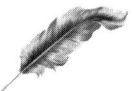

$$n = V/V_{m,0} \qquad (2\text{-}6)$$

若比较几种气体的物质的量 n 或分子数目 N 的大小,只要比较它们在相同状态下的体积大小即可。同温、同压下,相同体积的任何气体都含有相同数目的分子,这个规律称为阿伏伽德罗定律(Avogadro law)。

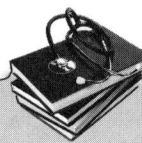

例 2-5

成人平静状态时,每小时呼出 CO_2 气体约为 11.2L(已折合成标准状态),求每小时呼出的 CO_2 的质量。

解:∵ 已知 $V = 11.2L$,$V_{m,0} = 22.4 L \cdot mol^{-1}$,$M(CO_2) = 44 g \cdot mol^{-1}$

∴ $n = V/V_{m,0} = 11.2 \div 22.4 = 0.5 mol$

$m = n \cdot M = 0.5 \times 44 = 22g$

答:成人平静状态时,每小时呼出 CO_2 的质量为 22g。

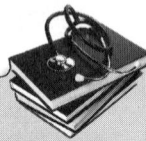

例 2-6

在 MnO_2 催化下,加热 $KClO_3$ 可制备 O_2。若要制备 40L 标准状态下的 O_2,需要多少克 $KClO_3$?

解:设需要 $KClO_3$ 的质量为 m

∵ $2KClO_3 \xrightarrow{\quad\quad} 2KCl + 3O_2 \uparrow$

$\quad 2 \times 122.5 \qquad\qquad 3 \times 22.4$

$\quad m \qquad\qquad\qquad\quad 40$

∴ $2 \times 122.5 : m = 3 \times 22.4 : 40$

$m = 145.8g$

答:要制备 40L 标准状态下的 O_2,需要 145.8g $KClO_3$。

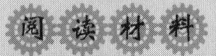

阅读材料

阿伏伽德罗

阿莫迪欧·阿伏伽德罗(Ameldeo Avogadro,1776—1856 年),意大利科学家。早年学习法律,做过地方官吏,后来因兴趣指引,开始学习数学和物理,并致力于原子论的研究,他提出的分子假说,促使道尔顿原子论发展成为原子分子学说,使人们对物质结构的认识推进了一大步。

阿伏伽德罗毕生致力于化学和物理学中关于原子论的研究。当时由于约翰·道尔顿(John Dalton)和盖·吕萨克(Gay Lussac)的工作,近代原子论处于开创时期。阿伏伽德罗从盖·吕萨克定律得到启发,提出了一个对近代科学有深远影响的假说:在相同温度和相同压力条件下,相同体积的任何气体都具有相同的分子数。但他的这个假说却长期不为科学界所接受，主要原因是当时科学界还不能区分分子和原子，同时由于有些分子发生了离解，出现了一些阿伏伽德罗假说难以解释的情况。直到1860年欧洲100多位化学家在德国卡尔斯鲁厄举行学术会议，会上阿伏伽德罗发表了一篇短文《化学哲学教程概要》，重新提起阿伏伽德罗假说。这篇短文引起了德国青年化学家尤利乌斯·洛塔尔·迈耶尔（Julius Lothar Meyer）的注意，他认真研究了阿伏伽德罗的理论，于1864年出版了《近代化学理论》一书。许多科学家从这本书里了解并接受了阿伏伽德罗假说，该假说后来被称为阿伏伽德罗定律。阿伏伽德罗最先提出0.012kg ^{12}C 中所含的碳原子数为$6.02×10^{23}$，后人把这个数值称为阿伏伽德罗常量，是自然科学中重要的基本常数之一。

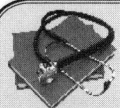

本章小结

1. **物质的量**　物质的量是以一定数目的基本单元粒子为集体并与基本单元粒子数呈正比的物理量，用符号"n"表示。

2. **物质的量的单位**　物质的量的基本单位是摩尔，简称摩，用mol表示。1mol任何物质都含有$6.02×10^{23}$个基本单元。物质的量n与基本单元数N、阿伏伽德罗常量N_A之间的关系是：$N=n·N_A$ 或 $n=N/N_A$。

3. **摩尔质量**　摩尔质量就是质量除以物质的量，符号为M，常用单位为$g·mol^{-1}$。如果以$g·mol^{-1}$为单位，任何物质的摩尔质量在数值上都等于其化学式量。物质的量n、质量m和摩尔质量M三者的关系是：$n=m/M$ 或 $m=n·M$。

4. **摩尔体积**　摩尔体积就是体积除以物质的量，符号为V_m，基本单位为$m^3·mol^{-1}$。摩尔体积与构成物质的微粒本身的大小及微粒之间的平均距离有关，不同物质的摩尔体积不同。

5. **气体摩尔体积**　标准状态下，1mol任何气体所占的体积都约为22.4L，这个体积称为气体摩尔体积，记为$V_{m,0}=22.4L·mol^{-1}$。对于气态物质，标准状态下的体积V、物质的量n与气体摩尔体积$V_{m,0}$之间的关系为：$n=V/V_{m,0}$。

6. **阿伏伽德罗定律**　同温、同压条件下，相同体积的任何气体都含有相同数目的分子，这个规律称为阿伏伽德罗定律。

单元自测题

一、选择题

1. 摩尔是（　　）

   A．表示物质的数量单位　　　　　　　　B．表示物质的质量单位

   C．表示物质的量的单位　　　　　　　　D．既是物质的数量单位又是物质的质量单位

2. 下列叙述错误的是（　　）

   A．1mol任何物质都含有约$6.02×10^{23}$个原子

   B．0.012kg ^{12}C 含有约$6.02×10^{23}$个碳原子

C. 在使用摩尔表示物质的量的单位时，应指明基本单元

D. 物质的量是国际单位制中七个基本物理量之一

3. 下列关于摩尔质量的说法正确的是（　　）

　　A. 摩尔质量与化学式量无关

　　B. 摩尔质量与化学式量相等

　　C. 摩尔质量就是质量

　　D. 以 $g \cdot mol^{-1}$ 为单位时，摩尔质量与化学式量相等

4. 0.5mol Na_2SO_4 中所含的 Na^+ 数为（　　）

　　A. 3.01×10^{23}　　B. 6.02×10^{23}　　C. 0.5　　D. 1

5. 下列叙述错误的是（　　）

　　A. 等质量的 O_2 和 O_3 中所含氧原子数相同

　　B. 2mol NO 和 2mol NO_2 中原子数相同

　　C. 等物质的量的 CO 和 CO_2 中碳原子数相等

　　D. H_2SO_4 的摩尔质量是 $98g \cdot mol^{-1}$

6. 相同质量的 SO_2 和 SO_3 之间的关系是（　　）

　　A. 所含硫原子的物质的量之比为 1：1　　B. 氧原子的物质的量之比为 3：2

　　C. 氧元素的质量比为 5：6　　D. 硫元素的质量比为 1：1

7. 22g CO_2 中所含分子数是（　　）

　　A. 6.02×10^{23} 个　　B. 3.01×10^{23} 个　　C. 0.5 个　　D. 无法确定

8. 等质量的 O_2 和 O_3（　　）

　　A. 分子数相同　　B. 体积相同　　C. 原子数相同　　D. 物质的量相同

9. 0.2g H_2、2.4g C、19.6g H_2SO_4 与 19.5g Zn 的物质的量之比为（　　）

　　A. 2：1：2：3　　　　　　　　　　B. 1：2：2：3

　　C. 2：1：1：3　　　　　　　　　　D. 3：1：2：2

10. 下列物质中质量最大的是（　　）

　　A. 64g SO_2　　　　　　　　　　B. 4g NaOH

　　C. 1mol H_2SO_4　　　　　　　　D. 3.01×10^{23} 个 N_2 分子

11. N_A 表示阿伏伽德罗常量，下列说法正确的是（　　）

　　A. 18g 水所含的电子数为 N_A　　B. 23g Na 变为 Na^+ 时失去的电子数为 N_A

　　C. 8g He 所含的分子数为 N_A　　D. 16g O_2 与 16g O_3 所含分子数均为 $0.5N_A$

12. 等物质的量的钠、镁、铝与足量稀 HCl 反应，生成的氢气的物质的量之比为（　　）

　　A. 1：1：1　　B. 1：2：3　　C. 3：2：1　　D. 6：3：2

13. 下列物质在标准状态下，体积约为 22.4L 的是（　　）

　　A. 22g CO_2　　B. 40g NaOH　　C. 35.5g Cl_2　　D. 6.02×10^{23} 个 N_2

14. 3.01×10^{23} 个 CO_2 分子的物质的量是（　　）

　　A. 0.2mol　　B. 0.3mol　　C. 0.4mol　　D. 0.5mol

15. 关于同温、同压条件下气体的叙述错误的是（　　）

　　A. 气体分子间的距离几乎相等　　B. 体积相同，物质的量几乎相等

　　C. 体积相同，所含分子数几乎相等　　D. 体积相同，气体的质量几乎相等

16. 1mol 下列物质，质量最大的是（　　）

　　A. CO_2　　B. N_2　　C. O_2　　D. Na_2SO_4

17. 下列各物质的质量相同时，物质的量最大的是（　　）

  A. H_2 B. Na_2CO_3 C. H_2O D. $NaOH$

18. 物质的量相同的任何气体，在标准状态下具有相同的（　　）

  A. 质量   B. 摩尔质量   C. 体积   D. 分子大小

19. 摩尔质量的单位是（　　）

  A. g   B. mol   C. L   D. $g \cdot mol^{-1}$

20. 物质的摩尔质量的符号是（　　）

  A. n B. M C. m D. N_A

二、填空题

1. 1mol H_2O 含有_____个 H_2O 分子，_____个 H 原子，_____个 O 原子。

2. NaOH 的摩尔质量是_____ $g \cdot mol^{-1}$，1.5mol Na_2CO_3 的质量为_____g。

3. 标准状态下，33.6L O_2 物质的量为_____mol，质量是_____g。

4. 0.5mol CO_2 的质量为_____g，含有_____个 CO_2 分子。49g H_2SO_4 物质的量为_____mol，含有_____个 H_2SO_4 分子。

5. 5.6g CO 物质的量为_____mol，在标准状态下所占的体积为_____L。

6. 同温、同压条件下，相同体积的任何气体都含有相同数目的分子，这个规律称为_____。

7. 物质的量的单位是_____，1mol 任何物质都含有_____个微粒，这个数值称为_____。

三、名词解释

1. 物质的量   2. 气体摩尔体积   3. 摩尔质量

四、判断题

（　）1. 10L H_2 和 10L O_2 所含的分子数相等。

（　）2. 同温、同压条件下，相同体积的任何物质都含有相同数目的分子。

（　）3. 同温、同压条件下，物质的量相同的任何物质都含有相同数目的分子。

（　）4. 摩尔是表示物质的量的基本单位。

（　）5. 1mol O_2 与 1mol O_3 所含 O 原子数均为 1mol。

（　）6. 在标准状态下，1mol H_2O 的体积约为 22.4L。

（　）7. 固态、液态物质的摩尔体积主要取决于微粒大小，而气体物质的摩尔体积主要取决于分子间的平均距离。

（　）8. Na_2CO_3 中原子数之比 Na∶C∶O＝2∶1∶3。

五、计算题

1. 在一定条件下，用 $KClO_3$ 制取 16.8L（标准状态）O_2，需要多少摩尔 $KClO_3$？质量为多少克？

2. 34克 NH_3 含有多少个氨分子？多少个氢原子？多少个氮原子？

（曾琦斐）

第三章 溶 液

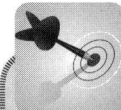

学习目标

1. 掌握溶液浓度（物质的量浓度、质量浓度、质量分数、体积分数）的表示方法，并能熟练地进行有关浓度的换算和溶液的配制。
2. 掌握渗透现象的产生条件。
3. 熟悉渗透压与浓度、温度的关系，并能进行一般计算。
4. 了解渗透压在医学上的意义。

溶液是由溶质和溶剂两部分组成的分散体系。溶液对人类的生活和生产实践活动具有十分重要的意义。占正常人体质量60%的体液（如血液、淋巴液、组织液等）都是溶液。体内的许多化学反应只有在溶液中才能进行。人类从食物中摄取的养分，必须经过消化，变成溶液，才能被吸收。人体内的氧气和二氧化碳也是通过溶解在血液中进行循环的。很多药物必须配成一定浓度的溶液才能使用，如医药上用的葡萄糖溶液和生理盐水、医治细菌感染引起的各种炎症所用的注射液（如庆大霉素、卡那霉素）、各种滴眼液等，都是按一定要求配成溶液使用的。因此，对于医务人员来说，掌握溶液的基本知识，熟练地进行有关溶液浓度的计算和溶液的配制具有非常重要的意义。

第一节 溶液的浓度

溶液的浓度是指一定量的溶液或溶剂中所含溶质的量。同一种溶液，根据不同的需要，可选择不同的浓度表示方法。下面介绍一些医学上常用的溶液浓度表示方法及有关计算。

一、溶液浓度的表示方法

（一）物质的量浓度

溶质B的物质的量浓度（amount of substance concentration）是指溶质B的物质的量（n_B）除以溶液的体积（V），用 c_B 表示，即：

$$c_B = \frac{n_B}{V}$$

式中，n_B 是溶质B的物质的量，其单位是摩尔（mol）；V 是溶液的体积，单位是升（L）或毫升（ml），物质的量浓度（c_B）的国际单位（SI）是 $mol \cdot m^{-3}$，医学上常用的单位是 $mol \cdot L^{-1}$、$mmol \cdot L^{-1}$、$\mu mol \cdot L^{-1}$。

使用物质的量浓度时，必须指明基本单元，如 H_2SO_4 的物质的量浓度 $c(H_2SO_4)=0.1 mol\cdot L^{-1}$，$H^+$ 的物质的量浓度 $c(H^+)=0.1 mol\cdot L^{-1}$。

世界卫生组织建议：在医学上表示溶液的浓度时，凡是已知相对分子质量的物质，均用其物质的量浓度表示，对未知相对分子质量的物质，则可用质量浓度（$g\cdot L^{-1}$或$mg\cdot L^{-1}$等）表示。例如，每100ml正常人的血液中，葡萄糖的含量应表示为 $c(C_6H_{12}O_6)=3.9\sim 5.6 mmol\cdot L^{-1}$。

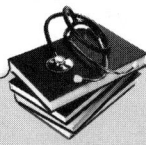

例 3-1

临床上使用的生理盐水（即 NaCl 注射液）的规格为100ml含有0.9g NaCl，求 NaCl 注射液的物质的量浓度是多少（单位：$mmol\cdot L^{-1}$)?

解： 已知 $m(NaCl)=0.9g$, $M(NaCl)=58.5g\cdot mol^{-1}$, $V=100ml=0.1L$

$$n(NaCl)=\frac{m(NaCl)}{M(NaCl)}$$

$$c(NaCl)=\frac{n(NaCl)}{V}=\frac{m(NaCl)}{M(NaCl)\cdot V}=\frac{0.9g}{58.5g\cdot mol^{-1}\times 0.1L}$$

$$=0.154(mol\cdot L^{-1})=154 mmol\cdot L^{-1}$$

答： 此 NaCl 注射液的物质的量浓度为 $154 mmol\cdot L^{-1}$。

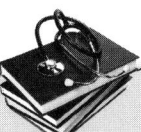

例 3-2

正常人每100ml血浆中含 K^+ 19.5mg、Ca^{2+} 10mg，求这些离子的物质的量浓度（$mmol\cdot L^{-1}$）为多少？

解： 已知 K^+ 的摩尔质量为 $39g\cdot mol^{-1}$（即 $39 mg\cdot mmol^{-1}$），则

$$n(K^+)=19.5/39=0.50(mmol)$$

故 K^+ 的物质的量浓度为

$$c(K^+)=n(K^+)/V=(0.5/100)\times 10^3=5(mmol\cdot L^{-1})$$

类似地，可得 Ca^{2+} 的物质的量浓度为

$$n(Ca^{2+})=10/40=0.25(mmol)$$

$$c(Ca^{2+})=(0.25/100)\times 10^3=2.5(mmol\cdot L^{-1})$$

答： K^+、Ca^{2+} 的物质的量浓度分别为 $5 mmol\cdot L^{-1}$ 和 $2.5 mmol\cdot L^{-1}$。

（二）质量浓度

溶质B的质量浓度（mass concentration）指溶质B的质量（m_B）除以溶液的体积（V）。用符号 ρ_B 表示，即：

$$\rho_B=\frac{m_B}{V}$$

质量浓度的SI单位是 $kg\cdot m^{-3}$。实际工作中常用 $g\cdot L^{-1}$、$mg\cdot L^{-1}$、$mg\cdot ml^{-1}$或$\mu g\cdot ml^{-1}$作单位。注意质量浓度符号 ρ_B 与密度符号 $\rho(g\cdot cm^{-3})$ 的区别。密度中的 m 是溶液的质量，而质

量浓度中的 m_B 指的是溶液中溶质的质量。

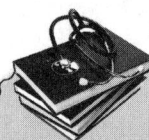

例 3-3

临床上所用的葡萄糖注射液，其规格为 500ml 溶液中含 1 分子结晶水的葡萄糖（$C_6H_{12}O_6 \cdot H_2O$）27.5g。试求它的物质的量浓度（c_B）和质量浓度（ρ_B）各为多少？

解： 已知 $m(NaCl)=27.5g$ $V=500ml=0.5L$

$M(C_6H_{12}O_6)=180g \cdot mol^{-1}$ $M(C_6H_{12}O_6 \cdot H_2O)=198g \cdot mol^{-1}$

$$c(C_6H_{12}O_6)=\frac{m(C_6H_{12}O_6 \cdot H_2O)}{M(C_6H_{12}O_6 \cdot H_2O) \cdot V}=\frac{27.5g}{198g \cdot mol^{-1} \times 0.5L}=0.278(mol \cdot L^{-1})$$

$$\rho(C_6H_{12}O_6)=\frac{m(C_6H_{12}O_6)}{V}=\frac{m(C_6H_{12}O_6 \cdot H_2O) \cdot M(C_6H_{12}O_6)}{M(C_6H_{12}O_6 \cdot H_2O) \cdot V}$$

$$=\frac{27.5g \times 180g \cdot mol^{-1}}{198g \cdot mol^{-1} \times 0.5L}=50(g \cdot L^{-1})$$

答： 该注射液的物质的量浓度为 $0.278 mol \cdot L^{-1}$，质量浓度为 $50g \cdot L^{-1}$。

（三）质量分数

溶质 B 的质量分数（mass fraction）指溶质 B 的质量（m_B）除以溶液的质量（m）。用符号 ω_B 表示，即：

$$\omega_B=\frac{m_B}{m}$$

质量分数的量纲为 1，使用时，溶质和溶液的质量单位必须相同。

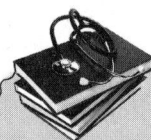

例 3-4

5.0g 阿司匹林（乙酰水杨酸）试样中含 4.5g 阿司匹林（$C_9H_8O_4$），计算此试样中阿司匹林的质量分数。

解： 试样中阿司匹林的质量分数为：

$$\omega(C_9H_8O_7)=\frac{m(C_9H_8O_7)}{m}=\frac{4.5g}{5.0g}=0.9$$

答： 此试样中阿司匹林的质量分数为 0.9。

（四）体积分数

溶质 B 的体积分数（volume fraction）指在相同温度和压力时，混合前 B 的体积 V_B 与混合前所有组分的体积总和 V 之比。用符号 φ_B 表示，即：

$$\varphi_B=\frac{V_B}{V}$$

式中，V_B 为混合前 B 的体积，V 为混合前所有组分的体积总和。体积分数的单位为 1，可以用小数或百分数表示。使用时，溶质和溶液的体积单位必须一致。

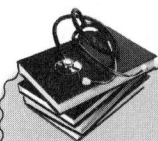

例 3-5

20℃时,将 70.0ml 乙醇(酒精)与 30.0ml 水混合,计算所得乙醇溶液中乙醇的体积分数(忽略混合后体积的变化)。

解:乙醇溶液中乙醇的体积分数为:

$$\varphi_B = \frac{V(C_2H_5OH)}{V(C_2H_5OH) + V(H_2O)} = \frac{70.0ml}{70.0ml + 30.0ml} = 0.7$$

答:乙醇的体积分数为 0.7。

一般情况下,溶液的浓度用物质的量浓度或质量浓度表示。此外,溶质是固体或气体而溶剂是液体时,常用质量分数表示其溶液浓度。溶质是液体,溶剂也是液体时,其溶液浓度常用体积分数表示。

二、溶液浓度的换算

溶液浓度的换算,实际上是不同的浓度表示方法之间的单位变换。

(一)物质的量浓度 c_B 与质量浓度 ρ_B 的换算

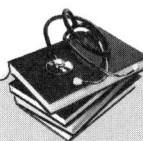

例 3-6

临床上给患者输液用的葡萄糖($C_6H_{12}O_6$)的质量浓度为 $50g \cdot L^{-1}$,注射用生理盐水(NaCl)的质量浓度为 $9g \cdot L^{-1}$,它们的物质的量浓度分别为多少?

解:根据题意,$\rho(C_6H_{12}O_6) = 50g \cdot L^{-1}$,$\rho(NaCl) = 9g \cdot L^{-1}$,

$$M(C_6H_{12}O_6) = 180g \cdot mol^{-1}, \quad M(NaCl) = 58.5g \cdot mol^{-1}$$

设溶液为 1L,则所含的葡萄糖和氯化钠的物质的量分别为:

$$n(C_6H_{12}O_6) = \frac{\rho(C_6H_{12}O_6) \times V}{M(C_6H_{12}O_6)} = \frac{50g \cdot L^{-1} \times 1L}{180g \cdot mol^{-1}} = 0.278mol$$

$$c(C_6H_{12}O_6) = \frac{n(C_6H_{12}O_6)}{V} = \frac{0.278mol}{1L} = 0.278mol \cdot L^{-1}$$

$$n(NaCl) = \frac{\rho(NaCl) \times V}{M(NaCl)} = \frac{9g \cdot L^{-1} \times 1L}{58.5g \cdot mol^{-1}} = 0.154mol$$

$$c(NaCl) = \frac{n(NaCl)}{V} = \frac{0.154mol}{1L} = 0.154mol \cdot L^{-1}$$

从此题可归纳得出,物质的量浓度(c_B)与质量浓度(ρ_B)的换算关系为:

$$c_B = \rho_B / M_B$$

（二）质量分数 ω_B 与物质的量浓度 c_B 的换算

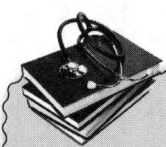

例 3-7

市售浓盐酸的质量分数 $\omega(HCl) = 0.36$，密度 $\rho = 1.180 kg \cdot L^{-1}$，求 HCl 的物质的量浓度。

解：由题意可知，1L 浓盐酸的质量为：

$$m = \rho \cdot V = 1.180 kg \cdot L^{-1} \times 1L = 1.180 kg$$

则 1L 盐酸所含溶质 HCl 的质量为：

$$M(HCl) = m \cdot \omega(HCl) = 1.180 kg \times 0.36 = 0.4248 kg = 424.8 g$$

因为 $M(HCl) = 36.5 g \cdot mol^{-1}$，

故 1L 盐酸中含溶质 HCl 的物质的量为

$$n(HCl) = \frac{m(HCl)}{M(HCl)} = \frac{424.8 g}{36.5 g \cdot mol^{-1}} = 11.64 mol$$

则

$$c(HCl) = \frac{n(HCl)}{V} = \frac{11.64 mol}{1L} = 11.64 mol \cdot L^{-1}$$

答：HCl 的物质的量浓度为 $11.64 mol \cdot L^{-1}$。

由此可归纳得出，质量分数（ω_B）与物质的量浓度（c_B）进行换算的关系式为：

$$c_B = 1000 \rho \cdot \omega_B / M_B \quad (\rho \text{ 的单位：} kg \cdot L^{-1})$$

三、溶液的配制和稀释

欲配制具有一定浓度的某种物质的溶液，可将该纯物质加入到溶剂中，或将该纯物质的浓溶液进行稀释，也可将几种不同浓度的溶液混合。无论用哪一种方法，都应遵守"配制前后溶质的量不变"的原则。主要公式有：

$$m_B / M_B = c_B V / 1000$$
$$c_1 V_1 = c_2 V_2$$

式中，m_B 为溶质的质量；M_B 为溶质的摩尔质量（$g \cdot mol^{-1}$）；c_B 为溶质的物质的量浓度 $mol \cdot L^{-1}$；V 为溶液的体积（ml）；c_1、c_2 分别为溶液稀释前后的物质的浓度；V_1、V_2 为溶液稀释前后的体积。

（一）溶液的配制

溶液配制的基本方法有两种：

1. **一定质量溶液的配制** 取一定质量的溶质和一定质量的溶剂，混合均匀即可得到。如用质量分数（ω_B）表示溶液浓度时采用此种方法配制。

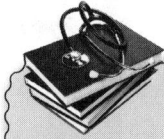

例 3-8

如何配制质量分数为 0.09 的 NaCl 溶液 500g？

解：500g NaCl 溶液中含有 NaCl 的质量为：
$$m(NaCl) = 0.09 \times 500g = 45g$$

配制该溶液所需水的质量为：
$$m(H_2O) = 500g - 45g = 455g$$

配制方法为：称取纯 NaCl 45g 和水 455g，溶解，混合均匀即可得到质量分数为 0.09 的 NaCl 溶液 500g。

2. **一定体积溶液的配制** 将一定质量（或体积）的溶质与适量的溶剂混合，完全溶解后，再加溶剂至所需体积，混合均匀即可。一般用物质的量浓度（c_B）、质量浓度（ρ_B）表示溶液浓度时采用该法配制。

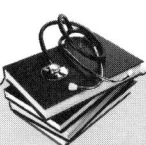

例 3-9

配制质量浓度为 50g·L^{-1} 的葡萄糖溶液 500ml，需含 1 分子结晶水的葡萄糖多少克？如何配制？

解：已知：$M(C_6H_{12}O_6) = 180g·mol^{-1}$，$M(C_6H_{12}O_6·H_2O) = 198g·mol^{-1}$，
$$V = 500ml = 0.5L$$

根据题意，所需含 1 分子结晶水的葡萄糖的质量为：
$$m(C_6H_{12}O_6·H_2O) = 50g·L^{-1} \times 0.5L \times \frac{198g·mol^{-1}}{180g·mol^{-1}} = 27.5g$$

配制方法为：称取 27.5g 含 1 分子结晶水的葡萄糖于烧杯中，加少量纯化水溶解后，转移至 500ml 量筒内，加纯化水冲洗烧杯 2～3 次，冲洗液也一并全部转移至量筒内。最后加纯化水至 500ml 刻度线，搅拌均匀即可。

一般情况下，配制溶液时可用托盘天平称量物质的质量，或用量筒量取溶液的体积。若配制的溶液浓度需要十分精确时（如在容量分析中，用直接法配制标准溶液），则不能用托盘天平称量和量杯（或量筒）量取体积，而必须用分析天平称量和容量瓶定容。

（二）溶液的稀释

溶液的稀释一般有两种：浓溶液加入溶剂稀释成稀溶液和多种溶液混合稀释法。

1. **浓溶液加入溶剂稀释成稀溶液** 在浓溶液中加入一定量的溶剂得到所需浓度的溶液的操作称为溶液的稀释。这种溶液稀释的特点是溶液的量改变，但溶质的量不变。常用稀释公式有：
$$m_{B_1} = m_{B_2}$$
$$或\ c_1V_1 = c_2V_2$$

式中，m_{B_1}、m_{B_2} 分别为溶液稀释前后的溶质的质量；c_1、c_2 分别为溶液稀释前后的溶质的浓度；V_1、V_2 分别为溶液稀释前后的体积。使用稀释公式时应注意等式两边的单位应保持一致。

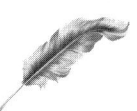

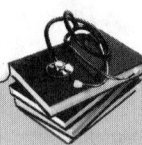

例 3-10

配制 $1/6\,mol·L^{-1}$ 的乳酸钠溶液 600ml，需要 $1\,mol·L^{-1}$ 乳酸钠溶液多少毫升？

解：根据稀释公式 $c_1V_1=c_2V_2$，则

$$1\times V_1 = 1/6 \times 600$$
$$V_1 = 100\,ml$$

答：配制 $1/6\,mol·L^{-1}$ 乳酸钠溶液 600ml，需 $1\,mol·L^{-1}$ 乳酸钠溶液 100ml。

2. 多种溶液混合稀释　要用同种物质不同浓度的几种溶液配制该物质某一浓度的溶液，可根据混合前各溶液中溶质的量之和等于混合后总溶液中所含溶质的量进行计算。则有：

$$c_1V_1+c_2V_2+\cdots+c_nV_n=cV$$
$$V=V_1+V_2+\cdots+V_n$$

式中，c_1、$c_2\cdots c_n$ 为混合前各溶液的浓度；c 为混合溶液的总浓度（可以是 c_B、φ_B）；V_1、$V_2\cdots V_n$ 为混合前各溶液的体积；V 为混合溶液的总体积。

严格地说，混合溶液的总体积不等于混合前各溶液的体积之和。因此，当上式用于 c_B、φ_B 等的计算时，只能得到近似值，在忽略混合前后溶液体积变化的情况下，可采用此式运算。

同理，当浓度用质量分数 ω_B 表示时，则有：

$$\omega_{B_1}m_1+\omega_{B_2}m_2+\cdots+\omega_{B_n}m_n=\omega_B(m_1+m_2+\cdots+m_n)$$

式中：ω_{B_1}、$\omega_{B_2}\cdots\omega_{B_n}$ 表示混合前各溶液的质量分数；ω_B 表示混合溶液的总质量分数；m_1、$m_2\cdots m_n$ 表示混合前各溶液的质量；$m_1+m_2+\cdots+m_n$ 表示混合溶液的总质量。

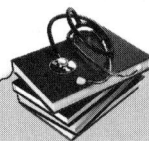

例 3-11

某患者需用 $100\,g·L^{-1}$ 的葡萄糖溶液 50ml，问应取 $50\,g·L^{-1}$ 和 $200\,g·L^{-1}$ 两种葡萄糖溶液各多少毫升？如何配制？

解：设应取 $200\,g·L^{-1}$ 葡萄糖溶液 V_1 ml，$50\,g·L^{-1}$ 葡萄糖溶液 V_2 ml，则

$$\begin{cases} 200V_1+50V_2=100\times 50 \\ V_1+V_2=50 \end{cases}$$

两式联立求解得：$V_1=16.7\,ml$，$V_2=33.3\,ml$

答：配制方法为取 $200\,g·L^{-1}$ 葡萄糖溶液 16.7ml 和 $50\,g·L^{-1}$ 葡萄糖溶液 33.3ml 混匀即可。

第二节　溶液的渗透压

人体体液分为细胞内液、血浆和组织液三部分。各部分不仅有一定的组成成分，而且有一定

的分布和容量，对于保持人体正常生理功能和身体健康具有重要作用。而体液的渗透压在其中起到一定的调节作用。很多疾病（如胃肠道疾病、创伤等）均可导致体液的渗透压调节功能失调，严重时可危及生命。临床上给患者大量补液时要特别注意溶液的浓度及渗透压是否得当，如果补液不当，将会产生严重后果。

一、渗透现象和渗透压

在溶液中，溶剂分子与溶质粒子处于不停的运动之中。如将几滴红墨水滴入一杯清水中，很快整杯水的颜色就变为红色。在盛有很浓的蔗糖溶液的杯子的液面上加一层清水，一会儿整杯水都有甜味。这种物质由高浓度区向低浓度区的运动称为扩散，扩散的最终结果是使整个体系的浓度趋于平衡。

我们用一种只让溶剂分子通过，而溶质分子不能通过的半透膜将U形管从底部分成两部分，在U形管的一侧装入蔗糖溶液，另一侧装入纯净水（图3-1a）。经过一段时间后发现，U形管内装蔗糖溶液一侧的液面升高了（图3-1b）。这是为什么呢？

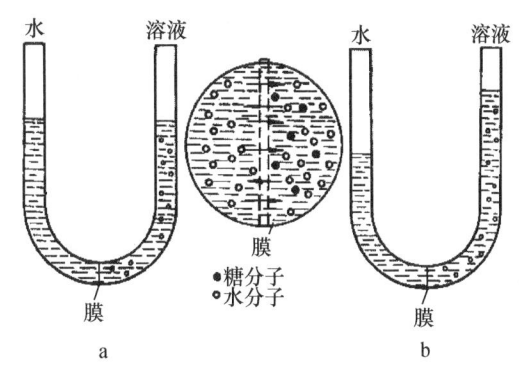

图 3-1 渗透现象和渗透压力示意图

a. 渗透发生前；b. 渗透发生后

半透膜是一种具有选择透过性的多孔性薄膜。常用的半透膜有动物膀胱膜、动物肠衣、羊皮纸、火棉胶等。机体内的细胞膜、毛细血管壁也都是生物半透膜。

蔗糖溶液和纯净水之间隔一层半透膜时，虽然水分子可以从两个方向透过半透膜，但因为相同体积的水中所含水分子数比蔗糖溶液中的水分子数多，单位时间内从纯净水透过半透膜进入蔗糖溶液的水分子数比从蔗糖溶液透过半透膜进入纯净水的水分子数多。因此，从表面上看，只是水透过半透膜进入蔗糖溶液，于是装蔗糖溶液的一侧U形管内液面升高。同理，若用一种较稀的蔗糖溶液代替纯净水，经过一段时间后，装较浓蔗糖溶液的一侧U形管内液面也会升高。这种水分子透过半透膜从纯溶剂进入溶液或从稀溶液进入浓溶液的现象，称为渗透（diosmosis）或渗透现象（diosmose）。

可见，产生渗透现象必须具备两个条件：一是要有半透膜存在；二是半透膜两侧单位体积内溶剂分子数不相等（即半透膜两侧存在溶液的浓度差），渗透的方向总是趋向于缩小溶液的浓度差，即溶剂分子从纯溶剂（或稀溶液）向溶液（或浓溶液）渗透。

由于渗透作用，U形管一侧蔗糖溶液的液面开始上升，随之产生静水压，这种压力阻止水分子向蔗糖溶液渗透。当液面上升到一定高度时，静水压达到一定数值，单位时间内从半透膜两侧透过的溶剂分子数目相等，溶液液面不再上升，此时体系达到动态平衡。这种恰好能阻止渗透现象继续发生而达到动态平衡的压力，称为渗透压（osmotic pressure）。换言之，这种恰好能阻止渗透现象进行而施加于溶液液面上的额外压力，称为该溶液的渗透压。渗透压的符号为 Π，单位为 Pa 或 kPa。如果被半透膜隔开的是两种不同浓度的溶液，为阻止渗透现象的发生，应在较浓溶液液面上施加一定压力。实验证明，所需要施加的这个压力是两种溶液的渗透压之差。

二、渗透压与浓度、温度的关系

1887 年荷兰化学家范特霍夫（Van't Hoff）根据实验结果提出了稀溶液的渗透压与其温度、浓度的关系：

$$\Pi = cRT$$

式中，Π 为溶液的渗透压，单位为 kPa；c 为溶液的物质的量浓度，单位为 $mol \cdot L^{-1}$；R 为摩尔气体常数，取值为 $8.31 kPa \cdot L \cdot mol^{-1} \cdot K^{-1}$；$T$ 为绝对温度（$T = 273.15 + t℃$），单位为 K。

上式称为范特霍夫公式（或称渗透压定律）。它表明在一定温度下，稀溶液的渗透压大小与单位体积溶液中溶质粒子数的多少有关，而与溶质本身的性质无关。溶液的这种性质又称为溶液的依数性。

需要特别指出的是，范特霍夫公式只适用于难挥发性非电解质稀溶液。对于非电解质浓溶液，则因溶质粒子浓度较高，粒子间相互影响增强，而使溶液的依数性发生偏差；而电解质，特别是强电解质，由于它在溶液中完全电离，粒子数成倍增加。因此，对于电解质稀溶液，必须在范特霍夫公式中引入校正系数 i，其理论计算才能与实验测定相符。校正系数 i 是强电解质的一个分子能在溶液中产生的粒子数。例如，NaCl 溶液的 i 值为 2，$CaCl_2$ 溶液的 i 值为 3 等。强电解质稀溶液的渗透压计算公式为：

$$\Pi = icRT$$

三、渗透压在医学上的意义

（一）渗透浓度

人体体液（如血浆、细胞内液等）的渗透压是由体液中各种溶质的量决定的。渗透压的大小仅与这些溶质粒子的数目有关，而与粒子本身的性质无关，我们把溶液中能产生渗透效应的溶质粒子（分子或离子）统称为渗透活性物质（osmotically active substance）。

根据渗透压定律，在一定温度下，对于任何一种稀溶液，其渗透压都应与渗透活性物质的物质的量浓度呈正比。因此，也可以用渗透活性物质的物质的量浓度来衡量溶液渗透压的大小。由于人体的温度变化不大，因此在医学上常用渗透浓度来比较溶液渗透压的大小。渗透浓度（osmotic concentration）指渗透活性物质的物质的量除以溶液的体积，常用符号 c_{OS} 表示，其常用单位为 $mmol \cdot L^{-1}$。表 3-1 列出了正常人血浆、细胞内液和组织液中各种渗透活性物质的渗透浓度。

表 3-1 正常人血浆、细胞内液和组织液中各种渗透活性物质的渗透浓度（$mmol \cdot L^{-1}$）

物质	血浆	细胞内液	组织液
Na^+	144	10	137
K^+	5	141	4.7
Ca^{2+}	2.5	—	2.4
Mg^{2+}	1.5	31	1.4
Cl^-	107	4	112.7
HCO_3^-	27	10	28.3
HPO_4^{2-}，$H_2PO_4^-$	2	11	2
SO_4^{2-}	0.5	1	0.5

续表

物质	血浆	细胞内液	组织液
磷酸肌酸	—	45	—
肌肽	—	14	—
氨基酸	2	18	2
肌酸	0.2	9	0.2
乳酸盐	1.2	1.5	1.2
三磷酸腺苷	—	5	—
一磷酸己糖	—	3.7	—
葡萄糖	5.6	—	5.6
蛋白质	1.2	4	0.2
尿素	4	4	4
合计	303.7	302.2	302.2

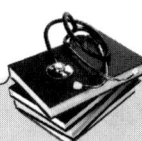

例 3-12

计算 $50.0\text{g}\cdot\text{L}^{-1}$ 葡萄糖溶液和 $0.15\text{mol}\cdot\text{L}^{-1}$ NaCl 溶液的渗透浓度。

解：葡萄糖为非电解质，$i=1$，$M(\text{C}_6\text{H}_{12}\text{O}_6)=180\text{g}\cdot\text{mol}^{-1}$，则 $50.0\text{g}\cdot\text{L}^{-1}$ 葡萄糖溶液的渗透浓度为：

$$c_{\text{OS}}(\text{C}_6\text{H}_{12}\text{O}_6)=1\times\frac{50\text{g}\cdot\text{L}^{-1}}{180\text{g}\cdot\text{mol}^{-1}}\times1000=278\text{mmol}\cdot\text{L}^{-1}$$

因为 NaCl 为电解质，$i=2$，则 NaCl 溶液的渗透浓度为：

$$c_{\text{OS}}(\text{NaCl})=2\times0.15\times1000=300\text{mmol}\cdot\text{L}^{-1}$$

（二）等渗、高渗和低渗溶液

相同温度下，渗透压相等的溶液称为等渗溶液，而渗透压不相等的溶液，其中渗透压较高的称为高渗溶液，较低的称为低渗溶液。

医学上所说的等渗、高渗、低渗溶液是以血浆的渗透浓度为标准的。从表 3-1 可知，正常人血浆的渗透浓度为 $303.7\text{mmol}\cdot\text{L}^{-1}$。所以临床上规定渗透浓度在 $280\sim320\text{mmol}\cdot\text{L}^{-1}$ 的溶液为等渗溶液，渗透浓度大于 $320\text{mmol}\cdot\text{L}^{-1}$ 的溶液为高渗溶液，渗透浓度小于 $280\text{mmol}\cdot\text{L}^{-1}$ 的溶液为低渗溶液。

临床上常见的等渗溶液有 $9\text{g}\cdot\text{L}^{-1}$ NaCl 溶液、$50\text{g}\cdot\text{L}^{-1}$ 葡萄糖溶液、$12.5\text{g}\cdot\text{L}^{-1}$ NaHCO$_3$ 溶液和 $19\text{g}\cdot\text{L}^{-1}$ 乳酸钠（NaC$_3$H$_5$O$_3$）溶液等。

临床上给患者大量输液时，使用等渗溶液是一个基本原则。若输液时大量使用高渗溶液或低渗溶液，由于渗透作用，可使细胞变形或破坏。这可以用红细胞在不同浓度 NaCl 溶液中的形态变化来说明（图 3-2）。

如果将红细胞置于稀 NaCl 溶液（如 $5\text{g}\cdot\text{L}^{-1}$ NaCl 溶液）中，在显微镜下观察，可以看到红细胞逐渐胀大，失去正常形态，甚至最后破裂，释放出红细胞内的血红蛋白，使溶液染成红色，这种现象在医学上称为"溶血"。这是由于稀 NaCl 溶液相对于红细胞内液来说是低渗溶液，红细胞内液的渗透压大于稀 NaCl 溶液的渗透压，于是稀 NaCl 溶液中的水分子向红细胞内渗透，使红细胞肿胀，最后破裂，导致"溶血"。

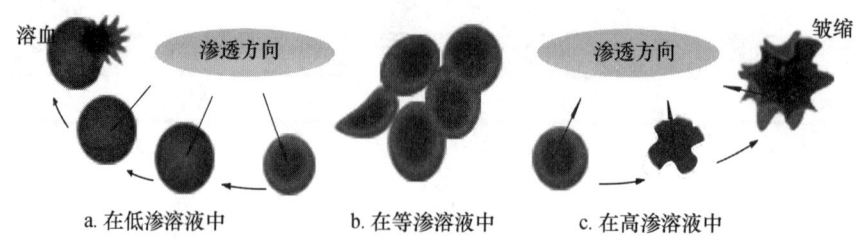

图 3-2　红细胞在不同浓度 NaCl 溶液中的形态变化

如果将红细胞置于浓度较高的 NaCl 溶液（如 15g·L⁻¹ NaCl 溶液）中，在显微镜下观察，可见红细胞逐渐皱缩，皱缩的红细胞相互聚集成团，医学上称这种现象为"胞质分离"。由于浓 NaCl 溶液相对于红细胞内液来说是高渗溶液，红细胞内液的渗透压小于浓 NaCl 溶液的渗透压，红细胞内的水分子必然向浓 NaCl 溶液中渗透，致使红细胞皱缩。若此现象发生在血管内，将产生"栓塞"。

如果将红细胞置于生理盐水（9g·L⁻¹ NaCl 溶液）中，在显微镜下观察，可看到红细胞既不胀大也不皱缩，而是保持原状。这是因为红细胞内液的渗透压等于生理盐水的渗透压，红细胞内、外液处于渗透平衡状态。

等渗溶液在医疗上有重要意义，如给患者换药时，通常用与组织细胞液等渗的生理盐水冲洗伤口，若用纯水或高渗盐溶液，则会引起疼痛。当配制滴眼液时也必须考虑滴眼液的渗透压要与眼黏膜细胞的渗透压相同，否则也会刺激眼睛而引起疼痛。但为了治疗上的某种需要，临床上有时也使用高渗溶液，如急需提高血糖时用 50% 的葡萄糖溶液。但必须注意，注射量不宜太大，注射速度也不宜太快，因为少量的高渗溶液缓慢注入体内后将被体液稀释成等渗溶液，否则会造成局部高渗，使红细胞皱缩而互相聚集形成血栓。常用的高渗溶液有 500g·L⁻¹ 葡萄糖溶液、50g·L⁻¹ 葡萄糖氯化钠溶液（生理盐水中含有 50g·L⁻¹ 葡萄糖）等。

（三）晶体渗透压和胶体渗透压

人体血液中既有小分子和小离子（如 Na^+、K^+、Cl^-、HCO_3^-、葡萄糖等），也有大分子和大离子（如蛋白质、多糖、脂肪等）。医学上把由小分子和小离子产生的渗透压称为晶体渗透压，把由大分子和大离子产生的渗透压称为胶体渗透压。37℃时，正常人血浆的渗透压约为 770kPa，其中晶体渗透压约为 766kPa，而胶体渗透压约为 4kPa。

由于人体内各种半透膜（如毛细血管壁和细胞膜）的通透性不同，晶体渗透压和胶体渗透压在维持体内水、电解质平衡方面的作用也不相同。晶体渗透压的功能是调节细胞内、外水盐的相对平衡及维持细胞的正常形态和功能，而胶体渗透压的功能是调节血管内、外水和电解质的相对平衡及维持血容量。

人体的细胞膜是一种半透膜，它间隔着细胞内液和细胞外液。细胞膜对物质的透过有选择性，它只允许 H_2O、CO_2、O_2、Cl^-、HCO_3^- 通过，而不允许 K^+、Na^+、Ca^{2+}、Mg^{2+}、大离子和大分子通过。这样，细胞内、外的渗透压只与 K^+、Na^+、Ca^{2+}、Mg^{2+}、大离子和大分子等的浓度有关。由于晶体渗透压远远大于胶体渗透压，因此水的渗透方向主要取决于晶体渗透压。体内缺水造成细胞外液的晶体渗透压升高时，迫使细胞内液中的水分子向细胞外液渗透，造成细胞失水而引起口渴。当大量饮水或大量补充葡萄糖溶液时，会使细胞外液中盐等物质的浓度降低，晶体渗透压减小，细胞外液中的水分子就向细胞内液中渗透，使细胞肿胀，严重时可引起水中毒。

毛细血管壁是间隔血液和组织液的一种半透膜，它只允许水分子和各种小离子自由透过，而不允许蛋白质等大分子物质透过。由于小分子和小离子能透过毛细血管壁，因此，血浆晶体渗透压虽大，但对水分子进出毛细血管并不起任何调节作用。血液与组织液的水、电解质平衡只取决于胶体渗透压。如果由于某种疾病造成血浆中蛋白质减少时，则血浆的胶体渗透压降低，血浆中

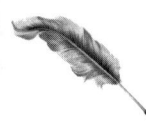

的水以及其他小分子和小离子就会透过毛细血管壁渗透到组织液，造成血容量降低而组织液增多，这是形成水肿的原因之一。因此，在临床上对大面积烧伤或由于失血过多而造成血容量降低的患者进行补液时，除补充生理盐水外，同时还需要输入血浆或右旋糖酐等代血浆，以恢复血浆的胶体渗透压并增加血容量。

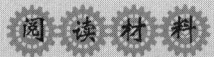

血液透析与人工肾

血液透析是使用最早、最多、最广泛的血液净化治疗方法之一，其使用的特殊装置后称"人工肾"，现已成为一种安全、可靠的肾功能替代疗法，主要用于治疗肾衰竭和尿毒症。它将血液引出体外，利用透析、过滤、吸附、膜分离等原理排除体内过剩的含氮化合物、新陈代谢产物或过量药物等，调节电解质平衡，然后再将净化的血液引回体内。血液透析是许多慢性肾衰竭晚期——尿毒症患者维持生命的依靠。

血液透析除了常用来治疗尿毒症患者以外，也常用于抢救各种原因引起的急性肾衰竭患者，解救各种药物、毒物急性中毒（包括农药、鼠药、鱼胆、蘑菇、酒精等中毒）患者。血液透析可以直接从血液中将毒物清除至体外，避免了用药物对抗解毒存在的毒物较长时间停留体内对身体组织器官的损害和解毒药本身副作用对身体的危害，具有解毒效果好、疗效肯定且治疗快速的优点，是急性中毒治疗方法的最佳选择。血液透析还常用于治疗重度水肿、顽固性酸碱中毒、难治性电解质平衡紊乱（如危及生命的高钾血症、低钾血症等）患者。

随着科学进步，在血液透析的基础上，又发展出了血液滤过、血液灌流、血浆置换、免疫吸附、腹膜透析、腹水浓缩回输和血脂分离等各种新的技术，这些技术都能将体内的有害物质清除至体外，使血液和身体内部达到净化。所以，包括血液透析在内，把这些技术统称为血液净化治疗。血液净化不仅提高了疗效，也使治疗范围扩大了很多，为一些临床上的难治性疾病，特别是免疫性疾病的治疗提供了一条有效的途径。可以采用血液净化方法进行治疗的疾病，除上述血液透析可以治疗的疾病之外，还有肝硬化腹水、肝性脑病、顽固性充血性心力衰竭、甲状腺功能亢进症危象、重症肌无力、系统性红斑狼疮、类风湿关节炎、血小板减少性紫癜、多发性骨髓瘤、全身性血管炎，以及临床上难以控制的持续高热不退、高脂血症、肥胖等多种疾病。

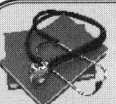

本章小结

一、溶液浓度的表示方法

物质的量浓度：$c_B = \dfrac{n_B}{V}$，单位：$\text{mol} \cdot \text{L}^{-1}$、$\text{mmol} \cdot \text{L}^{-1}$、$\mu\text{mol} \cdot \text{L}^{-1}$

质量浓度：$\rho_B = \dfrac{m_B}{V}$，单位：$\text{g} \cdot \text{L}^{-1}$、$\text{mg} \cdot \text{L}^{-1}$、$\text{mg} \cdot \text{mL}^{-1}$、$\mu\text{g} \cdot \text{mL}^{-1}$

质量分数：$\omega_B = \dfrac{m_B}{m}$，量纲为1

体积分数：$\varphi_B = \dfrac{V_B}{V}$，量纲为1

二、溶液的配制和稀释

溶液的配制和稀释应遵守"配制前后溶质的量不变"的原则。主要公式有：
$$m_B/M_B = c_B V/1000 \quad 或 \quad c_1 V_1 = c_2 V_2$$

三、渗透现象和渗透压

渗透现象：水分子透过半透膜从纯溶剂进入溶液或从稀溶液进入浓溶液的现象。

产生渗透现象的两个条件：一是要有半透膜存在；二是半透膜两侧的溶液存在浓度差。

渗透方向：总是趋向于缩小溶液的浓度差，即水分子从纯净水（或稀溶液）向溶液（或浓溶液）渗透。

四、溶液的渗透压与溶液温度、浓度的关系

稀溶液的渗透压与其温度、浓度的关系为：$\Pi = icRT$。当溶液为非电解质溶液时，$i=1$；当溶液为电解质溶液时，i 为 1 分子强电解质电离出的离子个数。

五、渗透压在医学上的意义

1. 在相同温度下，渗透压相等的溶液称为等渗溶液，而渗透压不相等的溶液，其中渗透压较高的称为高渗溶液，较低的称为低渗溶液。

2. 临床上常见的等渗溶液：$9g \cdot L^{-1}$ NaCl 溶液、$50g \cdot L^{-1}$ 葡萄糖溶液、$12.5g \cdot L^{-1}$ $NaHCO_3$ 溶液、$19g \cdot L^{-1}$ 乳酸钠（$NaC_3H_5O_3$）溶液。

3. 晶体渗透压的功能：调节细胞内、外水盐的相对平衡；胶体渗透压的功能：调节血管内、外水和电解质的相对平衡及维持血容量。

单元自测题

一、选择题

1. 下列符号表示质量浓度的是（　　）
   A. c_B B. ρ C. ρ_B D. φ_B

2. 下列溶液能使红细胞出现溶血现象的是（　　）
   A. $50g \cdot L^{-1}$ 葡萄糖溶液 B. $10g \cdot L^{-1}$ 乳酸钠（$NaC_3H_5O_3$）溶液
   C. $12.5g \cdot L^{-1}$ $NaHCO_3$ 溶液 D. $90g \cdot L^{-1}$ NaCL 溶液

3. 下列溶液能使红细胞出现皱缩现象的是（　　）
   A. $1g \cdot L^{-1}$ NaCL 溶液 B. $12.5g \cdot L^{-1}$ $NaHCO_3$ 溶液
   C. $112g \cdot L^{-1}$ 乳酸钠（$NaC_3H_5O_3$）溶液 D. $50g \cdot L^{-1}$ 葡萄糖溶液

4. 在相同条件下，下列溶液中渗透压最大的是（　　）
   A. $0.2mol \cdot L^{-1}$ 蔗糖（$C_{12}H_{22}O_6$）溶液 B. $50g \cdot L^{-1}$ 葡萄糖（$C_6H_{12}O_6$）溶液
   C. 生理盐水 D. $0.2mol \cdot L^{-1}$ 乳酸钠（NaC_3H_5O）溶液

5. 与人体血浆的总渗透压相比，下列溶液中不属于生理等渗溶液的是（　　）
   A. $9.0g \cdot L^{-1}$ NaCl 溶液 B. $12.5g \cdot L^{-1}$ $NaHCO_3$ 溶液
   C. $50g \cdot L^{-1}$ 葡萄糖溶液 D. 生理盐水与 50% 葡萄糖等体积混合液

6. 现有蔗糖（$C_{12}H_{22}O_{11}$）、氯化钠、氯化钙三种溶液，它们的浓度均为 $0.1mol \cdot L^{-1}$，则渗透压由低到高的顺序是（　　）
   A. $CaCl_2 < NaCl < C_{12}H_{22}O_{11}$ B. $C_{12}H_{22}O_{11} < NaCl < CaCl_2$
   C. $NaCl < C_{12}H_{22}O_{11} < CaCl_2$ D. $C_{12}H_{22}O_{11} < CaCl_2 < NaCl$

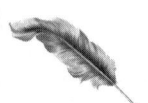

7. 用理想半透膜将 0.04mol·L^{-1} KCl 溶液和 0.04mol·L^{-1} 蔗糖溶液隔开时，在相同条件下发生的现象是（ ）

    A. 蔗糖分子从蔗糖溶液向 KCl 溶液渗透   B. K$^+$ 从 KCl 溶液向蔗糖溶液渗透

    C. 水分子从 KCl 溶液向蔗糖溶液渗透   D. 水分子从蔗糖溶液向 KCl 溶液渗透

8. 下列每两种溶液用半透膜隔开，水的渗透方向从左向右的是（ ）

    A. 100g·L^{-1} 葡萄糖/100g·L^{-1} 蔗糖

    B. 0.1mol·L^{-1} NaCl/0.2mol·L^{-1} 蔗糖

    C. 0.1mol·L^{-1} 葡萄糖/0.1mol·L^{-1} KCl

    D. 9.0g·L^{-1} NaCl/50g·L^{-1} 葡萄糖

9. 在 500ml NaCl 溶液中含有 NaCl 25g，此溶液的质量浓度是（ ）

    A. 50g·L^{-1} B. 25g·L^{-1} C. 0.05g·L^{-1} D. 0.25g·L^{-1}

10. 葡萄糖溶液（50g·L^{-1}）的渗透浓度是（ ）

    A. 278mmol·L^{-1} B. 196mmol·L^{-1} C. 154mmol·L^{-1} D. 308mmol·L^{-1}

二、填空题

1. 医学上的等渗是以人体血浆的渗透压为标准的，正常人血浆的渗透浓度为_____，等渗生理盐水的浓度为_____，等渗 NaHCO$_3$ 的浓度为_____。通常把低分子晶体物质产生的渗透压称为_____，把大分子胶体物质产生的渗透压称为_____，前者的主要生理功能为_____，后者的主要生理功能为_____。

2. 某盐酸溶液含 0.10mol HCl 和 0.5mol H$_2$O，该盐酸溶液的质量分数为_____。

3. 在相同条件下，渗透压相等的两种溶液称为_____。对于渗透压不相等的溶液，其中渗透压较高的称为_____，渗透压较低的称为_____。

4. 产生渗透现象必须具备两个条件，一是_____，二是_____，渗透的结果是_____。

三、名词解释

1. 物质的量浓度   2. 质量浓度   3. 渗透现象   4. 等渗溶液

四、简答题

1. 为什么临床上大量输液时一定要用等渗溶液？

2. 分别比较下列 4 对溶液渗透压的高低，并说明理由。

（1）质量浓度都为 50g·L^{-1} 的葡萄糖溶液和蔗糖溶液。

（2）物质的量浓度相同的葡萄糖溶液和蔗糖溶液。

（3）0.5mol·L^{-1} 葡萄糖溶液和 0.5mol·L^{-1} NaCl 溶液。

（4）0.5mol·L^{-1} NaCl 溶液和 0.5mol·L^{-1} CaCl$_2$ 溶液。

五、计算题

1. 已知生理盐水的浓度 9g·L^{-1}，问配制 500ml 生理盐水需要 NaCl 多少克？

2. 10.00ml NaCl 溶液的质量为 12.00g，将其蒸干，得固体 NaCl 3.17g，计算该 NaCl 溶液的：

（1）物质的量浓度。

（2）质量浓度。

（3）质量分数（已知 $M_{NaCl}=58.44$g·mol^{-1}）。

(傅春燕)

第四章 物质结构与元素周期律

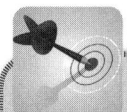

学习目标

1. 掌握原子的组成及核外电子排布规律。
2. 掌握离子键、共价键、配位键的概念及形成条件。
3. 掌握氧化还原反应的概念，化合价变化与氧化剂及还原剂的关系。
4. 熟悉配位化合物的组成及命名。
5. 熟悉元素的性质、周期性变化规律和元素周期表结构。
6. 了解同位素、电子层和电子亚层的概念，常见元素及化合物在医学中的应用。

  自然界中物质种类繁多，性质千差万别。纯物质在一般条件下以分子或晶体的形式存在，分子或晶体由原子组成。原子若能构成稳定的分子或晶体，它们之间必然存在着某种吸引力，我们把存在于分子（或晶体）中相邻原子（或离子）之间的这种强烈相互作用称为化学键（chemical bond）。原子依靠化学键将原子或离子之间的距离约束在几十至几百皮米（pm）的范围内，从而形成分子或晶体。

  配位化合物（简称配合物）是一类组成较复杂、应用极为广泛的化合物，生物体内许多必需金属元素都是以配合物的形式存在的。

  氧化还原反应是一类非常重要的化学反应，它不仅广泛存在于日常生活和工农业生产中，而且与生命活动密切相关。生物体内的呼吸和能量转换等代谢过程就是氧化还原过程。它为生命活动提供所需的能量和物质，因此具有十分重要的意义。

  本章主要介绍原子的结构、核外电子运动状态、排布规律，元素周期律、元素周期表，重要元素及化合物的性质，离子键、共价键及配位键，配位化合物的组成和命名，氧化还原反应的基本概念。

第一节 原子结构

一、原子组成和同位素

（一）原子的组成

  原子（atom）是化学反应中的最小微粒，由带正电荷的原子核和核外电子组成。原子核所带的正电量荷和核外电子所带的负电荷量相等，整个原子是电中性的。

  原子核（atomic nucleus）位于原子的中心，占有很小的体积，由质子和中子构成。每个质子带一个单位正电荷，中子不带电，所以质子数等于原子核所带电荷数，即核电荷数。人们将元

素按核电荷数由小到大排列成序,每种元素的序号称为该元素的原子序数。核外电子数等于质子数,每个电子带一个单位负电荷。

原子中存在以下关系:

$$原子序数＝核内质子数＝核电荷数＝核外电子数$$

例如,第 17 号元素氯,氯原子的核电荷数为 17,原子核内有 17 个质子,核外有 17 个电子。

因为质子和中子的质量都很小,所以通常用它们的相对质量。质子和中子的相对质量都取近似整数值 1。由于电子的质量更小,可以忽略不计,因此,原子质量主要集中在原子核上。可以认为,原子的质量就是质子和中子的质量总和。将原子核内所有质子和中子的相对质量取近似整数值相加,所得的数值称为原子的质量数。由于质子和中子的相对质约为 1,用符号 A 表示质量数,用 Z 表示质子数,用 N 表示中子数,则得到:

$$质量数（A）＝质子数（Z）＋中子数（N）$$

若以 $_Z^A X$ 代表质量数为 A、核电荷数为 Z 的某原子,则构成原子的微粒之间的关系表示如下:

$$原子\,_Z^A X \begin{cases} 原子核 \begin{cases} 原子数\ Z \\ 中子数\ N = A - Z \end{cases} \\ 核外电子数\ Z \end{cases}$$

例如,$_{11}^{23}\mathrm{Na}$ 表示钠原子的质量数为 23,质子数为 11,中子数为 12,核外电子数为 11,钠是第 11 号元素。

原子失去核外电子变为阳离子,得到电子变为阴离子。同种元素的原子和离子之间的区别是核外电子数不同。

例如,$_{11}^{23}\mathrm{Na}^+$ 表示钠离子的质量数为 23,质子数为 11,中子数为 12,核外电子数为 10,钠是第 11 号元素。$_{17}^{37}\mathrm{Cl}^-$ 表示氯离子的质量数为 37,质子数为 17,中子数为 20,核外电子数为 18,氯是第 17 号元素。

(二) 同位素

具有一定数目质子和一定数目中子的一种原子称为核素。很多元素有质子数相同而中子数不同的几种原子。例如,氢有 $_1^1\mathrm{H}$、$_1^2\mathrm{H}$ 和 $_1^3\mathrm{H}$ 3 种原子,就是 3 种核素,它们的原子核中分别有 0、1、2 个中子。这 3 种核素互称为同位素。具有相同质子数不同中子数的原子,互称同位素。

例如,氢有三种同位素,H 氕 ($_1^1\mathrm{H}$)、D 氘 ($_1^2\mathrm{H}$,又叫重氢)、T 氚 ($_1^3\mathrm{H}$,又叫超重氢)。碳有多种同位素,如 $_6^{12}\mathrm{C}$、$_6^{14}\mathrm{C}$ 等。

19 世纪末,人类首先发现了放射性同位素,随后又发现了天然存在的稳定同位素。大多数天然元素都存在几种稳定的同位素。同种元素的各种同位素质量数不同,但化学性质几乎相同。许多同位素有重要的用途,如 $_6^{12}\mathrm{C}$ 是作为确定原子量标准的原子,氘、氚两种 H 原子是制造氢弹的材料,$_{92}^{235}\mathrm{U}$ 是制造原子弹的材料和核反应堆的原料,根据 $_{53}^{131}\mathrm{I}$ 被甲状腺吸收的量来确定甲状腺的功能,利用 $_{15}^{32}\mathrm{P}$ 来鉴别乳腺的良性与恶性肿瘤等。近年来,放射性同位素的应用得到迅速发展,如放射性同位素扫描已经成为诊断脑、肝、肾、肺等病变的一种安全而简便的方法。

二、原子核外电子排布

(一) 电子云

电子围绕原子核运动,就好像卫星绕地球运转一样。但是,由于卫星是宏观物体,可以在任何时间内同时准确测出卫星的位置和速度,而对于电子来说,由于电子既有粒子性,又具有波动性,因此不能同时测量其准确的位置和速度,只能知道电子在哪些区域出现的概率大,在哪些区

域出现的概率小,这就是微观世界电子运动的特殊性。

目前还没有办法能测出电子的运动轨迹,只能统计出核外某一区域内电子出现概率的大小。如果用小黑点的疏密来表示电子出现概率的大小,则氢原子中电子在核外的运动状态可用图 4-1 描述。

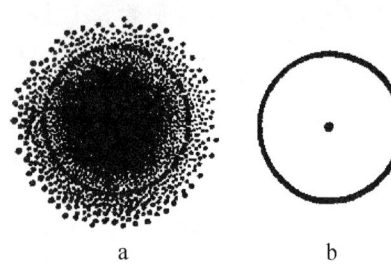

图 4-1 氢原子的电子云图

图 4-1a 中小黑点密集的地方,表示电子在这个区域出现的概率大,即出现的可能性大。而小黑点稀疏的地方,表示电子在此区域出现的概率小。这样,电子在核外某一区域的运动轨迹,就如同在原子核外蒙上一层带负电的云雾,称为"电子云"。电子云是一种形象化的比喻。

图 4-1b 为界面图。界面图是指界面内电子出现的概率达 95%,由于界面图比较简单,故常用界面图来表示电子云的形状。

(二) 电子层和电子亚层

核外电子的运动有自己的特点,它不像行星绕太阳旋转那样有固定的轨道,但却有经常出现的区域。科学家把这些不同的区域称为电子层,电子层数用符号 n 表示。核外电子是在不同的电子层内运动的,人们又把这种现象叫做核外电子的分层排布。现已发现元素原子核外电子最少的只有 1 层,最多的有 7 层。最外层电子数最多不超过 8 个(只有第 1 层的电子数不超过 2 个)。

能量最低、离核最近的电子层称为第 1 电子层,离核稍远、能量稍高的称为第 2 电子层。由里向外依此类推,称为第 3、4、5、6、7 电子层。也可依次用电子层符号 K、L、M、N、O、P、Q 表示。这样,就可以看做是电子在能量不同的电子层绕核做高速运动。

表 4-1 第 1~20 号元素原子的核外电子排布情况

原子序数	元素名称	元素符号	各电子层的电子数			
			K	L	M	N
1	氢	H	1			
2	氦	He	2			
3	锂	Li	2	1		
4	铍	Be	2	2		
5	硼	B	2	3		
6	碳	C	2	4		
7	氮	N	2	5		
8	氧	O	2	6		
9	氟	F	2	7		
10	氖	Ne	2	8		
11	钠	Na	2	8	1	
12	镁	Mg	2	8	2	
13	铝	Al	2	8	3	
14	硅	Si	2	8	4	
15	磷	P	2	8	5	
16	硫	S	2	8	6	
17	氯	Cl	2	8	7	
18	氩	Ar	2	8	8	
19	钾	K	2	8	8	1
20	钙	Ca	2	8	8	2

研究发现，在同一电子层中，电子的能量稍有差别，电子云的形状也不相同。这些处在同一电子层中的电子能量高低和电子云的形状，用电子亚层来描述，依次用符号 s、p、d、f…表示。每一个电子层中所包含的亚层数等于其电子层序数。例如，K 层有 1 个亚层，即 s 亚层；L 层有 2 个亚层，即 s 亚层和 p 亚层，M 层有三个亚层，即 s、p、d 亚层，依此类推。另外，各亚层的电子云形状各不相同（图 4-2）。s 电子亚层的电子云呈球形对称分布，p 电子亚层的电子云为哑铃形，d 电子亚层的电子云为花瓣形。

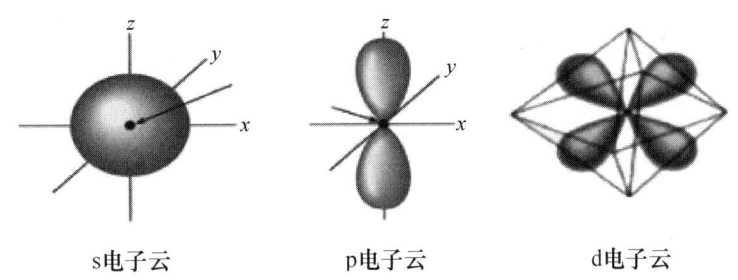

图 4-2　s、p、d 电子亚层的电子云分布图

电子能量随电子层数的增加而增加。同一电子层中，不同电子亚层的电子能量是不同的，即在同一电子层中，电子能量高低的顺序是 $ns<np<nd<nf$。

（三）核外电子的排布规律

从表 4-1 可以看出，原子的核外电子排布有一定的规律。

首先，通常情况下，核外电子总是先排布在能量最低的电子层里，然后由里向外，依次排布在能量逐步升高的电子层里，即排满了 K 层再排 L 层，排满了 L 层再排 M 层。

其次，各电子层最多容纳的电子数为 $2n^2$。如：

$n=1$，K 层　　最多能容纳的电子数为　　$2\times1^2=2$ 个

$n=2$，L 层　　最多能容纳的电子数为　　$2\times2^2=8$ 个

$n=3$，M 层　　最多能容纳的电子数为　　$2\times3^2=18$ 个

再次，最外层电子数不能超过 8 个（K 层为最外层时不能超过 2 个），次外层电子数不超过 18 个，倒数第 3 层电子数不超过 32 个。

以上这些规律是互相联系的，因此不能孤立地理解。例如，当 M 层不是最外层时，最多可以排布 18 个电子，而当它是最外层时，则最多只能排 8 个电子。电子在原子核外运动的情况是很复杂的，人们对核外电子运动状态的研究还在不断发展中。

（四）核外电子排布表示方法

1. 原子结构示意图　如图 4-3 所示，圆圈代表原子核，圆圈里的数字代表核电荷数，弧线代表电子层，弧线上的数字代表电子数。

2. 电子式　用元素符号表示原子核和内层电子，并在元素符号周围用符号"·"或者"×"表示原子最外层的电子。例如：

$$\overset{\cdot}{Na}\cdot \quad \cdot\overset{\cdot}{Mg}\cdot \quad \cdot\overset{\cdot}{Al}\cdot \quad \cdot\overset{\cdot\cdot}{Si}\cdot \quad \cdot\overset{\cdot\cdot}{P}\cdot \quad \cdot\overset{\cdot\cdot}{S}\cdot$$

3. 电子排布式　如：H 为 $1s^1$，He 为 $1s^2$，C 为 $1s^22s^22p^2$。

三、原子结构与性质的关系

元素的性质与它的原子最外层电子数有着非常密切的关系。稀有气体的原子最外层上有 8 个电子（氦的最外层电子数为 2），它们的化学性质比较稳定，一般不与其他物质发生化学反应。因

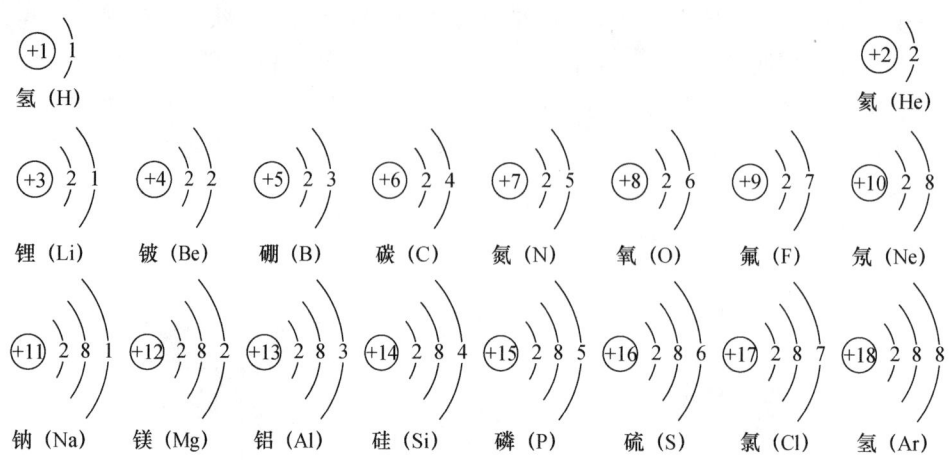

图 4-3 第 1~18 号元素原子结构示意图

此，通常认为最外层有 8 个电子（最外层是 K 层有 2 个电子）的结构是一种稳定结构，其他元素的原子都有得、失电子而使其最外层达到稳定结构的倾向。

元素的金属性与非金属性

金属元素的原子最外层电子数一般少于 4 个，在化学反应中比较容易失去电子，使次外层变为最外层，达到 2 个或 8 个电子的稳定结构。通常把原子失去电子成为阳离子的趋势称为元素的金属性。原子越容易失去电子，生成的阳离子越稳定，该元素的金属性就越强。例如：

$$\xrightarrow{\text{钾（K）\quad 钠（Na）\quad 镁（Mg）\quad 铝（Al）}}$$
金属性依次减弱（原子失去电子的能力依次减弱）

非金属元素的原子最外层电子数一般多于 4 个，在化学反应中比较容易得到电子，使最外层成为 8 个电子的稳定结构。通常把原子得到电子成为阴离子的趋势称为元素的非金属性。原子越容易得到电子，生成的阴离子越稳定，该元素的非金属性就越强。例如：

$$\xrightarrow{\text{氟（F）\quad 氯（Cl）\quad 溴（Br）\quad 碘（I）}}$$
非金属性依次减弱（原子得到电子的能力依次减弱）

第二节 元素周期律和元素周期表

截至 19 世纪 60 年代，化学家们共发现元素 60 多种，积累了这些元素的原子量数据，为进一步寻找元素间的内在联系创造了条件。著名化学家门捷列夫和迈锡尼等分别根据原子量的大小，将元素进行分类排列，发现元素性质随原子量的递增呈明显的周期性变化规律。1868 年，门捷列夫经过多年的艰苦探索发现了自然界中一个极其重要的规律——元素周期律（periodic law of elements）。这个规律的发现是继原子-分子论之后，近代化学发展史上的又一个里程碑，对之后整个化学和自然科学的发展都具有普遍的指导意义。1869 年门捷列夫编制出第一张元素周期表。

一、元素周期律

元素周期律，指元素的性质随着元素的原子序数（即原子核外电子数或核电荷数）的增加呈周期性变化的规律。具体规律表述如下：

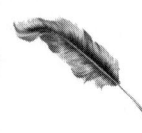

(一) 原子最外层电子数的周期性变化

随着原子序数的递增，元素最外层电子数从1个递增到8个（K层最多为2个电子），达到稳定结构。后面的元素会重复这种情况。

(二) 原子半径的周期性变化

具有相同电子层数的原子，随原子序数的递增，原子半径由大逐渐变小（稀有气体除外）。电子层数增多，原子半径增大。

(三) 元素化合价的周期性变化

元素最高正化合价周期性地从+1价依次递增至+7价（氧、氟除外），非金属元素的负价周期性地从-4价依次变到-1价。另外，非金属元素的最高正价与最低负价绝对值之和等于8。将稀有气体元素的化合价看作0。

(四) 元素金属性和非金属性的周期性变化

具有相同电子层数的原子，随原子序数的递增，从活泼金属开始，元素的金属性逐渐减弱，非金属性逐渐增强，到活泼的非金属——卤素，最后是稀有气体。

二、元素周期表

根据元素周期律，把已知的109种元素中电子层数相同的各种元素，按原子序数递增顺序从左到右排成横行；把不同横行中最外层电子数相同、性质相似的元素，按电子层数递增顺序由上而下排成纵行，这样排成的一张表即为元素周期表。

(一) 周期

在周期表中，将目前发现的元素，按原子序数递增的顺序从左到右排列，共排成7行，每行为一个周期。元素周期表中共有7个周期，除第1周期外，每个周期的原子最外层电子数从1增加到8，而且都是从碱金属开始，以稀有气体元素结束，呈现周期性变化。

第1周期有两种元素，第2、第3周期各有8种元素，称为短周期，第4、第5周期各有18种元素，第6周期有32种元素，称为长周期，第7周期尚未排满，称为不完全周期。

元素所在的周期数与原子核外电子层数一致，如钾和铬原子核外电子层数为4，所以这两种元素都位于周期表中第4周期。

(二) 族

元素周期表共有18个纵行，除第8、9、10三个纵行为Ⅷ族外，其余15个纵行，每个纵行为一个族。

1. 主族 周期表中共有7个主族，即ⅠA～ⅦA族。主族元素的内层轨道全充满，最外层电子数等于所在的族数，同一主族元素最外层的电子层构型相似，最外层电子数相等，所以彼此间化学性质相似。

2. 副族 7个副族，即ⅠB～ⅦB族。

3. Ⅷ族 周期表中第8、9、10三个纵行合称为Ⅷ族。

4. 0族 惰性气体元素通常难于得失电子，化合价为0，称为0族。

(三) 主族元素周期性变化规律

随着原子序数的递增，元素的性质呈现周期性变化的规律。原子结构的研究还证明，原子的外层电子构型是决定元素性质的主要因素（因此，最外层也可称为价电子层，最外层电子称为价电子），而各元素原子的外层电子构型则随着原子序数的递增而呈周期性重复排列。因此，元素周期律是原子核外电子排布周期性变化的反映，元素周期表是元素周期律的具体表现形式。下面以主族元素为例，讨论元素的周期性变化规律。

1. 原子半径 原子半径的数值是通过实验测定组成物质的相邻两个原子的原子核之间的距离（核

间距）得到的。由于各元素原子之间的成键类型不同，因此得到的原子半径不相同（表4-2）。

同周期元素的原子半径递变规律：在短周期内，从左到右，随着原子序数增大，核电荷对电子吸引力增强，导致原子收缩，半径逐渐缩小。在长周期内，同一周期的过渡元素从左到右，原子半径缩小程度不大。稀有气体的原子半径增大。

同主族元素的原子半径递变规律：在同一主族，从上到下，虽然核电荷数的增加有使原子半径减小的作用，但电子层的增加是主要的因素，致使同主族元素的原子半径从上到下逐渐增大。

表4-2 元素原子的半径（pm）

H 37																	He 93
Li 123	Be 89											B 88	C 77	N 70	O 66	F 64	Ne 112
Na 157	Mg 136											Al 125	Si 117	P 110	S 104	Cl 99	Ar 174
K 203	Ca 174	Sc 144	Ti 132	V 122	Cr 117	Mn 117	Fe 116	Co 116	Ni 115	Cu 117	Zn 125	Ga 125	Ge 122	As 121	Se 117	Br 114	Kr 189
Rb 216	Sr 191	Y 162	Zr 145	Nb 134	Mo 129	Tc 127	Ru 124	Rh 125	Pd 128	Ag 134	Cd 141	In 150	Sn 140	Sb 141	Te 137	I 133	Xe 209
Cs 235	Ba 198	La 169	Hf 144	Ta 134	W 130	Re 128	Os 126	Ir 126	Pt 129	Au 134	Hg 144	Tl 155	Pb 154	Bi 152	Po 153	At 145	Rn 214

La 169	Ce 165	Pr 165	Nd 164	Pm 163	Sm 166	Eu 185	Gd 162	Tb 161	Dy 159	Ho 158	Er 158	Tm 156	Yb 170	Lu 158

2. 电负性　当两个不相同的原子形成分子时，它们对成键电子对的吸引力也是不同的。1932年Pauling首先提出了电负性的概念。所谓电负性，是指元素的原子在分子中吸引电子的能力。Pauling指定氟的电负性为3.98，依次通过对比求出其他元素的电负性，因此电负性是一个相对数值（表4-3）。

表4-3 元素的电负性

H 2.20																
Li 0.98	Be 1.57										B 2.04	C 2.55	N 3.04	O 3.44	F 3.98
Na 0.93	Mg 1.31										Al 1.61	Si 1.90	P 2.19	S 2.58	Cl 3.16
K 0.82	Ca 1.00	Sc 1.36	Ti 1.54	Cr 1.66	Mn 1.55	Fe 1.83	Co 1.88	Ni 1.91	Cu 1.90	Zn 1.65	Ga 1.81	Ge 2.01	As 2.18	Se 2.55	Br 2.96
Rb 0.82	Sr 0.95	Y 1.22	Zr 1.33	Mo 2.16	Tc 2.10	Ru 2.2	Rh 2.28	Pd 2.20	Ag 1.93	Cd 1.69	In 1.78	Sn 1.96	Sb 2.05	Te 2.1	I 2.66
Cs 0.79	Ba 0.89	La 1.10	Hf 1.3	W 1.7	Re 1.9	Os 2.2	Ir 2.2	Pt 2.2	Au 2.4	Hg 1.9	Tl 1.8	Pb 1.8	Bi 1.9	Po 2.0	At 2.2
Fr 0.7	Ra 0.9	Ac 1.1													

元素电负性随原子序数的递增也呈明显的周期性变化，即在同一周期从左到右电负性逐渐增大，同一主族从上到下电负性逐渐减小。根据电负性的大小，可以判断元素的金属性和非金属性的强弱。一般说来，非金属元素的电负性大于金属元素的电负性。非金属元素的电负性一般在2.0以上，金属元素的电负性一般在2.0以下。应该注意的是，将电负性2.0作为金属元素与非金属元素的分界也不是绝对的，如H元素的电负性为2.20。

第三节　重要元素及化合物

一、主族元素

（一）ⅠA族和ⅡA族

1. 概述　周期表中ⅠA族包括氢（H）、锂（Li）、钠（Na）、钾（K）、铷（Rb）、铯（Cs）、钫（Fr）7种元素。除氢元素外，其余6种元素又称为碱金属，其中钫为放射性元素。

周期表中ⅡA族又称为碱土金属，包括铍(Be)、镁（Mg）、钙（Ca）、锶（Sr）、钡(Ba)、镭（Ra）6种元素，其中镭为放射性元素。

2. ⅠA族和ⅡA族元素在医学中的应用　钾和钠是生物体必需的宏量元素，其主要生物功能是维持细胞内液、外液的渗透压和电荷平衡，参与神经信息的传导等。

钙也是生物体重要的组成元素，在人体中约占体重的2%，其中99%的钙分布在骨骼和牙齿中。Ca^{2+}参与维持心脏的正常搏动、神经系统的正常兴奋以及某些重要的酶反应等。乳酸钙和葡萄糖酸钙是常用的补钙药物。$CaSO_4 \cdot 2H_2O$称为石膏，内服有清热泻火的功效。石膏经煅烧，生成熟石膏$2CaSO_4 \cdot H_2O$，外科用于制成石膏绷带。

$MgSO_4$又称泻盐，内服作缓泻剂和十二指肠引流剂。$BaSO_4$由于性质稳定，难溶于水，在胃肠道内无吸收，能阻止X射线通过，故其制剂常用于消化道造影。可溶性钡盐对人体有剧毒，致死量为0.8g。

（二）ⅢA族和ⅣA族

1. 概述　周期表中ⅢA族元素称为硼族元素，包括硼(B)、铝（Al）、镓（Ga）、铟（In）和铊（Tl）5种元素。周期表中ⅣA族元素称为碳族元素，包括碳（C）、硅（Si）、锗（Ge）、锡（Sn）和铅（Pb）5种元素。

2. ⅢA族和ⅣA族元素在医学中的应用　硼酸、硼砂的化学式分别写成H_3BO_3和$Na_2B_4O_7 \cdot 10H_2O$。硼酸和硼砂具有杀菌作用，常用的有治疗皮肤病的硼酸软膏和口腔消炎的硼砂冷漱剂。

氢氧化铝［$Al(OH)_3$］是两性化合物，内服用于中和胃酸，其产物$AlCl_3$还具有收敛和局部止血的作用。氯化铝由于水解能产生絮状沉淀$Al(OH)_3$，有较强的吸附能力，因此常用于水的净化。明矾［$KAl(SO_4)_2 \cdot 12H_2O$］也是常用的净水剂和伤口的收敛性止血剂。

活性炭作为吸附剂常用于除去溶液中的有机杂质，在制药工业、化学工业、制糖工业、净水和防毒装置中应用广泛。

碳的氧化物有CO和CO_2两种。CO是无色、无味、极毒的气体。因为它能和血红素中的Fe^{2+}形成比较牢固的配合物，使血红素失去运输氧的作用而使人中毒。CO_2是生物氧化的重要产物之一，来源于有机酸的脱羧作用。

铅丹又叫黄丹，主要成分为Pb_3O_4，具有直接杀灭细菌、寄生虫和抑制黏液分泌的作用，主要用于配制外用膏药，具有收敛、止痛、消炎和生肌作用。

(三) ⅤA族

1. 概述 周期表中ⅤA族元素称为氮族元素，包括氮（N）、磷（P）、砷（As）、锑（Sb）、铋（Bi）5种元素。氮和磷是生物体重要的组成元素，砷、锑、铋以矿物的形式存在，其化合物用途很广。

2. ⅤA族元素在医学中的应用 亚硝酸盐对机体的毒性是由于亚硝酸具有氧化性，能将亚铁血红蛋白氧化成高铁血红蛋白，使其失去携氧能力，造成机体缺氧、窒息。亚硝酸盐也是明确的致癌物质。

H_3PO_4 可形成三种类型的盐，即磷酸正盐（如 Na_3PO_4）、磷酸一氢盐（如 Na_2HPO_4）、磷酸二氢盐（如 NaH_2PO_4）。实验室和药房工作中常利用磷酸二氢盐和磷酸一氢盐的电离水解平衡配制所需pH值的缓冲溶液。

As_2O_3 俗称砒霜，为剧毒药，致死量为0.1g。外用可治疗慢性皮炎、牛皮癣等，也可配成亚砷酸钾溶液治疗慢性白血病。外用和内服可治疗疮、疖、疔疮、疥疮、癣及虫蛇咬伤等。

(四) ⅥA族

1. 概述 元素周期表ⅥA族元素称为氧族元素，包括氧（O）、硫（S）、硒（Se）、碲（Te）、钋（Po）5种元素。氧是地壳中含量最多和自然界分布最广的元素，在人体中约占65%（质量分数）。硫在自然界主要以化合物的形式存在，硒、碲、钋为稀有元素。

2. ⅥA族元素在医学中的应用 目前认为，空气中还存在一种活泼性极高但寿命短的激发态氧，称为活性氧。许多药物见光氧化变质可能与活性氧的存在有关。在配制易被氧化变质的药物制剂时，通常采取容器抽至真空状态或充填惰性气体的方法降低氧分压，以提高药物的稳定性。臭氧（O_3）是 O_2 的同素异形体。空气中臭氧的含量很低，但在距离地面25~30km的高空中有一稳定的臭氧层，它能吸收一部分日光辐射中对地球生物有杀伤作用的紫外光，保护地球生物。但随着大气污染物中还原性工业废气（如卤代烃、硫、氮、碳的氧化物等）含量的增加，臭氧层正在不断遭到破坏，这是非常严重的生态环境问题。用臭氧作氧化剂、漂白剂和消毒剂时，不仅作用强、速度快，而且还不会造成二次污染。

过氧化氢（H_2O_2）的水溶液俗称双氧水，具有较强的渗透性和氧化作用。医学上常用过氧化氢来清洗创口和局部抗感染。

亚硫酸及其盐不稳定，遇酸易分解出 SO_2：

$$SO_3^{2-} + 2H^+ \Longleftrightarrow SO_2 \uparrow + H_2O$$

亚硫酸钠能被空气中的氧缓慢氧化：

$$2Na_2SO_3 + O_2 \Longleftrightarrow 2Na_2SO_4$$

亚硫酸钠、亚硫酸氢钠是药物和食品工业中常见的抗氧剂，因为它们的氧化产物对人体无害，所以可以直接加到制剂中，以保护易氧化变质的药物。

硫酸是常用的三大无机强酸之一。市售浓硫酸的密度是 $1.84g \cdot cm^{-3}$，质量分数为98%。

浓硫酸具有强烈的吸水性，是常用的气体干燥剂。浓硫酸与水混合后，水合作用极其强烈并放出大量的热，因此稀释浓硫酸时，只能将浓硫酸在不断搅拌下缓慢地倾入水中，而绝不能将水倾入浓硫酸中，否则浓硫酸会因剧烈的水合作用而暴沸，造成伤害事故。

浓硫酸具有强烈的脱水性，能将某些有机物分子中的氢和氧按水的组成脱去，使有机物碳化，例如：

$$C_{12}H_{22}O_{11}（蔗糖） \xrightarrow{浓硫酸} 12C + 11H_2O$$

因此，浓硫酸能严重破坏动、植物组织，如破坏衣物、烧伤皮肤等，使用时应注意安全。

浓硫酸无挥发性，但有氧化性。稀 H_2SO_4 无氧化性，只具有一般无机强酸的通性。

含结晶水的硫代硫酸钠（$Na_2S_2O_3 \cdot 5H_2O$）俗称海波或大苏打。20% $Na_2S_2O_3$ 溶液可作为

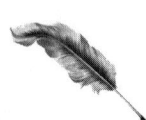

卤素、氰化物和重金属中毒时的解毒剂、药物制剂中的抗氧剂，有关反应如下：

$$Na_2S_2O_3 + 4Cl_2 + 5H_2O == 2H_2SO_4 + 6HCl + 2NaCl$$

$$Na_2S_2O_3 + NaCN == Na_2SO_3 + NaSCN$$

$$2S_2O_3^{2-} + Ag^+ == [Ag(S_2O_3)_2]^{3-}$$

（五）ⅦA族

1. 概述　周期表中ⅦA族元素称为卤族元素，简称卤素，包括氟（F）、氯（Cl）、溴（Br）、碘（I）、砹（At）5种元素。

2. ⅦA族元素在医学中的应用　常温下，次氯酸（HClO）具有刺激性气味，其稀溶液无色，浓溶液呈黄色。次氯酸是很弱的酸，且不稳定，具有强氧化性，因而具有杀菌和漂白作用。常用的次氯酸盐主要有次氯酸钠（NaClO）和漂白粉。漂白粉是次氯酸钙［Ca(ClO)$_2$］、氯化钙（CaCl$_2$）和氢氧化钙的混合物。常温下，将Cl$_2$通入熟石灰中即得到漂白粉：

$$2Cl_2 + 2Ca(OH)_2 == Ca(ClO)_2 + CaCl_2 + 2H_2O$$

Ca(ClO)$_2$是漂白粉的有效成分，常用于饮用水的消毒。NaClO是巴氏消毒液的有效成分，能快速杀灭乙型肝炎病毒等，是常用的消毒剂。漂白粉长期露置在潮湿的空气中会逐渐失效，这是由于其中的有效成分Ca(ClO)$_2$发生分解：

$$2ClO^- + CO_2 + H_2O == 2HClO + CO_3^{2-}$$

碘易溶于碘化钾或其他可溶性碘化物溶液中，这是由于I$_2$与I$^-$生成易溶于水的I$_3^-$的缘故：

$$I_2 + I^- == I_3^- \quad (三碘离子)$$

因此，实验室或药房配制碘溶液时，都要加入一定量的KI固体。碘伏是单质碘与聚维酮（povidone）的不定型结合物。

二、过渡元素

通常把周期表ⅢB族至ⅡB族的所有元素称为过渡元素，下面介绍几种医学上重要的过渡元素及其化合物。

（一）铬

铬（Cr）的化合物中铬酸钾（K$_2$CrO$_4$）和重铬酸钾（K$_2$Cr$_2$O$_7$）是常用的氧化剂。重铬酸盐饱和溶液与浓H$_2$SO$_4$的混合物，称为铬酸洗液，洗液中的深红色沉淀为CrO$_3$。铬酸洗液用于洗涤玻璃器皿上的污物。当洗液的颜色由红棕色变为暗绿色时，即Cr$_2$O$_7^{2-}$变成了Cr^{3+}，表明洗液已失效。由于Cr（Ⅵ）有明显的毒性，因此这种洗液已逐渐被其他洗涤剂所替代。

铬盐都有毒，使用和保管时必须注意。

（二）锰

高锰酸钾（KMnO$_4$）俗称灰锰氧，为黑紫色、细长的三棱形结晶。常利用它的强氧化性作为消毒、防腐剂。0.05%～0.2%的KMnO$_4$溶液外用，可用于冲洗黏膜、腔道和伤口。1∶1000的KMnO$_4$溶液用于有机物中毒时洗胃。KMnO$_4$稀溶液也可用于消毒水果等。

（三）铁

FeSO$_4$为抗贫血药，主要用于配制口服制剂，治疗缺铁性贫血。

（四）铜

临床上常用本尼迪克特试剂（曾称班氏制剂，含有硫酸铜、碳酸钠、枸橼酸钠）检查糖尿病，利用试剂中的Cu^{2+}（蓝色的碱性硫酸铜）与葡萄糖作用生成砖红色Cu$_2$O沉淀，根据Cu$_2$O沉淀量来判断尿糖大致含量，其反应为：

$$2Cu^{2+} + R-CHO + 4OH^- \rightleftharpoons Cu_2O\downarrow(砖红色) + RCOOH + 2H_2O$$

(五) 锌和汞

氧化锌（ZnO）俗称锌白粉，用于配制外用复方散剂、混悬剂、软膏剂和糊剂等，治疗皮肤湿疹及炎症。硫酸锌（$ZnSO_4$）有收敛、腐蚀作用。眼科常用 0.3%～0.5% 的 $ZnSO_4$ 溶液治疗结膜炎。葡萄糖酸锌和 $ZnSO_4$ 也可用于配制内服制剂，治疗缺锌引起的病症。

汞有亚汞 $[-Hg-Hg-]^{2+}$ 和高汞 Hg^{2+} 两种形式。氯化亚汞俗称甘汞，不溶于水，微甜，外用可消毒杀虫，化学上用于制造甘汞电极。氯化汞俗称升汞，杀菌力强，但毒性强烈，致死量为 0.2～0.4g，主要用于非金属手术器械的消毒。

第四节 化学键

一、离子键

(一) 离子键的形成

当电负性较小的活泼金属元素的原子与电负性较大的活泼非金属元素的原子在一定条件下相互接近时，活泼金属元素的原子失去最外层电子形成带正电荷的阳离子，而活泼非金属元素的原子得到电子形成带负电荷的阴离子。阴、阳离子之间靠静电引力相互吸引，当它们充分接近时，离子的原子核之间及电子之间的排斥作用增大。阴、阳离子之间的相互吸引作用和排斥作用达到平衡时，系统的能量降到最低，阴、阳离子间形成稳定的结合体。这种以阴、阳离子间的静电作用而形成的化学键称为离子键（ionic bond），含有离子键的化合物称为离子化合物（ionic compound）。

形成离子键的条件是原子间的电负性相差较大，如活泼金属（K、Na、Ca 等）与活泼非金属（F、Cl、O 等）化合时，都能形成离子键。

以 NaCl 为例，离子键的形成过程可简单表示如下：

$$\begin{matrix} Na - e^- \rightarrow Na^+ \\ Cl + e^- \rightarrow Cl^- \end{matrix} \xrightarrow{静电引力} Na^+Cl^-$$

(二) 离子化合物

阴、阳离子通过离子键所形成的规则排列的晶体称为离子晶体，也称离子化合物。如 NaCl、MgO、K_2O 等都是离子化合物，固态时都是离子晶体。在离子化合物中，离子带有的电荷数就是相应元素的化合价，也是相应原子得失电子的数目。如 Na^+ 带 1 个单位的正电荷，说明钠原子在化合时失去 1 个电子，化合价为 +1 价；Cl^- 带 1 个单位的负电荷，说明氯原子在化合时得到 1 个电子，化合价为 -1 价。

在离子晶体中，阴、阳离子按一定的规则在空间排列，所以在离子晶体中，没有单个的分子存在。如 NaCl 和 CsCl 所表示的都不是分子式而是化学式，它们只表示分子间原子的个数比。整个晶体可以看做是一个巨型分子（图 4-4 a、b）。

常温下，离子化合物都是固态的。离子晶体通常硬度较大，但延展性差，比较脆。很多离子晶体可溶于水，离子晶体在熔融或在水溶液中都能电离成自由移动的阴、阳离子，所以离子晶体在熔融或在水溶液中可以导电。但在固体状态时，由于晶格结点上的离子只能振动，不能自由移动，所以离子化合物固态时不能导电。

离子晶体的晶格结点交替排列着阴、阳离子，在阴、阳离子之间存在着较强的离子键，所以离子晶体一般具有较高的熔点和沸点。

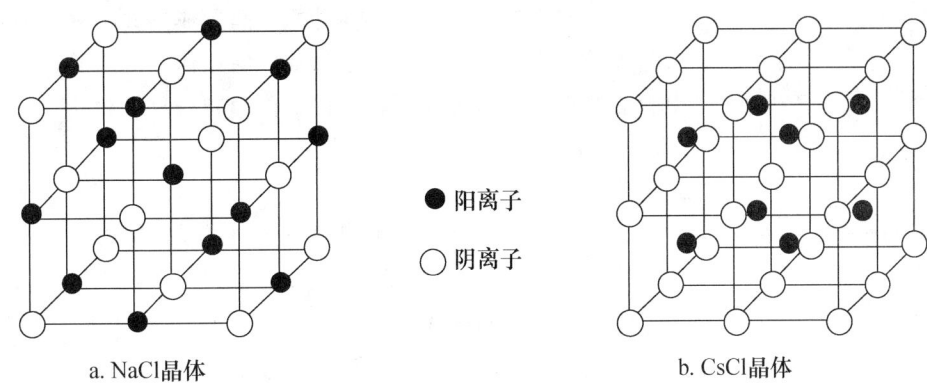

图 4-4　NaCl 和 CsCl 晶体示意图

二、共价键

（一）共价键的形成

两个氢原子形成氢分子时，由于得失电子的能力相同，电子不是从一个氢原子转移到另一个氢原子，而是被两个氢原子共用，形成共用电子对，同时围绕两个氢原子核运动，使得每个氢原子都具有氦原子的稳定结构。这样，两个氢原子通过共用电子对结合成一个氢分子。这种原子间通过共用电子对形成的化学键，称为共价键。

当非金属原子相互结合时，都形成共价键。如 O_2、Cl_2、F_2、N_2、HCl、HBr、SO_2、H_2O、NH_3、CH_4 等分子均通过共价键形成。

$$H \times + \; : \!\ddot{\underset{..}{Cl}}: \; \longrightarrow H \!\times\! \ddot{\underset{..}{Cl}}:$$

$$H \times + \; \cdot H \longrightarrow H \!\times\! H$$

$$2H \times + \; \cdot \ddot{\underset{..}{O}} \cdot \longrightarrow H \!\times\! \ddot{\underset{..}{O}} \!\times\! H$$

化学上通常用短线"—"表示一对共用电子。这样，氢分子可表示为 H—H，氯化氢分子表示为 H—Cl 等。

（二）共价键的类型

1. σ键和π键　按成键原子轨道重叠方式的不同，可将共价键分为两种不同类型，即 σ键和 π键。

（1）σ键：两原子的成键轨道沿键轴（成键原子核连线）方向以"头碰头"方式发生重叠，重叠部分沿键轴呈圆柱形对称，这样形成的共价键称为 σ键（图 4-5）。HCl 分子中的共价键就是 σ键，因重叠程度大，所以稳定。

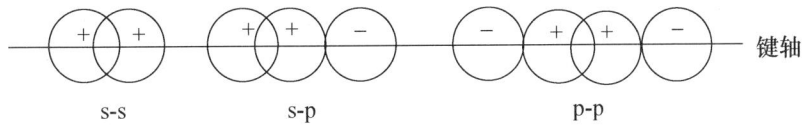

图 4-5　σ键的形成，s-s 重叠，s-p 重叠，p-p 重叠

（2）π键：两原子轨道在键轴两侧重叠成键，轨道重叠部分通过键轴的一个平面具有镜面反对称，这样以"肩并肩"方式重叠形成的共价键称为 π键（图 4-6）。

2. 非极性共价键和极性共价键　按成键原子电负性不同，可将共价键分为两种不同类型，即非极性共价键和极性共价键。

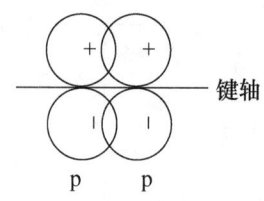

图 4-6 π键的形成，p-p 重叠

（1）非极性共价键：由同种原子间形成的共价键，两个原子吸引电子的能力相同，共用电子对不偏向任何一个原子，正、负电荷中心恰好重合。这种键没有极性，称为非极性共价键（nonpolarized covalent bond），简称非极性键。O—O 键、H—H 键、Cl—Cl 键都是非极性键。

（2）极性共价键：由不同种原子间形成的共价键，由于成键双方原子电负性不同，吸引电子能力也不相同，因此正、负电荷中心不重合。这种键有极性，称为极性共价键（polarized covalent bond），简称极性键。

三、配位键

共价键中的共用电子对通常是由成键的两个原子各自提供 1 个电子相互配对而形成的，如 N_2、I_2、HF 等分子中的共价键。但是还有一类共价键，其电子对是由一个原子单独提供的。这种由一个原子单独提供共用电子对所形成的共价键称为配位共价键（coordinate-covalent bond），简称配位键（coordinate bond）。

以 NH_4^+ 的形成为例说明配位键的形成过程。N 原子有 5 个价电子，形成 NH_3 时，N 原子的三个价电子分别与三个 H 原子的电子形成共价键，成键后 N 原子还剩下一对电子未参与成键。当遇到具有 1 个空轨道的 H^+ 时，N 的这对孤对电子就"投入"到 H^+ 的空轨道，与 H 原子共用而形成配位键。

为了区别于一般共价键，配位键常用"→"表示，箭头从提供电子对的原子指向接受电子对的原子。如 NH_4^+ 离子可以表示为 $\left[\begin{array}{c} H \\ | \\ H-N\rightarrow H \\ | \\ H \end{array}\right]^+$，离子中的 H^+ 与 NH_3 分子之间的共价键就是配位键。

配位键与共价键的差别仅表现在成键的过程中，即由一方原子提供电子对而被双方原子共用成键。但成键后的 NH_4^+ 中 4 个 N—H 键的键参数都一样，没有区别。所以配位键是一种特殊的共价键。

第五节　分子的极性和氢键

一、极性分子和非极性分子

根据分子内电荷分布情况不同，可将分子分为非极性分子和极性分子。分子中若正、负电荷中心重合，就称为非极性分子（nonpolar molecule）。分子中若正、负电荷中心不重合，则称为极性分子（polar molecule）。

对于双原子分子，分子的极性和分子中化学键的极性是一致的。所以由非极性键结合的双原子分子是非极性分子，如 O_2、F_2、H_2、Cl_2 等都是非极性分子。以极性键结合的双原子分子是极性分子，如 HCl、HBr、CO、NO 等都是极性分子。

对于多原子分子，分子的极性取决于分子中化学键的极性和分子的空间构型。若分子中化学键是极性键，但分子的空间构型是完全对称的，则正、负电荷中心重合，为非极性分子，如 CH_4 分子中的 C—H 键是极性共价键，但由于四个 H 原子位于正四面体的四个顶角上，整个分子正、

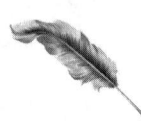

负电荷中心重合，键的极性相互抵消，故 CH_4 分子为非极性分子。若分子中的化学键为极性键，且分子的空间构型不对称，则正、负电荷中心不重合，为极性分子。如 H_2O 分子中的 O—H 键为极性键，水分子的构型为 V 形，正、负电荷中心不重合，所以水分子为极性分子。

二、氢键

按照分子间作用力来解释，同主族元素的氢化物的熔点和沸点一般随着相对分子质量的增大而升高，理论上 HF 的熔点和沸点应低于 HCl、HBr、HI，但实际上 HF 的熔点和沸点却最高，这表明在 HF 分子之间除了存在一般的分子间作用力外，还存在一种特殊的分子间作用力，这就是氢键。另外，H_2O、NH_3 等分子间也存在氢键。

以 HF 为例来说明氢键的形成。在 HF 中分子中氢和氟以极性共价键结合，由于 H—F 键的极性很强，共用电子对强烈地偏向氟原子一端，使氢原子几乎成了一个"裸露"的带正电荷的原子核。这个氢原子还可以和另一个分子中带部分负电荷的氟原子产生吸引作用，使分子之间相互结合起来。凡和非金属性很强的原子（如 F、O、N 等）形成共价键的氢原子，还可以再和这类元素已成键的另一个原子相互作用，这种相互作用称为氢键（hydrogen bond）。氢键是一种特殊的分子间作用力，通常用虚线表示。H_2O 分子之间的氢键如图 4-7 所示。

氢键不仅存在于分子之间，也可存在于分子内。存在于分子间的氢键称为分子间氢键；存在于分子内的氢键称为分子内氢键。例如在邻羟基苯甲醛的分子内就存在着分子内氢键，如图 4-8 所示。

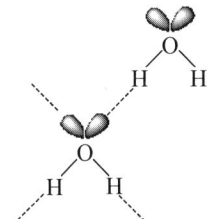

图 4-7　水分子间的氢键　　　　　　　　图 4-8　邻羟基苯甲醛的分子内氢键

分子间形成氢键，极大地增强了分子间的作用力，使物质的熔点和沸点升高，而分子内氢键的形成却使其熔点和沸点比同类化合物降低。

氢键在生物体内也广泛存在，氢键的存在对生物体有着重要作用，如蛋白质、核酸中都存在分子内氢键。它们在支撑生物体、贮存营养、传递信息等方面起着重要的作用。这种生物大分子之所以具有多种生理功能，就是因为氢键在其中起着重要的作用。

第六节　配位化合物

一、配位化合物的概念

许多化合物（如 HCl、Na_2SO_4、AgCl、NaOH 等）的组成都符合经典化合价理论，它们相互间按一定计量关系结合，阴、阳离子组成都比较简单，这些化合物属于简单化合物。但也有一些化合物的阴离子或阳离子组成比较复杂，如向盛有 $CuSO_4$ 溶液的试管中逐滴加入氨水，边滴边摇动，开始时有浅蓝色 $Cu(OH)_2$ 沉淀生成，继续滴加过量氨水，沉淀逐渐溶解，得到一种深蓝色透明溶液。向此溶液中滴加 NaOH 溶液，没有 $Cu(OH)_2$ 沉淀和 NH_3 生成；而滴加 $BaCl_2$ 溶液时，则有白色 $BaSO_4$ 沉淀生成。以上结果说明深蓝色溶液中存在大量 SO_4^{2-}，而不存在自由

的 Cu^{2+} 和 NH_3 分子。显然由于加入过量氨水，溶液中生成一种新物质，这种物质的生成使溶液中自由的 Cu^{2+} 和 NH_3 分子变得很少。研究表明，这种物质结构为 $[Cu(NH_3)_4]SO_4$。$CuSO_4$ 溶液与过量氨水发生的反应可以用下式表示：

$$CuSO_4 + 4NH_3 \rightleftharpoons [Cu(NH_3)_4]SO_4$$

离子方程式能更好地说明反应的实质：

$$Cu^{2+} + 4NH_3 \rightleftharpoons [Cu(NH_3)_4]^{2+}$$

反应过程中，简单离子 Cu^{2+} 和 NH_3 分子以配位键结合的形式形成了一种更为稳定的复杂离子 $[Cu(NH_3)_4]^{2+}$。像 $[Cu(NH_3)_4]^{2+}$ 这样，由简单离子（或原子）与一定数目的中性分子（或阴离子）通过配位键结合而形成的复杂离子称为配离子。有的配离子带负电荷，如 $[Fe(CN)_6]^{3-}$，有的配离子带正电荷，如 $[Cu(NH_3)_4]^{2+}$，也有的是不带电荷的中性分子，如 $Ni(CO)_4$。不带电荷的中性分子称为配位分子。凡是含有配离子或配位分子的化合物均称为配位化合物（coordination compound），简称配合物。

配合物与医学的关系非常密切，人体内许多必需的金属元素都是以配合物的形式存在的。例如，人体内起输送氧气作用的血红素是亚铁离子的配合物；体内的许多生物催化剂——酶，也是金属配合物；用于治疗和预防疾病的一些药物，有些本身就是配合物，有些则在体内形成配合物以发挥作用。因此，学习配合物的知识对于医药专业学生是非常有必要的。

二、配位化合物的组成

（一）内界和外界

大多数配合物可分为内界和外界两部分。内界是由金属离子或原子与一定数目的中性分子或阴离子以配位键结合生成的，通常把它写在方括号之内。配合物中除了内界以外的其他离子称为外界。如在配合物 $[Cu(NH_3)_4]SO_4$ 中，$[Cu(NH_3)_4]^{2+}$ 是内界，SO_4^{2-} 是外界（图4-9）。配位分子只有内界，没有外界。

配合物内界和外界之间以离子键相结合，配合物在溶液中容易解离出内界和外界，而内界很难发生解离。

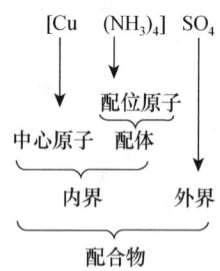

图4-9 配合物的结构示意图

（二）中心原子

在配合物内界中，能接受孤对电子而与配体形成配位键的阳离子或原子称为中心原子（central atom）。中心原子位于内界的中心，它一般是带正电荷的金属阳离子或金属原子，特别是副族元素的阳离子和原子，如 Cu^{2+}、Fe^{3+}、Co^{2+}、Ag^+、Cr^{3+} 等。中心原子的最外层都具有能接受孤对电子的空轨道。

（三）配体和配位原子

在配合物内界中，提供孤对电子而与中心原子以配位键结合的中性分子或阴离子称为配体（ligand）。$[Cu(NH_3)_4]^{2+}$ 中的 NH_3，$[Fe(NCS)_3]$ 中的 NCS^-（异硫氰根）都是配体，常见的配

体还有 X^-、CN^-、H_2O、SCN^-（硫氰根）等。

配体中能提供孤对电子与中心原子形成配位键的原子称为配位原子（coordinating atom），如 NH_3 中的 N 和 H_2O 中的 O 等，常见的配位原子为电负性较大的 F、Cl、Br、I、O、S、N、C 等原子，其最外电子层至少含有一对孤对电子。

按配体所含配位原子的个数，可将配体分为单齿配体和多齿配体。只含一个配位原子的配体为单齿配体（monodentate ligand），含有两个或两个以上配位原子的配体为多齿配体（multidentate ligand）。NH_3、H_2O、Br^- 等都是单齿配体，其配位原子分别为 N、O、Br。乙二胺（$H_2NCH_2CH_2NH_2$，缩写为 en）分子中含有 2 个配位原子，乙二胺四乙酸分子 [$(HOOCH_2C)_2NCH_2CH_2N(CH_2COOH)_2$，缩写为 EDTA] 中含有 6 个配位原子，两者均为多齿配体。

（四）配位数

配合物中与中心原子形成配位键的配位原子的数目称为中心原子的配位数（coordination number）。如在 $[Cu(NH_3)_4]^{2+}$ 中，中心原子 Cu^{2+} 的配位数为 4；在 $[Ag(NH_3)_2]^+$ 中，中心原子 Ag^+ 的配位数为 2；在 $[Fe(CN)_6]^{4-}$ 和 $[CoCl_2(NH_3)_3]$ 中，中心原子 Fe^{2+} 和 Co^{3+} 的配位数均为 6。目前已知中心原子的配位数有 2、4、6、8，其中最常见的配位数为 2、4、6。

由单齿配体形成的配合物，配位数等于内界配体的总数。若配体是多齿的，则配体数等于各配体的配位原子数与配体个数乘积之和。在计算配位数时，一般是先确定中心原子和配体，如果配体是单齿的，配体数目就是配位数。如 $[Pt(NH_3)_4]Cl_2$ 中心原子为 Pt^{2+}，配体为 NH_3，NH_3 为单齿配体，故中心原子配位数为 4。如果配体是多齿的，配体的数目则不等于中心原子的配位数。如 $[Cu(en)_2]^{2+}$ 中的乙二胺（en）是双齿配体，每个 en 中有两个 N 原子与中心原子 Cu^{2+} 配位，因此，$[Cu(en)_2]^{2+}$ 中的配位数是 4 不是 2。

（五）配离子的电荷数

配离子的电荷数等于中心原子的电荷数和配体的电荷数的代数和。如配离子 $[Cu(NH_3)_4]^{2+}$ 的电荷数＝＋2＋0×4＝＋2。由于配合物是电中性的，因此也可以利用配合物外界离子的电荷数来确定配离子的电荷数。如 $K_3[Fe(CN)_6]$ 中，外界有 3 个 K^+ 离子，可知 $[Fe(CN)_6]^{3-}$ 是－3 价的，从而可以进一步推断中心原子是 Fe^{3+}。

表 4-4 配合物的组成

配合物	内界（配离子）	中心原子	配位体	配位数	外界
$[Ag(NH_3)_2]Cl$	$[Ag(NH_3)_2]^+$	Ag^+	NH_3	2	Cl^-
$[Zn(NH_3)_4]SO_4$	$[Zn(NH_3)_4]^{2+}$	Zn^{2+}	NH_3	4	SO_4^{2-}
$K_3[Fe(CN)_6]$	$[Fe(CN)_6]^{3-}$	Fe^{3+}	CN^-	6	K^+

三、配位化合物的命名

配合物的命名与一般无机化合物的命名相同，但因含有配离子，因此命名有一定的特殊性。

1. 配合物内界和外界的命名与无机化合物酸、碱、盐的命名相似，阴离子在前，阳离子在后，称为"某化某""某酸""氢氧化某"及"某酸某"。

2. 配合物内界命名时，将配体名称列在中心原子名称之前，配体数用二、三、四等中文数字表示；不同配体之间加中圆点"·"，在最后一种配体名称后缀以"合"字，在中心原子名称后用加括号的罗马数字表示其化合价。另外，复杂配体应用括号括起来，以免混淆，如 $[Co(NH_3)_2(en)_2]^{3+}$ 配离子的名称是二氨·二（乙二胺）合钴（Ⅲ）离子。配合物内界的命名顺序为：

配体数-配体-"合"-中心原子（化合价）

3.配合物若含有多个配体，配体列出顺序为：先无机配体，后有机配体；先阴离子，后中性分子；若配体为同类型，即均为阴离子或中心分子时，按配位原子元素符号的英文字母顺序排列。

按照上述命名规则，配合物命名实例如下：

[Ag(NH₃)₂]⁺ 　　　　　　二氨合银（Ⅰ）离子
[CoCl₂(NH₃)₄]⁺ 　　　　　二氯·四氨合钴（Ⅲ）离子
[Co(NH₃)₅H₂O]³⁺ 　　　　五氨·水合钴（Ⅲ）离子
[Cu(NH₃)₄]SO₄ 　　　　　硫酸四氨合铜（Ⅱ）
[Ag(NH₃)₂]OH 　　　　　 氢氧化二氨合银（Ⅰ）
[Co(NH₃)₆]Cl₃ 　　　　　 三氯化六氨合钴（Ⅲ）
K₃[Fe(CN)₆] 　　　　　　 六氰合铁（Ⅲ）酸钾
H₂[PtCl₆] 　　　　　　　 六氯合铂（Ⅳ）酸
K[Co(NO₂)₄(NH₃)₂] 　　　 四硝基·二氨合钴（Ⅲ）酸钾
[Co(NH₃)₂(en)₂]Cl₃ 　　　 三氯化二氨·二(乙二胺)合钴（Ⅲ）

第七节　氧化还原反应

一、氧化还原反应的概念

(一) 氧化还原反应的特征

人们对氧化还原反应（oxidation-reduction reaction）的认识是随着科学的发展而逐步深入的。化学发展的早期，人们把物质得到氧的反应称为氧化反应（oxidation reaction），把物质失去氧的反应称为还原反应（reduction reaction）。例如，氢气还原氧化铜。

$$CuO + H_2 \xrightarrow{\triangle} Cu + H_2O$$

（失氧：还原反应；得氧：氧化反应）

在反应中，氢气得到氧，发生氧化反应；氧化铜失去氧，发生还原反应。这种从得、失氧的角度来分析氧化反应有很大的局限性，只能分析有氧参加的反应。

后来，人们又从元素化合价的升降角度来分析氧化还原反应。

$$\overset{+2\ -2}{CuO} + \overset{0}{H_2} \xrightarrow{\triangle} \overset{0}{Cu} + \overset{+1\ -2}{H_2O}$$

（化合价降低：还原反应；化合价升高：氧化反应）

从上式可以看出，反应前后，物质的化合价发生了变化，铜元素从氧化铜中的+2价降低为单质铜中的0价；氢元素从氢气中的0价升高为水中的+1价。因此，从化合价变化这个角度来说，物质所含元素化合价升高的反应就是氧化反应，物质所含元素化合价降低的反应就是还原反应。

由此可知，氧化还原反应的特征是：反应前后，元素化合价有升降变化。如果反应前后元素化合价没有发生变化，则该反应为非氧化还原反应。

(二) 氧化还原反应的本质

分析上述反应元素化合价升降的原因，参加反应的原子之间发生了电子得失。氧化铜中的铜

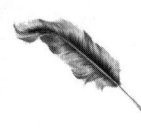

原子得到2个电子,化合价由+2价降为0价;氢气中两个氢原子各失去1个电子,化合价由0价升高为+1价,反应前后化合价升降的数值和得失电子的数目相等。如果用字母"e"表示1个电子,那么反应中电子转移的方向和数量可用下式表示:

$$\overset{+2\ -2}{Cu}O+\overset{0}{H_2}\xrightarrow{\triangle}\overset{0}{Cu}+\overset{+1\ -2}{H_2O}\quad(2e)$$

共用电子对的偏移也能引起元素化合价发生升降变化。氢气和氯气反应生成氯化氢时,氯原子和氢原子之间没有发生电子的得失,而是发生了共用电子对的偏移。氢气和氯气以共价键结合,两者之间共用电子对偏向氯原子,偏离氢原子,共用电子对的偏移使氢为+1价,氯为-1价,反应的电子转移分向和数量可用下式表示:

$$\overset{0}{Cl_2}+\overset{0}{H_2}=2\overset{+1\ -1}{HCl}\quad(2e)$$

氧化还原反应的实质是:反应中发生了电子的得失或共用电子对的偏移(一般统称为反应中发生了电子的转移)。凡发生电子转移的反应均称为氧化还原反应。物质失去电子,化合价升高的反应是氧化反应;物质得到电子,化合价降低的反应是还原反应。在化学反应中,一种物质失去电子时,必然有一种物质得到电子,所以,氧化反应和还原反应总是同时发生,而且一种物质失去电子的总数一定等于另一种物质得到电子的总数。

二、氧化剂和还原剂

(一) 氧化剂和还原剂的概念

在氧化还原反应中,得到电子的物质称为氧化剂(oxidizing agent),失去电子的物质称为还原剂(reducing agent)。电子从还原剂转移到氧化剂。

氧化剂在反应中得到电子,化合价降低,它具有氧化性,能使反应中其他物质氧化,而本身发生还原反应,化合价降低的元素被还原。还原剂在反应中失去电子,化合价升高,它具有还原性,能使反应中其他物质还原,而本身发生氧化反应,化合价升高的元素被氧化。例如:

$$\overset{0}{Zn}+\overset{+1}{H_2}SO_4=\overset{+2}{Zn}SO_4+\overset{0}{H_2}\uparrow\quad(2e)$$

硫酸中氢得到电子,从+1价降低为0价,被还原,是氧化剂;单质锌失去电子,从0价升高到+2价,被氧化,是还原剂。

$$3\overset{+2}{C}O+\overset{+3}{Fe_2}O_3=2\overset{0}{Fe}+3\overset{+4}{C}O_2\quad(6e)$$

三氧化二铁中铁得到电子,从+3价降低为0价,被还原,是氧化剂;一氧化碳中碳失去电子,从+2价升高到+4价,被氧化,是还原剂。

发生氧化还原反应后生成的物质,称为氧化产物和还原产物。氧化还原反应各物质关系如下图所示:

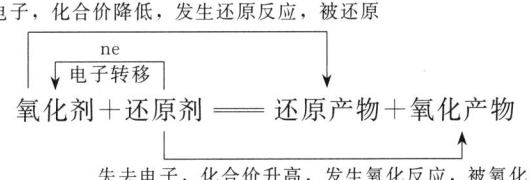

(二) 常见氧化剂和还原剂

1. 高锰酸钾（$KMnO_4$）强氧化剂，易溶于水，其稀溶液可作为外用消毒剂。其外观为深紫色、有光泽的晶体，易溶于水，溶液呈紫红色。

2. 过氧化氢（H_2O_2）纯净的过氧化氢为黏稠液体，可与水任意混溶，其水溶液俗称双氧水。过氧化氢具有较强的氧化性，医药上常用质量分数为 0.03 的稀溶液作为外用消毒剂清洗创伤。过氧化氢见光、受热易分解，需要避光，并在暗处保存。

3. 五水硫代硫酸钠（$Na_2S_2O_3 \cdot 5H_2O$）俗名海波或大苏打。它是无色晶体，易溶于水，具有还原性，常用作定影剂，医药上可用于治疗慢性荨麻疹或作为解毒药。

阅读材料

核技术在医学上的应用

提到原子，感觉似乎距离我们十分遥远和抽象，其实不然，整个世界，包括我们自己在内，都是由不同元素的原子所组成的。此外，原子与人体健康也密切相关，将原子科学应用于医学，于是，尖端的核技术和生命科学相结合，诞生了"核医学"这门新兴学科。核医学的诞生为临床医学、基础医学、预防医学等多个领域提供了崭新的研究手段，应用十分广泛。目前，其用途主要有以下几个方面：

核医学最突出的贡献是诊断疾病。同位素脏器显影和放射免疫分析是两种常用的临床诊断方法。同位素脏器显影是将放射性同位素制成的药物通过口服或注射使其进入体内，不同的药物在不同的脏器分布，然后利用 γ 相机、单光子发射计算机断层仪（SPECT）、正电子发射计算机断层成仪（PECT）等体外显像设备探测出放射性同位素药物发出的射线，根据其分布使脏器显影，从而检查和诊断疾病。目前，同位素脏器显影法能检测脑、肝、胆、肺、肾、骨、甲状腺等几乎所有的脏器。该方法不仅可检查组织病变，而且可动态地观察器官功能和测定血流。放射免疫分析是利用高灵敏度的射线测量技术测定体液中各种微量物质的含量，从而检查各种疾病。放射免疫分析法灵敏度极高，含量为 $10^{-12} \sim 10^{-15} \text{g} \cdot \text{ml}^{-1}$，甚至含量更低的样品都可用该方法检测。例如，原发性肝癌患者血液中甲胎蛋白的含量会明显增加，因此，血液中甲胎蛋白的含量是诊断肝癌的重要指标。正常人血液中甲胎蛋白的含量很少，而原发性肝癌患者，虽然其血液中甲胎蛋白的含量会比正常人增加 15 倍以上，达到约 $10^{-7} \text{g} \cdot \text{ml}^{-1}$，但这一含量使用常规检测方法将消耗大量血液，利用放射免疫分析只需少量的血液，即可测定出其中甲胎蛋白的含量，从而诊断肝癌。放射免疫分析应用十分广泛，除用于诊断肝癌外，还可用于心肌梗死的早期诊断、妊娠的早期诊断、畸胎的诊断等。

核医学不仅是临床诊断的重要方法，而且还能够治疗疾病。众所周知，癌症是发病率、死亡率很高的疾病，在治疗癌症的许多方法中，放射性疗法是十分重要的方法之一，约 65% 以上的患者通过该方法治疗。放射性疗法主要利用放射性核素发射出的 α、β、γ 射线具有杀死生物细胞的作用，癌细胞对射线尤其敏感，因此，选择不同种类及剂量的放射性核素，用特殊的方法照射不同部位的肿瘤，可杀灭或抑制癌细胞，并尽可能减少对正常细胞的损害。除放射性疗法治疗癌症外，放射性同位素疗法同样是临床上十分重要的治疗手段。例如，利用碘-131 放出的 β 射线治疗甲状腺功能亢进症、甲状腺癌，利用锶90 治疗牛皮癣、毛细血管瘤等皮肤病。

核技术在医药学研究方面的应用也很多。例如，医学研究中，利用中子活化分析法研究孕妇对铁的代谢情况、贫血患者的红细胞寿命等。药物研制中，则常借助于同位素示踪技术研究药物的作用原理、疗效、副作用以及在人体内的吸收、分布及排泄规律，这一方法已成为药物研究筛选中不可或缺的手段。

除上述三方面的主要应用外，还可利用核电池为心脏起搏器长时间供电，利用同位素示踪技术进行中医的医理和药理的研究等。总之，核技术在医学上具有广泛而重要的应用，在基础医学、临床医学、预防医学的研究方面都有很大贡献。

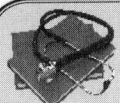

本章小结

1. 重要的概念

化学键：存在于分子（或晶体）中相邻原子（或离子）之间的强烈相互作用。

质量数：将原子核内所有质子和中子的相对质量取近似整数值相加，所得的数值称为原子的质量数。

同位素：具有相同质子数、不同中子数的原子互称为同位素。

金属性：原子失去电子成为阳离子的趋势称为元素的金属性。

非金属性：原子得到电子成为阴离子的趋势称为元素的非金属性。

离子键：以阴、阳离子间的静电作用而形成的化学键称为离子键。

共价键：原子间通过共用电子对形成的化学键称为共价键。

配位共价键：由一个原子单独提供共用电子对形成的共价键称为配位共价键。

氧化反应：物质所含元素化合价升高的反应就是氧化反应。

还原反应：物质所含元素化合价降低的反应就是还原反应。

氧化剂：在氧化还原反应中，得到电子的物质称为氧化剂。

还原剂：在氧化还原反应中，失去电子的物质称为还原剂。

2. 应用以下知识解释物质的基本性质

利用元素周期表的结构和元素周期律解释重要物质的性质。

根据物质的化学键类型推断物质的基本性质。

通过配位化合物的结构式认识配合物与其他化合物的区别。

根据氧化还原反应的本质判断化学反应的方向。

单元自测题

一、选择题

1. 放射性同位素 $^{131}_{53}I$ 被人体吸入会引发甲状腺疾病，该核素的中子数和质子数之差为（　　）

　　A. 131　　　　B. 25　　　　C. 53　　　　D. 21

2. 当某电子层作为最外层时，最多只能容纳 8 个电子，当它作为次外层时，最多只能容纳 18 个电子，该电子层可能是（　　）

　　A. M 层　　　　B. K 层　　　　C. L 层　　　　D. 以上都可以

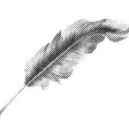

3. 下列有关化学用语表示正确的是（   ）

　　A. N_2 的电子式：N⋮⋮N

　　B. S^{2-} 的结构示意图：(+16) 2 8 6

　　C. 质子数为 53，中子数为 78 的碘原子是 $^{131}_{53}I$

　　D. Na^+ 的核电荷数为 10

4. 在基态多电子原子中，关于核外电子能量的叙述错误的是（   ）

　　A. 最易失去的电子能量最高

　　B. 最外层的电子能量最高

　　C. p 亚层电子能量一定高于 s 亚层电子能量

　　D. 在离核最近区域内运动的电子能量最低

5. 下列有关 $^{131}_{53}I$ 的叙述错误的是（   ）

　　A. $^{131}_{53}I$ 的化学性质与 $^{127}_{53}I$ 相同

　　B. $^{131}_{53}I$ 的原子序数为 53

　　C. $^{131}_{53}I$ 的原子核外电子数为 78

　　D. $^{131}_{53}I$ 的原子核内中子数多于质子数

6. 元素在周期表中的位置反映了元素的原子结构和元素的性质，下列说法正确的是（   ）

　　A. 第三周期元素从左至右金属性逐渐增强，非金属性逐渐减弱

　　B. 第三周期元素的最高正化合价等于它所处的主族序数

　　C. 短周期元素形成离子后最外层电子都达到 8 电子稳定结构

　　D. 同一主族的元素的原子，最外层电子数相同，化学性质完全相同

7. 下列表述正确的是（   ）

　　A. CO_2 是极性分子　　　　　　　　B. Cl^- 的结构示意图 (+17) 2 8 8

　　C. 甲烷中碳氢键的键角是 90°　　　　D. 氯原子 $^{37}_{17}Cl$，质量数为 17

8. 下列叙述正确的是（   ）

　　A. 两个非金属原子间不可能形成离子键　　B. 非金属元素不可能形成离子化合物

　　C. 离子化合物中不可能有共价键　　　　　D. 共价化合物中可能有离子键

9. 下列物质中，含有非极性共价键的离子化合物的是（   ）

　　A. NH_4NO_3　　　B. Cl_2　　　C. H_2O_2　　　D. Na_2O_2

10. 下列物质中，既含有离子键又含有共价键的是（   ）

　　A. $Ca(OH)_2$　　　B. H_2O_2　　　C. HCl　　　D. $MgCl_2$

二、填空题

1. 配合物 $[CoClNH_3(en)_2]Cl_2$ 的中心原子是_____，配离子是_____，配体是_____，配位原子是_____。

2. 写出下列配合物的化学式：

　（1）六氟合铝（Ⅲ）酸_____。

　（2）二氯化三乙二胺合镍（Ⅱ）_____。

　（3）氯化二氯·四水合铬（Ⅲ）_____。

3. 四氯合铂（Ⅱ）酸·四氨合铂（Ⅱ）的结构简式为_____。

4. 配位化合物 H[PtCl$_3$(NH$_3$)] 的中心原子是_____，配位原子是_____，配位数为_____，它的系统命名为_____。

5. 配合物 (NH$_4$)$_2$[FeF$_5$(H$_2$O)] 的系统命名为_____，配离子的电荷是_____，配体是_____，配位原子是_____，中心原子的配位数是_____。

6. [Co(en)$_3$]Cl$_3$ 的名称为_____，中心原子及其价数为_____。

7. Fe+2HCl══FeCl$_2$+H$_2$↑，该反应中的还原剂是_____，氧化产物是_____。

三、名词解释

1. 同位素　2. 配位键　3. 共价键　4. 离子键　5. 还原剂　6. 氧化剂　7. 中心原子　8. 配位数　9. 极性分子　10. 非极性分子

（邢占芬）

第五章 化学反应速率和化学平衡

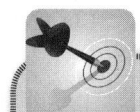

学习目标

1. 掌握化学平衡状态及标准平衡常数的概念。
2. 掌握浓度、温度、压强、催化剂对化学反应速率的影响。
3. 熟悉化学反应速率的概念及其表示方法。
4. 熟悉影响化学平衡移动的因素及其对化学平衡移动的影响。
5. 了解化学平衡常数的意义。

在研究各类化学反应时，都会涉及两个很实际的问题，一个是反应进行的快慢情况，即化学反应速率问题；另一个是反应进行的完全程度，即化学反应的限度（或化学平衡）问题。探讨这些问题，不仅对理论研究和生产实践有着重要的指导意义，而且对掌握医学的基础理论，认识人体的生理变化、生化反应以及药物在体内的代谢规律等都有重大意义。依据这些理论，可以采取措施使那些对人类生产、生活和健康有益的化学反应进行得更快、更安全一些，使那些对人类危害较大的化学反应受到抑制和减缓。

第一节 化学反应速率

在日常生活或者生产实践中，都会接触到各类化学反应。它们有的进行得很快，几乎瞬间完成，如炸药爆炸和酸碱中和反应等；有的却很长时间看不到变化，如常温下氢和氧化合成水的反应。怎样表示反应进行的快慢，哪些因素影响反应的快慢，怎样才能按照需要去改变反应进行的快慢，就是本节讲述的基本内容。

一、化学反应速率的表示方法

化学反应速率是定量描述化学反应快慢的物理量，是指在一定条件下，反应物转变成为生成物的速率。化学反应速率常用单位时间内反应物浓度（或气体分压）的减小或生成物浓度（或气体分压）的增加来表示，用"v"符号表示。通常浓度的单位用 $mol \cdot L^{-1}$ 表示，时间单位用 s 或 min 表示，反应速率的单位就是 $mol/(L \cdot s)$ 或 $mol/(L \cdot min)$，化学反应速率计算公式表示为：

$$化学反应速率 = \left| \frac{某反应物或生成物浓度变化值}{变化所需时间} \right| = \left| \frac{\Delta c}{\Delta t} \right| \tag{5-1}$$

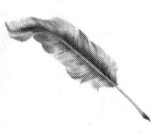

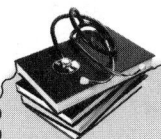

例 5-1

某条件下,氮气和氢气在封闭容器中发生反应合成氨。反应开始前,氮气和氢气的浓度分别为 $1.0\text{mol}\cdot\text{L}^{-1}$ 和 $3.0\text{mol}\cdot\text{L}^{-1}$。反应进行 2s 后,氮气和氢气的浓度分别为 $0.8\text{mol}\cdot\text{L}^{-1}$ 和 $2.4\text{mol}\cdot\text{L}^{-1}$,氨气的浓度为 $0.4\text{mol}\cdot\text{L}^{-1}$。该反应的反应速率是多少?

解: 已知 N_2 或者 H_2 反应前后浓度的数值,根据化学反应速率定义即可计算出该反应的反应速率。用 N_2 或者 H_2 浓度表示的反应速率分别为:

$$v_{N_2}=\frac{1.0\text{ mol/L}-0.8\text{ mol/L}}{2\text{s}}=0.1\text{ mol/(L}\cdot\text{s)}$$

同样:

$$v_{H_2}=\frac{3.0\text{ mol/L}-2.4\text{ mol/L}}{2\text{s}}=0.3\text{ mol/(L}\cdot\text{s)}$$

$$v_{NH_3}=\frac{0.4\text{ mol/L}-0\text{ mol/L}}{2\text{s}}=0.2\text{ mol/(L}\cdot\text{s)}$$

从以上计算结果可以看出:选用不同物质的浓度变化来表示同一反应速率时,所得数值不同,但是对于同一反应,不同物质的速率数值之比正好等于反应方程式中各物质的系数之比。如对于 $N_2+3H_2 \rightleftharpoons 2NH_3$ 来说,则有:

$$v_{N_2}:v_{H_2}:v_{NH_3}=1:3:2$$

当已知某反应中任一反应物或产物的起始浓度和变化后的浓度,我们就可以计算出该化学反应的反应速率。但要注意以下两点:

1. 同一化学反应用不同反应物或产物表示反应速率,计算所得的数值不同。
2. 化学反应速率随反应物或产物浓度的变化而变化,用某一时段中物质浓度变化值计算所得的结果是该时段的平均反应速率。

需要说明的是,大部分化学反应都不可能匀速地进行,通常所计算的反应速率是指在 Δt 时间内的平均速率。时间间隔越短,即 Δt 越小,反应的平均速率就越接近瞬时速率。瞬时速率是 Δt 趋近于零时平均速率的极限,只有瞬时速率才能确切地表示化学反应在某一时刻的真实速率。

二、影响化学反应速率的因素

影响化学反应速率的因素可以分为内因和外因。内因是反应物质的本性,它因物质的化学性质不同而不同。对于同一化学反应,改变外界条件,反应速率将发生变化。影响化学反应速率的外因主要有浓度、温度、压强和催化剂等。各因素对反应速率的影响,均可以用有效碰撞理论加以解释。

有效碰撞理论要点:

1. 一个化学反应要发生,反应物分子(或原子、离子)间必须发生碰撞。
2. 并不是所有的碰撞都能发生反应。只有那些具有较高能量的分子碰撞才能发生反应,这种能够引起反应的碰撞称为有效碰撞。
3. 具有较高能量的分子称为活化分子。活化分子发生的碰撞为有效碰撞。
4. 活化分子具有的最低能量和普通反应物分子具有的平均能量之间的差值,称为活化能。用符号 E_a 表示,单位为 $\text{kJ}\cdot\text{mol}^{-1}$。

（一）决定化学反应速率的内因

相同条件下的化学反应，为什么会表现出不同的反应速率呢？决定一个化学反应的反应速率的因素是什么？

按照有效碰撞理论的观点，活化能是决定化学反应速率的根本因素。一个化学反应的活化能越大，活化分子数越少，发生有效碰撞的次数就越少，反应速率就越小；反之，反应的活化能越小，活化分子数越多，发生有效碰撞的次数就越多，反应速率就越大。不同反应的活化能不同，因而表现出不同的反应速率。

（二）影响化学反应速率的外因

按照有效碰撞理论，各因素对反应速率的影响通过增大反应物分子的有效碰撞来实现。

1. 浓度（或压强）对化学反应速率的影响 当其他条件一定时，增加反应物的浓度，将使单位时间内的碰撞总次数增多，因此有效碰撞的次数也增多，因而反应速率加大。绝大多数化学反应并不是简单地一步完成，往往是分步进行的。一步可以完成的化学反应称为基元反应。经两步或者两步以上才能够完成的反应称为非基元反应。若某基元反应表示如下：

$$a A + b B \longrightarrow c C$$

则其反应速率可直接表示为：
$$v = k c_A^a \cdot c_B^b \tag{5-2}$$

上式称为质量作用定律表达式。式中，k 为反应速率常数，c_A 为反应物 A 的浓度，c_B 为反应物 B 的浓度。a、b 分别为反应式中反应物 A、B 的系数。

这里需要说明三点：

（1）式 5-2 只适用于基元反应。对于非基元反应，不能根据反应式直接写出反应速率表达式，而需要根据实验结果确定。

（2）反应中的纯固体和纯液体，其浓度可认为是常数，故不写入公式。若反应物是气体，公式中的浓度可以用该气体的分压来表示。如化学反应为：$C(s) + O_2(g) \longrightarrow CO_2(g)$ 反应速率则表示为：$v = k P_{O_2}$。

（3）k 不随浓度改变，而与温度有关，一定温度下 k 为定值。

2. 温度对化学反应速率的影响 很多实验事实证明，温度对化学反应速率有显著影响。影响的程度各不相同，但绝大多数情况下，温度升高，反应速率加快。

在浓度一定时，升高温度，反应物分子的能量增加，使一部分原来能量较低的分子变成活化分子，从而增加了反应物分子中活化分子的比例，使有效碰撞次数增多，因而化学反应速率增大。当然，由于温度升高，会使分子的运动加快，这样单位时间内反应物分子间的碰撞次数增加，反应也会相应地加快，但这不是反应加快的主要原因，而前者才是反应加快的主要原因。

经过多次实验测得，许多反应温度每升高 10℃，化学反应速率增大到原来的 2~4 倍。

升高或降低温度是控制和改变反应速率的有效方法之一。因此，在化学实验和化工生产中经常采用加热的方法使反应加快进行；在药物的储存方面，通常把那些易变质的药物，特别是生物制剂存放在冰箱里，以减慢反应的进行。

3. 催化剂对化学反应速率的影响 在反应体系中，因加入少量某种物质而使反应速率发生改变，但其本身的化学组成、质量和化学性质在反应前后均保持不变的一类物质叫做催化剂。催化剂改变反应速率的作用叫做催化作用。凡是能够加快化学反应速率的催化剂均称为正催化剂，能够减慢化学反应速率的催化剂称为负催化剂。通常所讲的催化剂是指正催化剂。

催化剂在工业生产和生命体系中非常重要。生物体内许多的生物化学反应都是在特定催化剂的作用下进行的。这些生物体内的催化剂是一些蛋白质大分子，称为酶。它们对于维持生命体中正常的生理过程起着不可替代的作用。

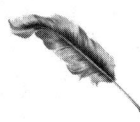

酶除了具有一般催化剂的性质外，还具有如下的特殊性质：

（1）高选择性：一种酶只催化一种反应。如脲酶只能催化尿素水解成氨和二氧化碳的反应。

（2）高催化效率：酶的催化效率远远高于普通的催化剂。如蔗糖水解反应可以用酸催化，也可以用蔗糖酶催化，但后者的催化效率比酸作为催化剂高约 10^{10} 倍。

（3）对外界条件敏感：这里外界条件主要指温度和介质的 pH。酶对温度特别敏感，通常在生物体的正常温度下具有最高的催化效率。温度过高往往造成蛋白质变性而使其完全丧失活性。酶催化有一个最佳 pH 范围，过高或过低都将影响酶的催化效率。因此，要达到酶的最佳效率，一定要选择适当的外界条件。

生产、生活中催化剂改变反应速率的例子很多。如胃液中的淀粉酶帮助机体消化、吸收食物，在塑料和橡胶中加入抑制剂可防止其老化等。

催化剂改变化学反应速率的作用主要是因为催化剂改变了反应途径，降低了反应的活化能，从而使反应物中活化分子数增多，有效碰撞次数增加，从而使反应速率加快。

实际上，除了浓度、压强、温度和催化剂四个主要因素外，光照、紫外线、超声波、磁场及固体物质的颗粒度等因素也会影响反应速率。

第二节　化学平衡

化学反应是否具有实用价值，不仅要考虑反应的速率问题，更要关注反应完成的程度，即反应的限度问题。本节将讨论一定条件下化学反应的最大限度以及如何利用外界因素使化学平衡向着有利的方向进行。

一、可逆反应和化学平衡

（一）可逆反应与不可逆反应

根据反应进行的方向，可将化学反应分为可逆反应和不可逆反应两类。

在一定条件下，只能向一个方向进行而不能向相反方向进行的化学反应称为不可逆反应。例如，$KClO_3$ 在加热时能分解生成 KCl 和 O_2，但在同样条件下，KCl 和 O_2 却不能化合成 $KClO_3$，故 $KClO_3$ 的分解反应就是不可逆反应。不可逆反应是单向反应，化学方程式中，通常用单向箭头"→"或"＝"表示不可逆反应。如：

$$2KClO_3 \longrightarrow 2KCl + 3O_2 \uparrow$$

不可逆反应的特点是：反应一旦发生，就可以一直进行下去，直到反应物几乎全部转变成产物。此类反应不可能逆向进行。

大多数反应是不能进行到底的。这些反应刚开始时，由反应物生成产物，但随着反应的进行和产物的增多，逆向反应也开始进行，这时将有产物转变成反应物。在同一条件下，能同时向两个相反方向进行的反应称为可逆反应。为了区分，通常将可逆反应方程式中的等号用两个方向相反的双箭头"$\rightleftharpoons$"表示。例如：

$$N_2(g) + 3H_2(g) \rightleftharpoons 2NH_3(g)$$

对于可逆反应，从左向右进行的反应，称为正反应；从右向左进行的反应，称为逆反应。可逆反应的特点是：化学反应不能进行到底，即在密闭容器中，反应物不能全部转化为生成物。不管反应进行多久，密闭容器中的反应物和生成物总是同时存在。

(二) 化学平衡

一个可逆反应为什么不能进行到底呢？以如下反应为例：

$$CO(g) + H_2O(g) \rightleftharpoons CO_2(g) + H_2(g)$$

在开始反应时，容器中只有反应物 $CO(g)$ 和 $H_2O(g)$，而没有产物 $CO_2(g)$ 和 $H_2(g)$。此时只发生正反应，生成 $CO_2(g)$ 和 $H_2(g)$。经过一段时间，产生了 $CO_2(g)$ 和 $H_2(g)$。此时，$CO(g)$ 和 $H_2O(g)$ 的浓度不断减小，正反应速率不断减小，$CO_2(g)$ 和 $H_2(g)$ 的浓度不断增加，于是逆反应发生并随着产物浓度增大，逆反应速率不断加大。到一定时刻，容器中生成 $CO_2(g)$ 和 $H_2(g)$ 的反应速率和消耗 $CO_2(g)$ 和 $H_2(g)$ 的反应速率相等，也就是正、逆反应的反应速率相等时，反应体系中宏观上看不到物质浓度的变化，并且随着时间的推移，容器内各种物质的浓度不再改变。这种正、逆反应速率相等时体系所处的状态称为化学平衡状态，简称化学平衡。

关于化学平衡，需要注意以下几点：

(1) 化学平衡状态是可逆反应进行的最大限度，此时各物质的浓度保持恒定，这也是化学平衡的标志和特征。

(2) 化学平衡是一种动态平衡。正、逆反应还在不断进行，只是正、逆反应速率相等。

(3) 化学平衡是暂时的、相对的、有条件的平衡。一旦外界条件发生变化，化学平衡将被破坏。

(三) 化学平衡常数

可逆反应的一般方程式可表示如下：

$$aA + bB \rightleftharpoons cC + dD$$

正反应速率： $v_正 = k_正 \, c_A^a c_B^b$

逆反应速率： $v_逆 = k_逆 \, c_C^c c_D^d$

当达到化学平衡时，$v_正 = v_逆$

若用 [A]、[B]、[C]、[D] 分别代表反应物和产物的平衡浓度，代入上式，则可得：

$$k_正 [A]^a [B]^b = k_逆 [C]^c [D]^d$$

$k_正$ 和 $k_逆$ 在一定条件下均为常数，两个常数之比仍为一个常数，即

$$\frac{k_正}{k_逆} = \frac{[C]^c [D]^d}{[A]^a [B]^b} = K$$

上式表示：在恒温下，可逆反应达到平衡时，生成物浓度的化学计量系数次方的乘积与反应物浓度的化学计量系数次方的乘积的比值为一常数。这个常数叫做该温度下此反应的平衡常数。

关于化学平衡常数表达式，需要说明以下几点：

(1) 化学平衡常数表达式要与化学反应方程式相对应。化学反应方程式不同，表达式的写法不同。

反应为： $NO(g) + \frac{1}{2}O_2(g) \rightleftharpoons NO_2(g)$

$$K = \frac{[NO_2]}{[NO][O_2]^{\frac{1}{2}}}$$

若反应为： $2NO(g) + O_2(g) \rightleftharpoons 2NO_2(g)$

则： $$K = \frac{[NO_2]^2}{[NO]^2[O_2]}$$

(2) 与反应速率表达式类似，化学平衡常数表达式中，浓度项通常不包括固态和纯液体物质的浓度。对于气体参加的反应，平衡常数也可以用气体分压来表示。

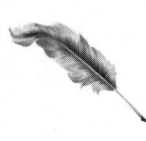

如： $CaCO_3(s) \rightleftharpoons CaO(s) + CO_2(g)$ $K = P_{CO_2}$

（3）对于任一个化学反应，当条件一定时，平衡常数为一定值。不同的化学反应，平衡常数不同，其值的大小取决于反应中物质的本性。

（4）对于同一可逆反应，平衡常数 K 与温度有关，但不随浓度的变化而变化。

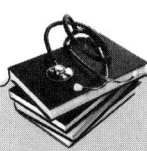

例 5-2

某温度下，在体积为 1L 的容器中，将 $5mol·L^{-1}$ 二氧化硫和 $2.5mol·L^{-1}$ 氧气混合。达到平衡时，三氧化硫的浓度为 $3mol·L^{-1}$，反应为 $2SO_2(g) + O_2(g) \rightleftharpoons 2SO_3(g)$，计算此反应的平衡常数。

解：

	$2SO_2(g)$	$+ O_2(g)$	$\rightleftharpoons 2SO_3(g)$
各物质的起始浓度（$mol·L^{-1}$）:	5	2.5	0
平衡时，各物质消耗的浓度（$mol·L^{-1}$）:	3	1.5	3
各物质的平衡浓度（$mol·L^{-1}$）:	2	1	3

将各物质的平衡浓度代入平衡常数表达式，得：

$$K = \frac{[SO_3]^2}{[SO_2]^2[O_2]} = \frac{3^2}{2^2 \times 1} = 2.25$$

二、化学平衡的移动

一定条件下，一个化学反应达到了化学平衡，各物质浓度恒定不变，宏观上看不到体系的变化，但平衡是暂时的、有条件的。一旦外界条件发生变化，就势必引起正反应速率或逆反应速率的改变，并有可能使正、逆反应速率不再相等，原有的平衡被破坏，反应将向反应速率大的方向进行。经过一段时间，反应又会达到一个正、逆反应速率相等的状态——一个新的平衡状态。而此时反应体系中各物质的浓度不再是原来的平衡浓度，而是一个新的平衡浓度。这种因外界条件变化，反应体系由一个平衡状态转变为另一个平衡状态的过程，称为化学平衡的移动。

影响化学平衡移动的因素主要有浓度、压力和温度。

（一）浓度对化学平衡的影响

对于化学反应： $aA + bB \rightleftharpoons cC + dD$

可逆反应在任意时刻各生成物浓度的化学计量系数次方的乘积与各反应物浓度的化学计量系数次方的乘积之比，称为"反应商"，用符号"Q"表示。

$$Q = \frac{c_C^c c_D^d}{c_A^a c_B^b}$$

当增加反应物浓度时，分母项将增大，此时 $Q < K$。Q 要达到 K 值，需要通过增大分子项或减小分母项实现。反应正向进行，将减少反应物、增加产物，因此平衡向正反应方向进行。

反之，增加产物浓度，分子项将增大，此时 $Q > K$，Q 要达到 K 值，需要通过减小分子项或增大分母项实现。反应逆向进行，将减少产物、增加反应物，因此平衡向逆反应方向进行。

综上所述，浓度对平衡的影响是：增加反应物浓度，平衡向正反应方向移动；增加产物浓度，平衡向逆反应方向移动。减小物质浓度的影响，与增加浓度的结果正好相反。

特别需要注意的是：

（1）分压是物质浓度的一种表达方式，其作用与浓度变化相同。

(2) 反应中物质浓度的变化只会使平衡发生移动，而不影响平衡常数的数值。

(二) 压力对化学平衡的影响

压力对化学平衡的影响，与浓度的不同之处在于它只影响有气体参加并且反应前后气体分子总数目不同的化学反应。

对于气体参加的化学反应：

$$aA(g)+bB(g) \rightleftharpoons cC(g)+dD(g)$$

当增加反应的总压，反应向分子数减少的方向移动，当减小反应的总压，反应向分子数增加的方向移动。

具体说，对反应分子总数目增加的反应，即 $(c+d)>(a+b)$，

当增加反应的总压，反应逆向进行；当减小反应的总压，反应正向进行。

反之，对于反应分子总数目减小的反应，即 $(c+d)<(a+b)$，

当增加反应的总压，反应正向进行；当减小反应的总压，反应逆向进行。

对于反应分子总数目不变的反应，即 $(c+d)=(a+b)$，压力不影响平衡。

(三) 温度对化学平衡的影响

化学反应实质上是反应物分子中的化学键被破坏，生成物分子中化学键形成的过程，破坏化学键需要从外界吸收能量，形成化学键就会向外界释放能量。任何一个化学反应，不可能是吸收的能量与释放的能量恰好相等。按照能量变化的不同，化学反应分为吸热反应和放热反应。一般将反应热量变化的数值书写在化学方程式的产物一方，这种标示出热效应的化学反应方程式称为热化学方程式。如：

$$H_2(g)+Cl_2(g) \rightleftharpoons 2HCl(g)+Q$$

式中，Q 表示此反应的热量数值，此可逆反应的正反应方向是放热反应，而逆反应则为吸热反应。

改变温度将使化学平衡发生移动。升高温度，化学平衡向吸热方向移动；降低温度，化学平衡向放热方向移动。

温度对化学平衡的影响与浓度和压力完全不同。浓度和压力的改变只使平衡发生移动，而平衡常数不发生变化。而温度的改变，首先改变了反应的平衡常数，导致体系中物质浓度比不符合原来的平衡常数。通过平衡移动，改变物质浓度而达到新的平衡常数，实现新的平衡。另外，温度改变对正、逆反应体系中反应物的活化分子百分数的影响不同，不同程度地改变正、逆反应速率，也是导致化学平衡发生移动的因素之一。

由于催化剂能同等程度地增加正反应速率和逆反应速率，即仍然保持平衡中正反应速率和逆反应速率相等，平衡没有被破坏，因此平衡就不移动。即催化剂不影响化学平衡的移动。由此可见，加入催化剂的目的在于：加速化学反应的进行以缩短反应到达平衡所需的时间，从而提高单位时间内的生产效益，而不会改变反应完成的程度。

(四) 化学平衡移动原理

改变反应体系的条件，化学平衡将发生移动。根据浓度、压强、温度对化学平衡影响的结果，法国化学家勒夏特列概括出一个普遍规律：如果改变平衡体系的条件之一（如浓度、压力和温度），平衡将向着能减弱这个改变的方向移动。这个规律称为平衡移动原理，又称为勒夏特列原理。

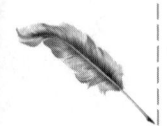

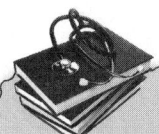

例 5-3

如下反应体系已达到平衡状态。

$$CaCO_3(s) \rightleftharpoons CaO(s) + CO_2(g) - Q$$

请说明： 增大压力、升高温度、减小生成物的浓度，平衡向何方向移动？

解： 反应气体分子数增加，增加压力，平衡向分子数减少的方向，即逆反应方向移动；反应为放热反应，升高温度，平衡向放热方向，即正反应方向移动；减小生成物的浓度，平衡向正反应方向移动。

阅读材料

人体中的酶

酶有一个十分庞大的家族，其种类繁多，目前已知的有2000多种，而人体中就含有700多种，遍布在人的口腔、胃肠道、胰、肝、肌肉和皮肤里。人的一切生命活动都离不开酶，没有酶就没有生命的存在。酶是一类由活细胞生成的生物大分子，是具有特殊性能的生物催化剂。从食品的消化、吸收、分解，到机体的生长、发育、分化和繁殖，以及其他的生理活动中所发生的各种生物化学反应，都离不开酶的催化作用。因此，酶在人体中起着其他物质不可替代的作用。没有或缺少了酶，生命现象就会发生畸变，甚至停止。根据酶所催化的反应性质的不同，科将酶分成六大类，即氧化还原酶、转移酶、水解酶、裂解酶、异构酶及合成酶。每一种酶都对人体内的生物化学反应及生理活动具有非常重要的催化作用。

酶是高效生物催化剂，比一般催化剂的效率高 $10^7 \sim 10^{13}$ 倍。酶能加快化学反应的速率，但不能改变化学反应的平衡点。也就是说，酶在促进正向反应的同时也以相同的比例促进逆向反应，所以酶的作用是缩短到达平衡所需的时间，但平衡常数不变。在无酶的情况下达到平衡点需几个小时，在有酶时可能只要几秒钟就可达到平衡状态。酶和一般催化剂都是通过降低反应活化能的机制来加快化学反应速率的。

酶的活性就是指酶催化一定反应的能力。细胞内酶的活性随着外部条件和生理条件的变化，会出现相应的变化。通常，酶的活性主要受营养素、代谢物、激素、激活剂、酸碱度及温度等因素的影响和调节。

酶在疾病的临床诊断方面应用广泛。通过测定人体内某些酶的数量或活性的变化，就可以诊断某些疾病。例如，目前检测血液和尿液中的葡萄糖就是采用葡萄糖和过氧化氢酶联合作用的方法。另外，利用尿酸氧化酶测定血液中的尿酸含量，用于诊断痛风；利用胆固醇酯酶或胆固醇氧化酶测定血液中的胆固醇含量，用于诊断心血管疾病或高血压等。随着酶工程技术的发展，制成的酶电极用于血糖、尿酸、胆固醇的测定，使测定方法更加简便、快捷。

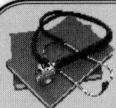

本章小结

1. 化学反应速率以单位时间内某反应物浓度的减少或某生成物浓度的增加来表示，其单位为 mol/(L·s) 或 mol/(L·min)。化学反应速率受浓度、温度、压强和催化剂的影响。

2. 对于可逆反应，正反应速率和逆反应速率相等，各反应物和生成物的浓度不随时间改变的状态叫化学平衡状态。化学平衡是动态平衡，在外界条件不变的情况下，各物质的浓度保持恒定。浓度、压力和温度的改变，将破坏可逆反应原有的平衡状态，使其发生反应，然后达到新的平衡。这个过程称为平衡的移动。

3. 对已达平衡的可逆反应，增加反应物的浓度，平衡向正反应方向移动。增加生成物的浓度，平衡就向逆反应方向移动。

4. 升高反应温度，可以加快反应速率，尤其是对吸热反应的影响更大。因此，升高温度，平衡向吸热反应方向移动；降低温度，平衡向放热反应方向移动。

5. 压强的变化能使气体体积明显改变，引起浓度变化，从而影响气体反应的反应速率。压强增大，使反应平衡向着反应前后气体分子总数减少的方向移动；压强减小，则使反应向反应前后气体分子总数增加的方向移动。反应前后气体分子总数相等的反应，压强变化不影响化学平衡。

6. 浓度、压强、温度对化学平衡的影响可以概括为：如果改变影响化学平衡的条件之一，平衡就向能够减弱这种改变的方向移动，即化学平衡移动原理。

7. 催化剂只影响化学反应速率，而不影响化学平衡，但可以缩短达到平衡的时间。

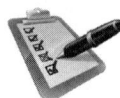

单元自测题

一、选择题

1. 可逆反应 $N_2 + 3H_2 \rightleftharpoons 2NH_3$ 达到平衡时，下来说法中正确的是（　　）
   A. N_2 和 H_2 不再化合
   B. N_2、H_2、NH_3 浓度不变
   C. 与平衡前相比，正、逆反应速率都加快
   D. 正、逆反应速率等于零

2. 下来可逆反应达到平衡状态后，若同时加大压强和降低温度，平衡向右移动的是（　　）
   A. $CaCO_3(s) \rightleftharpoons CaO(s) + CO_2(g) - Q$
   B. $2NO_2(g) \rightleftharpoons N_2O_4(g) + Q$
   C. $2HI(g) \rightleftharpoons H_2(g) + I_2(g) - Q$
   D. $2NO_2(g) \rightleftharpoons 2NO(g) + O_2(g) - Q$

3. 可逆反应 $2CO + O_2 \rightleftharpoons 2CO_2 + Q$ 达到平衡时，若降低温度，下列说法正确的是（　　）
   A. 正反应速率加快，逆反应速率减慢
   B. 正、逆反应速率都加快
   C. 正、逆反应速率都减慢
   D. 对平衡无影响

4. 下列方法中，可改变可逆反应的平衡常数的是（　　）
   A. 改变反应物浓度
   B. 加入催化剂
   C. 改变平衡压力
   D. 改变体系的温度

二、填空题

1. 化学反应速率是用来衡量_____的物理量。

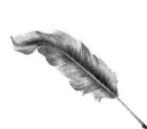

2. 影响化学反应速率的主要外界因素有_____、_____、_____和_____。
3. 影响化学平衡的主要因素有_____、_____和_____。
4. 在一定条件下，下列可逆反应已达到平衡 $2HI(g) \rightleftharpoons H_2(g)+I_2(g)-Q$。
(1) 升高温度，平衡_____移动。
(2) 增大氢气的浓度，平衡_____移动。
(3) 使密闭容器的体积增大，平衡_____移动。
5. 可逆反应的特点是：_____。

三、名词解释
1. 化学反应速率　　2. 质量作用定律　　3. 化学平衡　　4. 催化剂

四、计算题
蔗糖水解反应如下：

$$C_{12}H_{22}O_{11} + H_2O \rightleftharpoons C_6H_{12}O_6（葡萄糖）+ C_6H_{12}O_6（果糖）$$

若蔗糖的起始浓度为 $0.05\,mol\cdot L^{-1}$，反应达到平衡时蔗糖水解了60%，计算反应的平衡常数。

（陈　科）

第六章 电解质溶液

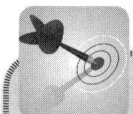

学习目标

1. 掌握酸碱质子理论，弱电解质的解离平衡，电离平衡常数 K_a、K_b，水的离子积 K_w 的含义。
2. 掌握一元弱酸、一元弱碱水溶液中 $[H^+]$ 和 pH 值的计算，水溶液的酸碱性及 pH(pOH) 与溶液中的 $[H^+]$（$[OH^-]$）的关系和换算。
3. 熟悉缓冲溶液的组成、缓冲作用以及缓冲溶液的 pH 值计算和配制方法。
4. 了解人体血液中的几对重要缓冲对及缓冲溶液在医学中的应用。

在水溶液中或熔融状态下能导电的化合物叫电解质（electrolyte）。根据其水溶液导电能力的强弱又可分为强电解质（strong electrolyte）和弱电解质（weak electrolyte）。强电解质在水溶液中完全解离成离子。强酸（HCl、HNO_3、H_2SO_4）、强碱（NaOH、KOH）和绝大多数盐类（NaCl、KCl、$NaNO_3$ 等）都是强电解质。弱电解质在水溶液中只能部分地解离成离子。弱酸（HAc、H_2CO_3 等）、弱碱（$NH_3·H_2O$、CH_3NH_2 等）及少数盐类（Hg_2Cl_2、$PbAc_2$）都是弱电解质。

人体体液和组织液中含有多种电解质离子，如 K^+、Na^+、Ca^{2+}、Mg^{2+}、HCO_3^-、CO_3^{2-}、$H_2PO_4^-$、HPO_4^{2-}、PO_4^{3-}、SO_4^{2-}、Cl^- 等。这些离子对维持体内的渗透平衡、酸碱平衡，以及神经、肌肉等组织的生理、生化过程起着重要作用。

许多化学反应，尤其是生物体内的化学反应常常需要在一定 pH 值条件下才能顺利进行。若 pH 值超出一定范围，人体的生理活动就无法正常进行，从而导致某些疾病发生，严重时甚至危及生命。因此，维持溶液和体液的酸碱度在化学上和医学上都具有重要的意义。

第一节 弱电解质在溶液中的解离

电解质是在水溶液或熔融状态下能导电的化合物，而在水溶液或熔融状态下都不能导电的化合物称为非电解质。根据化合物在水溶液或熔融状态下导电性能的强弱，把电解质分为强电解质和弱电解质。强电解质完全解离，弱电解质只有部分解离，存在解离平衡。

一、解离平衡和解离平衡常数

电解质溶液中存在着自由移动的阴、阳离子，所以电解质溶液能够导电。电解质在水溶液里或熔融状态下能够离解成自由移动离子的过程称为解离（dissociation）。

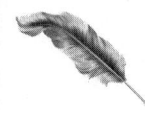

强电解质能完全解离，是不可逆的，如盐酸、氯化钠、氢氧化钠在水溶液中的解离方程式为：

$$HCl \longrightarrow H^+ + Cl^-$$
$$NaCl \longrightarrow Na^+ + Cl^-$$
$$NaOH \longrightarrow Na^+ + OH^-$$

弱电解质只有部分解离，其解离过程是可逆的，即存在解离平衡。如醋酸、氨水在水溶液中的解离方程式为：

$$HAc \rightleftharpoons H^+ + Ac^-$$
$$NH_3 \cdot H_2O \rightleftharpoons NH_4^+ + OH^-$$

（一）弱电解质的解离平衡

以醋酸（HAc）为例，分析当弱电解质达到解离平衡时，溶液中各微粒浓度之间的关系。醋酸的解离方程式为：

$$HAc \rightleftharpoons H^+ + Ac^-$$

在醋酸溶于水形成溶液时，HAc 分子受水分子的作用发生解离。随着 HAc 分子的解离，溶液中 HAc 分子的浓度不断降低，H^+ 和 Ac^- 浓度不断增高，正反应速率逐渐减慢，逆反应速率逐渐加快。当正、逆反应速率相等时，溶液中 HAc、H^+ 和 Ac^- 的浓度不再改变，体系处于平衡状态。

在一定温度下，当弱电解质分子解离成为离子的速率（$v_{正}$）等于离子又相互结合重新生成分子的速率（$v_{逆}$）时，溶液中各种离子的浓度不再改变，解离过程就达到了平衡状态，这种平衡状态称为弱电解质的解离平衡（dissociation equilibrium）。解离平衡的建立可用图 6-1 表示。

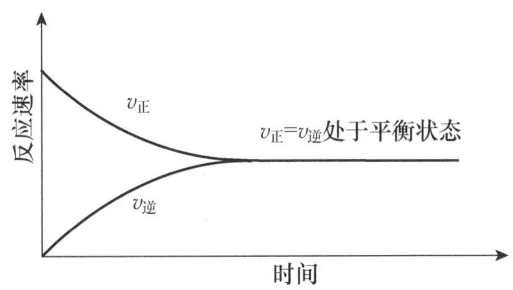

图 6-1　弱电解质解离平衡状态建立示意图

解离平衡和化学平衡一样，也是动态平衡。化学平衡原理也适用于解离平衡，当浓度、温度等条件改变时，弱电解质的解离平衡也会发生移动。

（二）解离平衡常数

在一定条件下，当弱电解质的解离达到平衡时，溶液中各组成成分的浓度不再发生变化，而达到平衡时各组分浓度存在一定的关系，如对于一元弱酸或一元弱碱，溶液中解离所生成的各种离子浓度的乘积，与溶液中未解离的分子浓度的比是一个常数。这个常数叫解离平衡常数，简称解离常数（dissociation constant）。弱酸的解离常数用 K_a 表示，弱碱的解离常数用 K_b 表示。

以 HAc 的解离过程为例：

$$HAc \rightleftharpoons H^+ + Ac^-$$

$$K_a = \frac{[H^+][Ac^-]}{[HAc]} \tag{6-1}$$

$NH_3 \cdot H_2O$ 的解离过程为：

$$NH_3 \cdot H_2O \rightleftharpoons NH_4^+ + OH^-$$

$$K_b = \frac{[NH_4^+][OH^-]}{[NH_3 \cdot H_2O]} \tag{6-2}$$

由上式可以看出，K 值越大，溶液中离子浓度也越大，表示该弱电解质在该条件下越容易解离。

一般来说，K 在 $10^{-10} \sim 10^{-5}$ 范围内的电解质为弱电解质，$K < 10^{-10}$ 时为极弱电解质。另外，解离常数与温度有关，而与浓度无关。常见弱酸和弱碱的解离常数见表 6-1。

表 6-1 弱酸、弱碱的解离常数① （25℃）

名称	K	名称	K
醋酸（HAc）	1.76×10^{-5}	氢氰酸（HCN）	4.93×10^{-10}
碳酸（H_2CO_3）	4.3×10^{-7} (K_{a1})	磷酸（H_3PO_4）	7.52×10^{-3} (K_{a1})
	5.61×10^{-11} (K_{a2})		6.23×10^{-8} (K_{a2})
草酸（$H_2C_2O_4$）	5.9×10^{-2} (K_{a1})		2.2×10^{-10} (K_{a3})
	6.4×10^{-5} (K_{a2})	氨水（$NH_3 \cdot H_2O$）	1.79×10^{-5}

① 表中 K_{a1}、K_{a2}、K_{a3} 分别表示多元酸的分级解离常数。

（三）解离度

不同的弱电解质在水溶液中的解离程度是不相同的。有的解离程度大，有的解离程度小。弱电解质的解离程度可以用解离度的大小来区分。解离度（degree of dissociation）是指在一定温度下，当弱电解质在溶液中达到解离平衡时，已解离的弱电解质分子数占弱电解质分子总数的百分比，通常用符号 α 表示。

$$\alpha = \frac{\text{已解离的分子总数}}{\text{电解质分子总数}} \times 100\% \tag{6-3}$$

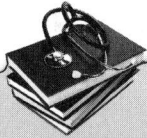

例 6-1

某温度时，在 0.1mol/L 的 HAc 溶液中，每 1000 个 HAc 分子有 72 个分子解离成离子，求 HAc 在该温度时的解离度。

解：$\alpha = \dfrac{\text{已解离的分子总数}}{\text{电解质分子总数}} \times 100\% = \dfrac{72}{1000} \times 100\% = 7.2\%$

答：HAc 的解离度为 7.2%

电解质解离度的大小，主要取决于电解质的本性，还与溶剂、温度和电解质溶液的浓度有关。浓度越小，解离度越大。温度越高，解离度越大。所以在表示弱电解质的解离度时，应指明溶剂、温度和溶液的浓度。一般不加说明时，溶剂通常指水。

二、同离子效应

弱电解质的解离平衡是暂时的、相对的，一旦条件改变，平衡也会发生移动。弱电解质溶液达到解离平衡时，溶液中的分子和离子都保持一定的浓度。如果向溶液中加入与弱电解质具有相同离子的强电解质，则弱电解质的解离度会降低，这种现象称为同离子效应（common ion effect)。如在 HAc 溶液中加入 NaAc，因为 NaAc 是强电解质，在溶液中完全解离成 Na^+ 和 Ac^-，使溶液中 Ac^- 浓度显著增高，破坏了 HAc 原来的解离平衡，使平衡向左移动。当建立新的平衡时，溶液中 HAc 分子浓度相应地增加，而 H^+ 浓度相应地减小，即由于 NaAc 的加入使醋酸较多地以分子状态存在，结果使 HAc 的解离度降低。

$$HAc \rightleftharpoons H^+ + Ac^-$$
$$NaAc \longrightarrow Na^+ + Ac^-$$

同样，如果在 $NH_3 \cdot H_2O$ 中加入 NH_4Cl，也会导致 $NH_3 \cdot H_2O$ 的解离度降低：

$$NH_3 \cdot H_2O \rightleftharpoons NH_4^+ + OH^-$$
$$NH_4Cl \longrightarrow NH_4^+ + Cl^-$$

第二节　酸碱质子理论

大量的化学反应都属于酸碱反应。掌握酸碱反应的本质和规律，研究酸碱理论，是化学理论研究的重要内容。

人们对于酸、碱的认识，经历了一个由浅入深、由低级到高级的过程。最初，人们是根据物质的性质来区分酸和碱的。有酸味、能使紫色石蕊变成红色的是酸；有涩味、滑腻感，能使紫色石蕊变成蓝色的是碱。随着生产和科学的发展，19 世纪后期，解离理论产生后出现了近代的酸碱理论。近代酸碱理论主要包括酸碱解离理论、酸碱质子理论和酸碱电子理论。我们主要学习酸碱质子理论。

在中学已经学过了酸碱解离理论。酸碱解离理论认为：酸是解离时产生的阳离子全部是氢离子的化合物；碱是解离时产生的阴离子全部是氢氧根离子的化合物。然而，酸碱解离理论有其局限性，它所指的酸、碱仅限于水溶液中。所以酸碱解离理论无法说明物质在非水溶液中的酸碱性问题。

1923 年布朗斯特和托马斯·马丁·劳里提出了酸碱质子理论，扩大了酸碱的范围，更新了酸碱的含义。

一、酸碱的定义

酸碱质子理论认为：凡能给出质子（H^+）的物质都是酸；凡能接受质子（H^+）的物质都是碱。如 HCl、NH_4^+、HSO_4^-、$H_2PO_4^-$ 等都是酸，因为它们都能给出质子；Cl^-、NH_3、HSO_4^-、SO_4^{2-}、NaOH 等都是碱，因为它们都能接受质子。酸碱质子理论中，酸和碱不局限于分子，还可以是阴、阳离子。

根据酸碱质子理论，酸和碱不是孤立的。酸给出质子后生成碱，碱接受质子后就变成酸。

$$酸 \rightleftharpoons 质子 + 碱$$
$$H_2O \rightleftharpoons H^+ + OH^-$$
$$H_3O^+ \rightleftharpoons H^+ + H_2O$$
$$HAc \rightleftharpoons H^+ + Ac^-$$
$$NH_4^+ \rightleftharpoons H^+ + NH_3$$
$$H_2CO_3 \rightleftharpoons H^+ + HCO_3^-$$
$$HCO_3^- \rightleftharpoons H^+ + CO_3^{2-}$$

$$H_2SO_4 \longrightarrow H^+ + HSO_4^-$$
$$HCl \longrightarrow H^+ + Cl^-$$

从上面的例子可以看出，左方的物质都是酸，它们给出质子后变为右方对应的碱，右方的碱得到质子后变为左方对应的酸，因此左方的酸和右方的碱相互依存，并通过授受一个质子而相互转化，这种关系称为共轭关系（conjugate relation）。我们把在组成上仅相差一个质子的酸和碱称为共轭酸碱对（conjugate acid-base pair）。如上例中，左方的酸为其对应碱的共轭酸（conjugate acid），而右方的碱为其对应酸的共轭碱（conjugate base）。共轭酸在组成上总是比其共轭碱多一个质子（H^+）。其关系式表示为：

$$共轭酸 \rightleftharpoons H^+ + 共轭碱$$

上列各式所包含的共轭酸碱对为：$H_2O\text{-}OH^-$、$H_3O^+\text{-}H_2O$、$HAc\text{-}Ac^-$、$NH_4^+\text{-}NH_3$、$H_2CO_3\text{-}HCO_3^-$、$HCO_3^-\text{-}CO_3^{2-}$、$H_2SO_4\text{-}HSO_4^-$、$HCl\text{-}Cl^-$。由此可见，有酸必有碱，有碱必有酸；酸可变碱，碱可变酸。

一种酸给出质子的能力越强，其酸性就越强；而其对应的共轭碱接受质子的能力就越弱，即碱性越弱。强酸的共轭碱是弱碱，强碱的共轭酸是弱酸，如 HCl 是强酸，而 Cl^- 是弱碱。有些物质既可以给出质子又可以接受质子，属于两性物质。如 H_2O 作为酸时其共轭碱是 OH^-，作为碱时其共轭酸为 H_3O^+；HCO_3^- 作为酸时其共轭碱是 CO_3^{2-}，作为碱时其共轭酸是 H_2CO_3。

二、酸碱反应的实质

根据酸碱质子理论，酸碱反应的实质就是两个共轭酸碱对之间质子传递的反应。例如：

$$\underset{酸_1}{HCl} + \underset{碱_2}{NH_3} \rightleftharpoons \underset{酸_2}{NH_4^+} + \underset{碱_1}{Cl^-}$$

NH_3 和 HCl 的反应，无论在水溶液、液氨溶液、苯溶液或气相中，其实质都是一样的，即 HCl 是酸，给出质子给 NH_3，然后转变为它的共轭碱 Cl^-；NH_3 是碱，接受质子后，转变为它的共轭酸 NH_4^+。强碱夺取了强酸给出的质子，转化为较弱的共轭酸和共轭碱。

酸碱质子理论不仅扩大了酸和碱的范围，还把酸碱解离理论中的解离作用、中和作用、水解作用等一并包括在酸碱反应的范围之内，这些都可以看做是质子传递的酸碱反应。

（一）解离作用

根据质子理论的观点，解离作用就是水与酸碱分子的质子传递反应。在水溶液中，酸将质子传给水，生成水合质子并产生共轭碱。

强酸给出质子的能力很强，其共轭碱极弱，几乎不能结合质子，因此反应几乎完全进行（相当于解离理论的全部解离）。例如：

$$\underset{酸_1}{HCl} + \underset{碱_2}{H_2O} \rightleftharpoons \underset{酸_2}{H_3O^+} + \underset{碱_1}{Cl^-}$$

弱酸给出质子的能力较弱，其共轭碱则较强。因此，反应不能进行完全，为可逆反应（相当于解离理论的部分解离）。例如：

$$\underset{酸_1}{HAc} + \underset{碱_2}{H_2O} \rightleftharpoons \underset{酸_2}{H_3O^+} + \underset{碱_1}{Ac^-}$$

氨和水反应时，H_2O 给出质子，由于 H_2O 是弱酸，所以反应也进行得很不完全，是可逆反应（相当于 NH_3 在水中的解离过程）。

$$H_2O + NH_3 \rightleftharpoons NH_4^+ + OH^-$$
$$\text{酸}_1 \quad \text{碱}_2 \quad\quad \text{酸}_2 \quad \text{碱}_1$$

可见，在酸的解离过程中，H_2O 接受质子，是一种碱，而在 NH_3 的解离过程中，H_2O 放出质子，又是一种酸，所以水是两性物质。在水的质子自递过程中，也体现了酸碱的共轭关系。由于 H_3O^+ 是强酸，OH^- 是强碱，平衡强烈向左移动。

$$H_2O + H_2O \rightleftharpoons H_3O^+ + OH^-$$
$$\text{酸}_1 \quad \text{碱}_2 \quad\quad \text{酸}_2 \quad \text{碱}_1$$

(二) 中和反应

解离理论中酸碱的中和反应也是质子的传递过程。例如：

$$HAc + NH_3 \rightleftharpoons NH_4^+ + Ac^-$$
$$\text{酸}_1 \quad \text{碱}_2 \quad\quad \text{酸}_2 \quad \text{碱}_1$$

(三) 水解反应

质子理论中没有盐的概念，因此，也没有盐的水解反应。

解离理论中的水解反应相当于质子理论中水与离子酸、碱的质子传递反应。例如：

$$H_2O + Ac^- \rightleftharpoons HAc + OH^-$$
$$\text{酸}_1 \quad \text{碱}_2 \quad\quad \text{酸}_2 \quad \text{碱}_1$$

$$NH_4^+ + H_2O \rightleftharpoons H_3O^+ + NH_3$$
$$\text{酸}_1 \quad \text{碱}_2 \quad\quad \text{酸}_2 \quad \text{碱}_1$$

通过上面的分析可以看出，酸碱质子理论扩大了酸碱的含义和酸碱反应的范围，摆脱了酸碱必须在水溶液中发生反应的局限性，解决了一些非水溶剂或气体间的酸碱反应，并把水溶液中进行的各种离子反应系统地归纳为质子传递的酸碱反应。这样，加深了人们对于酸碱和酸碱反应的认识。关于酸碱的定量标度问题，酸碱质子理论也能像解离理论一样，应用平衡常数来定量地衡量某种酸或碱的强度，这就使酸碱质子理论得到了广泛的应用。目前分析化学课程中已经用到酸碱质子理论来解决问题。

第三节 水溶液的酸碱性及 pH 值的计算

根据酸碱质子理论分析，水溶液中许多离子平衡都可归结为涉及质子转移平衡的酸碱反应，现分述如下。

一、水的质子自递反应

水既能给出质子，又能接受质子，属两性物质。在水分子之间可以进行质子转移，使一部分

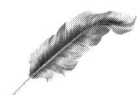

H_2O 转变为它的共轭酸 H_3O^+，另一部分变成它的共轭碱 OH^-。这种发生在同种物质分子之间的质子传递作用称为质子自递反应（autoprotolysis reaction）。水的质子自递可表示如下：

$$H_2O + H_2O \rightleftharpoons H_3O^+ + OH^-$$
（H$^+$ 从一个 H_2O 传递给另一个 H_2O）

在一定温度下，当水的质子自递反应达到平衡时，H_2O 的平衡常数表示为：

$$K_w = \frac{[H_3O^+][OH^-]}{[H_2O][H_2O]}$$

式中，K_w 是水的质子自递常数（autoprotolysis constant），又称水的离子积（ion product）。因为水的质子自递作用非常微弱，所以式中 $[H_2O]$ 可以看做常数。K_w 表示为：

$$[H_3O^+][OH^-] = [H_2O]^2 \cdot K_i = K_w \tag{6-4}$$

(6-4) 式表明，在一定温度下，水中 $[H_3O^+]$ 与 $[OH^-]$ 的乘积即水的离子积是一常数。实验测得 25℃时的纯水中，$K_w = 1.0 \times 10^{-14}$；100℃时，$K_w = 1.0 \times 10^{-12}$。

水的离子积不仅适用于纯水，也适用于一切稀水溶液。根据式（6-4），若已知水溶液中的 $[H_3O^+]$，就可简便地计算出溶液中的 $[OH^-]$，反之亦然。

由于上述关系，溶液的酸度或碱度均可用 $[H_3O^+]$ 或 $[OH^-]$ 来表示。如 25℃时，

中性溶液：$[H_3O^+] = [OH^-] = 10^{-7}$ mol·L^{-1}

酸性溶液：$[H_3O^+] > 10^{-7}$ mol·L^{-1} > $[OH^-]$

碱性溶液：$[H_3O^+] < 10^{-7}$ mol·L^{-1} < $[OH^-]$

当溶液中 $[H_3O^+]$ 很小时，直接用 $[H_3O^+]$ 或 $[OH^-]$ 表示溶液的酸碱性不方便，因此常用 pH 值来表示溶液的酸碱性。所谓 pH 值就是 $[H_3O^+]$ 的负对数。

$$pH = -\lg[H_3O^+] \quad \text{或} \quad pH = -\lg[H^+] \tag{6-5}$$

因此，25℃时，溶液的酸碱性和 pH 值的关系是：

中性溶液：$[H_3O^+] = 10^{-7}$ mol·L^{-1}　则 pH = 7

酸性溶液：$[H_3O^+] > 10^{-7}$ mol·L^{-1}　则 pH < 7

碱性溶液：$[H_3O^+] < 10^{-7}$ mol·L^{-1}　则 pH > 7

溶液的酸碱性也可以用 pOH 值表示，pOH 是 $[OH^-]$ 的负对数。

$$pOH = -\lg[OH^-] \tag{6-6}$$

25℃时，水溶液中 $[H_3O^+] \cdot [OH^-] = 1.0 \times 10^{-14}$，故有 pH + pOH = 14.00。

溶液的 pH 值越小，溶液的酸性就越强；溶液的 pH 值越大，溶液的碱性就越强。溶液的 pH 值与 $[H_3O^+]$ 及 $[OH^-]$ 的对应关系可以表示如下：

$[H^+]$	10^{-1}	10^{-2}	10^{-3}	10^{-4}	10^{-5}	10^{-6}	10^{-7}	10^{-8}	10^{-9}	10^{-10}	10^{-11}	10^{-12}	10^{-13}	10^{-14}
pH 值	1	2	3	4	5	6	7	8	9	10	11	12	13	14

← 酸性增强　　中性　　碱性增强 →

从 pH 值和 $[H_3O^+]$ 的关系可以看出：pH 值每改变一个单位，$[H_3O^+]$ 或 $[OH^-]$ 相应改变 10 倍，pH 值每改变两个单位，$[H_3O^+]$ 或 $[OH^-]$ 相应改变 100 倍。

当 $[H_3O^+]$ 或 $[OH^-]$ 大于 1 mol·L^{-1} 时，用 pH 值表示溶液的酸碱性强弱并不简便，此时可直接用 $[H_3O^+]$ 或 $[OH^-]$ 来表示溶液的酸碱性。

二、共轭酸碱对的关系

弱酸或弱碱在溶液中与水分子的质子传递是可逆反应，在一定条件下可达到平衡，称为质子

传递平衡（proton transfer balance）。

一元弱酸 HB 的水溶液中存在的质子传递平衡可表示为：

$$HB + H_2O \rightleftharpoons B^- + H_3O^+$$

其平衡常数表达式为：

$$K = \frac{[H_3O^+][B^-]}{[HB][H_2O]}$$

在稀水溶液中，$[H_2O]$ 可视为常数，弱酸 HB 的平衡常数表示为：

$$K_a = \frac{[H_3O^+][B^-]}{[HB]} \tag{6-7}$$

K_a 称为酸的质子传递平衡常数（proton transfer constant of acid），简称酸常数。在一定温度下，K_a 只与酸的本性和温度有关，与酸的浓度无关，是弱酸的特征常数。K_a 值越大，表明该酸在水溶液中越易给出质子，酸性越强。

B^- 是 HB 的共轭碱，它在溶液中的质子转移平衡可表示为：

$$B^- + H_2O \rightleftharpoons HB + OH^-$$

$$K_b = \frac{[HB][OH^-]}{[B^-]} \tag{6-8}$$

K_b 称为碱的质子传递平衡常数（proton transfer constant of base），简称碱常数。在一定温度下，K_b 只与碱的本性和温度有关，与碱的浓度无关，是弱碱的特征常数。K_b 值越大，表明该碱越容易接受质子，碱性越强。

一元弱酸 HB 的质子传递平衡常数 K_a 与其共轭碱 B^- 的质子传递平衡常数 K_b 之间有确定的关系，根据式（6-7）和式（6-8）得：

$$K_a \cdot K_b = \frac{[H_3O^+][B^-]}{[HB]} \cdot \frac{[HB][OH^-]}{[B^-]} = [H_3O^+][OH^-] = K_w$$

即：

$$K_a \cdot K_b = K_w \tag{6-9}$$

或

$$pK_a + pK_b = pK_w \tag{6-10}$$

式（6-9）定量地反映了质子酸碱强弱的相对性，K_a 与 K_b 呈反比，说明某种酸的酸性越强（K_a 越大），其共轭碱的碱性越弱（K_b 越小）；某种碱的碱性越强（K_b 越大），其共轭酸的酸性越弱（K_a 越小），只要知道一种弱酸的 K_a 值，就可求出其共轭碱的 K_b 值。

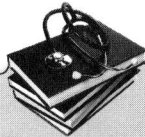

例 6-2

已知 $NH_3 \cdot H_2O$ 的 K_b 值为 1.79×10^{-5}，求 NH_4^+ 的 K_a 值为多少？

解：NH_4^+ 是 $NH_3 \cdot H_2O$ 的共轭酸，根据式（6-9），得：

$$K_a = \frac{K_w}{K_b} = \frac{10^{-14}}{1.79 \times 10^{-5}} = 5.59 \times 10^{-10}$$

三、溶液 pH 值的计算

(一) 强酸和强碱溶液

强酸和强碱在水溶液中全部解离，pH 值可直接由其浓度求得。例如：$0.10 \text{mol} \cdot \text{L}^{-1}$ HCl 溶液，其 pH = $-\lg 0.10 = 1.00$；$0.01 \text{mol} \cdot \text{L}^{-1}$ NaOH 溶液，其 pH = 12.0。

需要指出的是，任何水溶液中都同时存在水的质子传递反应。当强酸、强碱浓度很低的情况下（$c < 10^{-6} \text{mol} \cdot \text{L}^{-1}$），就要同时考虑水解离产生的 [$H^+$]。

(二) 弱电解质溶液 pH 值近似计算

对于弱酸、弱碱的水溶液，人们关心的是其酸强度（H^+ 浓度）和碱强度（OH^- 浓度）。知道解离常数，便可计算弱酸、弱碱水溶液的 H^+ 浓度、OH^- 浓度和 pH 值。

在一元弱酸 HB 的水溶液中存在着下列两个质子转移平衡：

$$HB + H_2O \rightleftharpoons H_3O^+ + B^-$$
$$H_2O + H_2O \rightleftharpoons H_3O^+ + OH^-$$

HB 水溶液中的 H_3O^+ 分别来自 HB 和 H_2O 的解离，由 HB 解离产生的 H_3O^+ 浓度等于 B^- 浓度，由 H_2O 解离产生的 H_3O^+ 浓度等于 OH^- 浓度。而在溶液中，HB、B^-、H_3O^+、OH^- 四种物质的浓度都是未知的，要精确计算 [H_3O^+] 相当复杂。

当弱酸水溶液中弱酸的 $K_a \cdot c \geq 20 K_w$ 时，水的质子传递平衡可以忽略，溶液中 [H_3O^+] 主要来自弱酸的质子传递平衡。

设 HB 的起始浓度为 c，此溶液中质子传递平衡为：

$$HB + H_2O \rightleftharpoons H_3O^+ + B^-$$
平衡浓度：$c - [H_3O^+]$ $\qquad$ $[H_3O^+] [B^-]$

$$K_a = \frac{[H_3O^+][B^-]}{[HB]} = \frac{[H_3O^+]^2}{c - [H_3O^+]}$$

由于弱酸的解离度小，溶液中 [H_3O^+] 远小于弱酸的总浓度 c，则 $c - [H_3O^+] \approx c$，故可得：

$$[H_3O^+] = \sqrt{K_a \cdot c} \tag{6-11}$$

式 (6-11) 是计算一元弱酸 [H_3O^+] 的最简式，使用此公式要满足的两个条件为：$c \cdot K_a \geq 20 K_w$，$c/K_a \geq 500$，否则将造成较大的误差。

同理，对于一元弱碱溶液，当 $c \cdot K_b \geq 20 K_w$，$c/K_b \geq 500$ 时，可推出计算一元弱碱溶液中 [OH^-] 的最简式为：

$$[OH^-] = \sqrt{K_b \cdot c} \tag{6-12}$$

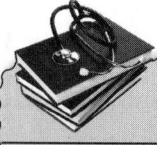

例 6-3

25℃时，HAc 的解离常数为 1.76×10^{-5}。计算 $0.100 \text{mol} \cdot \text{L}^{-1}$ HAc 溶液的 H^+ 浓度。

解：$c \cdot K_a = 0.100 \times 1.76 \times 10^{-5} \geq 20 K_w$，$c/K_a \gg 500$，可用式 (6-11) 计算。

已知 $K_a = 1.76 \times 10^{-5}$，$c = 0.100 \text{mol} \cdot \text{L}^{-1}$，则

$$[H^+] = \sqrt{K_a c} = \sqrt{1.76 \times 10^{-5} \times 0.100} = 1.33 \times 10^{-3} \text{mol} \cdot \text{L}^{-1}$$

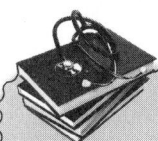

例 6-4

计算 $0.100\text{mol}\cdot\text{L}^{-1}$ NH_4Cl 溶液的 pH 值。

解：根据酸碱质子理论，NH_4^+ 为一元弱酸，NH_4^+-NH_3 为共轭酸碱对。

已知 $K_b(NH_3)=1.79\times10^{-5}$，则 NH_4^+ 的 K_a 为：

$$K_a=\frac{K_w}{K_b}=\frac{1.00\times10^{-14}}{1.79\times10^{-5}}=5.59\times10^{-10}$$

因为 $c\cdot K_a\geqslant 20K_w$，$c/K_a=0.100/5.59\times10^{-10}>500$，则可用式（6-11）计算。

$$[H^+]=\sqrt{K_a\cdot c}=\sqrt{5.59\times10^{-10}\times0.100}=7.48\times10^{-6}\text{mol}\cdot\text{L}^{-1}$$
$$pH=5.13$$

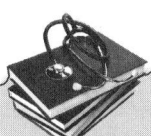

例 6-5

计算 $0.10\text{mol}\cdot\text{L}^{-1}$ $NH_3\cdot H_2O$ 的 pH 值。

解：已知 $c=0.10\text{mol}\cdot\text{L}^{-1}$，$K_b=1.79\times10^{-5}$。

因为 $c\cdot K_b\geqslant 20K_w$，$c/K_b>500$，则可用式（6-11）计算。

$$[OH^-]=\sqrt{K_b\cdot c}=\sqrt{1.79\times10^{-5}\times0.10}=1.34\times10^{-3}\text{mol}\cdot\text{L}^{-1}$$
$$pOH=-\lg[OH^-]=2.87$$
$$pH=pK_w-pOH=14-2.87=11.13$$

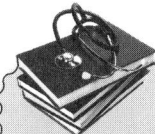

例 6-6

计算 $0.100\text{mol}\cdot\text{L}^{-1}$ NaAc 溶液的 pH 值。

解：$K(HAc)=1.76\times10^{-5}$，则：

$$K_b(Ac^-)=\frac{K_w}{K_a(HAc)}=\frac{1.00\times10^{-14}}{1.76\times10^{-5}}=5.68\times10^{-10}$$

因为 $c\cdot K_b\geqslant 20K_w$，$c/K_b>500$，则可用式（6-11）计算。

$$[OH^-]=\sqrt{K_b\cdot c}=\sqrt{5.68\times10^{-10}\times0.100}=7.54\times10^{-6}\text{mol}\cdot\text{L}^{-1}$$
$$pOH=-\lg[OH^-]=5.12$$
$$pH=pK_w-pOH=14-5.12=8.88$$

注意：多元弱酸和多元弱碱存在多级电离，但一级电离是主要的，所以在计算 H^+ 浓度时，可以按一元弱酸或一元弱碱的计算公式进行计算。

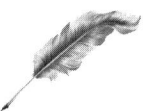

第四节　缓冲溶液

一、缓冲溶液的组成及缓冲作用

(一) 缓冲溶液

许多化学反应要在一定的 pH 值范围内才能正常进行，例如人体血液的 pH 值是 7.4 左右，大于 7.8 或小于 7.0 就会导致死亡，一些药物制剂只有在一定的 pH 值范围内才具有疗效。因此，要使机体内的化学反应正常进行，就必须有一个具有稳定的 pH 值，并能保持 pH 值在反应过程中几乎不变的溶液，具有这种性能的溶液就是缓冲溶液。

在室温下纯水的 pH 为 7。若在 1L 纯水中加入 0.01mol HCl，pH 值由 7.0 下降到 2.0，改变了 5 个 pH 单位；若在 1L 纯水中加 0.01mol NaOH，则 pH 值由 7.0 上升到 12.0，也改变了 5 个单位。说明纯水易受外界加入的少量强酸、强碱的影响。如果在 1L 含有 0.10mol HAc 和 0.10mol NaAc 的混合溶液中加入 0.01mol HCl，溶液 pH 值由 4.75 下降到 4.66，仅改变了 0.09 个 pH 单位；若在同样的混合溶液中加入 0.01mol NaOH，溶液的 pH 值由 4.75 上升到 4.84，也仅改变了 0.09 个 pH 单位。可见，HAc 和 NaAc 的混合溶液能对抗外加的少量强酸或强碱的影响，保持溶液的 pH 值几乎不变。

这种能对抗少量外来强酸、强碱或有限稀释，而溶液本身的 pH 值几乎不变的作用称为缓冲作用，具有缓冲作用的溶液称为缓冲溶液（buffer solution）。

(二) 缓冲溶液的组成

缓冲溶液具有缓冲作用，其原因在于缓冲溶液中含有抗酸、抗碱两种成分，且两种成分之间存在着化学平衡。抗酸成分和抗碱成分合称缓冲系或缓冲对。

按照酸碱质子理论，缓冲对都是共轭酸碱对，抗酸成分为共轭碱，抗碱成分为其共轭酸，根据组成的不同，缓冲对可分为三种类型。

1. 弱酸及其对应的盐

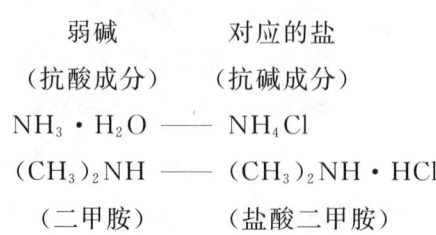

弱酸	对应的盐
(抗碱成分)	(抗酸成分)

HAc —— NaAc

H_2CO_3 —— $NaHCO_3$

H_3PO_4 —— NaH_2PO_4

2. 弱碱及其对应的盐

弱碱	对应的盐
(抗酸成分)	(抗碱成分)

$NH_3 \cdot H_2O$ —— NH_4Cl

$(CH_3)_2NH$ —— $(CH_3)_2NH \cdot HCl$

(二甲胺)　　　(盐酸二甲胺)

3. 多元酸的酸式盐及其对应的次级盐

    多元酸的酸式盐 对应的次级盐
    （抗碱成分）   （抗酸成分）
     $NaHCO_3$ —— Na_2CO_3
     NaH_2PO_4 —— Na_2HPO_4

一些常见的缓冲系见表6-2。

表6-2 常见的缓冲系

缓冲系	质子转移平衡	pK_a （25℃）
HAc-NaAc	$HAc + H_2O \rightleftharpoons Ac^- + H_3O^+$	4.75
H_2CO_3-$NaHCO_3$	$H_2CO_3 + H_2O \rightleftharpoons HCO_3^- + H_3O^+$	6.35
$H_2C_8H_4O_4$-$KHC_8H_4O_4$*	$H_2C_8H_4O_4 + H_2O \rightleftharpoons HC_8H_4O_4^- + H_3O^+$	2.89
Tris·HCl-Tris**	$Tris·HCl + H_2O \rightleftharpoons Tris + H_3O^+$	8.08
NH_4Cl-NH_3	$NH_4^+ + H_2O \rightleftharpoons NH_3 + H_3O^+$	9.25
$CH_3NH_3^+Cl^-$-CH_3NH_2***	$CH_3NH_3^+ + H_2O \rightleftharpoons CH_3NH_2 + H_3O^+$	10.63
H_3PO_4-NaH_2PO_4	$H_3PO_4 + H_2O \rightleftharpoons H_2PO_4^- + H_3O^+$	2.16
NaH_2PO_4-Na_2HPO_4	$H_2PO_4^- + H_2O \rightleftharpoons HPO_4^{2-} + H_3O^+$	7.21
Na_2HPO_4-Na_3PO_4	$HPO_4^{2-} + H_2O \rightleftharpoons PO_4^{3-} + H_3O^+$	12.32

* 邻苯二甲酸-邻苯二甲酸氢钾 ** 三（羟甲基）甲胺盐酸盐-三（羟甲基）甲胺 *** 甲胺盐-甲胺

（三）缓冲作用原理

缓冲溶液为什么具有缓冲作用呢？现以相同浓度的HAc-NaAc组成的缓冲溶液为例来说明缓冲溶液的缓冲作用原理。

在HAc-NaAc体系中，存在共轭酸碱对HAc-Ac^-，HAc是共轭酸，释放质子；Ac^-是共轭碱，结合质子。

在含有HAc和NaAc的溶液中存在下列电离过程：

$$HAc \rightleftharpoons H^+ + Ac^-$$
$$NaAc \rightleftharpoons Na^+ + Ac^-$$

NaAc是强电解质，完全电离，HAc为弱酸，加之同离子效应，降低了HAc的解离度，使HAc仅发生微弱电离。因此，相对而言，在混合溶液中，c_{HAc}（来自弱酸）和c_{Ac^-}（主要来自于NaAc）都较大，而且存在HAc的电离平衡。

在上述混合溶液中加入少量酸（如盐酸）时，溶液中大量的Ac^-就和H^+结合生成HAc，同时HAc的电离平衡向左移动。当建立新的平衡时，c_{HAc}略有增高，c_{Ac^-}略有降低，而溶液中c_{H^+}几乎保持不变。所以NaAc是缓冲溶液的抗酸成分。

抗酸的离子反应方程式：

$$H^+ + Ac^- \rightleftharpoons HAc$$

如果在上述混合溶液中加入少量强碱，增加的OH^-与溶液中的H^+结合生成H_2O，H^+离子浓度的降低使得HAc的电离平衡向右移动，以补充H^+离子的减少。建立新的平衡时，c_{HAc}略有降低，c_{Ac^-}略有增高，而溶液的pH值几乎保持不变，所以HAc是缓冲溶液中的抗碱成分。

抗碱的离子反应方程式：

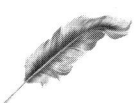

$$OH^- + HAc \rightleftharpoons Ac^- + H_2O$$

当加水稀释时，溶液中的 c_{H^+} 减少，而解离度增加，补充了 c_{H^+} 的减少。因此，pH值维持相对稳定。

显然，如加入大量的酸、碱，溶液中的HAc或 Ac^- 消耗将尽时，就不再具有缓冲能力，所以缓冲溶液的缓冲能力是有限的。如果外界条件的改变超过了该溶液的缓冲能力，则溶液的pH值不再维持稳定。

二、缓冲溶液pH值计算

既然缓冲溶液具有保持溶液pH值相对稳定的能力，那么，知道缓冲溶液本身的pH值就十分重要。

每一种缓冲溶液都有一定的pH值，根据缓冲对的质子转移平衡，可以近似地计算其pH值。设组成缓冲溶液的弱酸（HA）的浓度为 c_a，其共轭碱（A^-）的浓度为 c_b，缓冲对的质子转移平衡为：

$$HA + H_2O \rightleftharpoons A^- + H_3O^+$$

$$K_a = \frac{[H_3O^+][A^-]}{[HA]}$$

$$[H_3O^+] = \frac{K_a[HA]}{[A^-]}$$

$$pH = pK_a + \lg\frac{[A^-]}{[HA]}$$

上式称为亨德森-哈斯尔鲍尔奇（Henderson-Hasselbalch）方程，又称缓冲公式。式中 $[A^-]/[HA]$ 称为缓冲比。在缓冲公式中，HA是弱电解质，加之共轭碱（A^-）的同离子效应，使HA的解离度更小，所以平衡时，[HA]近似等于弱酸的浓度 c_a，$[A^-]$ 近似等于弱碱的浓度 c_b，缓冲公式可近似为：

$$pH = pK_a + \lg\frac{c_b}{c_a} \tag{6-13}$$

由式（6-13）可知：

（1）缓冲溶液的pH值取决于缓冲对中弱酸的解离常数 K_a 和缓冲溶液中的缓冲比。

（2）对于同一缓冲溶液，K_a 相同，其pH值只取决于缓冲比。当缓冲比等于1（即 $c_b = c_a$）时，缓冲溶液的 $pH = pK_a$。

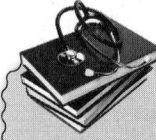

例6-7

1L缓冲溶液中含有0.1mol HAc和0.20mol NaAc，求该缓冲溶液的pH值。

解：$K_a(HAc) = 1.76 \times 10^{-5}$，$c_a = 0.10 \text{mol} \cdot L^{-1}$，$c_b = 0.20 \text{mol} \cdot L^{-1}$

$$pH = pK_a + \lg\frac{c_b}{c_a}$$

$$= -\lg(1.76 \times 10^{-5}) + \lg\frac{0.20}{0.10} = 4.75 + \lg2 = 5.05$$

三、缓冲容量

(一) 缓冲容量的概念

每一种缓冲溶液的缓冲能力都是有限的,超过这个限度,缓冲溶液就会失去缓冲能力。缓冲能力的大小常用缓冲容量 β 来衡量。缓冲容量(buffer capacity)是指能使 1L(或 1ml)缓冲溶液的 pH 值改变一个单位所加入强酸或强碱的物质的量(mol 或 mmol):

$$\beta = \frac{\Delta n}{|\Delta pH| V}$$

式中,β 为缓冲容量,单位为 mol/(L·pH);Δn 为加入的一元强酸或一元强碱的物质的量,单位为 mol 或 mmol;$|\Delta pH|$ 为缓冲溶液 pH 改变的绝对值。

(二) 影响缓冲容量的因素

缓冲容量的大小取决于缓冲溶液的总浓度和缓冲比。

(1) 总浓度:对于一定的缓冲溶液,当缓冲比为定值时,缓冲溶液的总浓度越大,缓冲容量(β)越大。缓冲溶液的总浓度是溶液中弱酸和共轭碱浓度之和,即 $c_总=[HA]+[A^-]\approx c_a+c_b$。总浓度越大,抗酸、抗碱成分越多,$\beta$ 也就越大;总浓度愈小,抗酸、抗碱成分越少,β 也就越小。

(2) 缓冲比:对于一定总浓度的缓冲溶液,当组成缓冲对的成分浓度相等时,即 $[A^-]/[HA]=1$ 时,缓冲容量(β)最大,此时 $pH=pK_a$;反之,缓冲对的浓度差别(即 $[A^-]$ 和 $[HA]$)越大,缓冲容量越小。

一般来说,缓冲比在 1/10~10/1 时,即溶液的 pH 值在 pK_a-1 和 pK_a+1 之间时,缓冲溶液才能有效地发挥其缓冲作用。化学上习惯把 $pH=pK_a\pm1$ 称为缓冲溶液的缓冲范围。

四、缓冲溶液的配制

在实际工作中,常常需要配制一定 pH 值的缓冲溶液。配制缓冲溶液通常按照下列的原则和步骤进行。

1. **选择合适的缓冲对** 其原则是所配缓冲溶液的 pH 值在所选缓冲对的缓冲范围内($pH=pK_a\pm1$),并尽量接近共轭酸的 pK_a,所配缓冲溶液具有较大的缓冲容量。其次,所选缓冲对不能与溶液中的主物质发生反应。

2. **缓冲溶液的总浓度要适当** 总浓度太低,缓冲容量小;总浓度太高,则会造成浪费。一般要求缓冲溶液的总浓度在 $0.1\sim0.5 \text{mol}\cdot L^{-1}$。

3. **计算所需共轭酸、碱的量** 当缓冲对及其总浓度确定后,计算出所需共轭酸、碱的量。

4. **校正** 按以上方法计算、配制的缓冲溶液,其实际 pH 值与计算值会有差异,因此必须校正。一般用精密 pH 试纸或 pH 计对所配缓冲溶液进行校正。

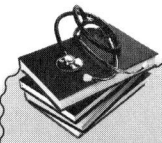

例 6-8

如何配制 pH=5.00 的缓冲溶液 100ml?

解:因为要配制的缓冲溶液的 pH=5.00 接近 $pK_a=4.75$,故选用 HAc-Ac$^-$ 缓冲对。用浓度相同的 HAc 和 NaAc 溶液,按一定的体积比混合,设 HAc 的体积为 V_{HAc},NaAc 体积为 V_{Ac^-}(ml),则得:

$$pH = pK_a + \lg \frac{c_{Ac^-}}{c_{HAc}} \Rightarrow 5.00 = 4.75 + \lg \frac{V_{Ac^-}}{V_{HAc}} \quad (1)$$

$$\left[\frac{c_{Ac^-}}{c_{HAc}} = \frac{c_{原Ac^-} \cdot V_{原Ac^-}/V_{混}}{c_{原HAc} \cdot V_{原HAc}/V_{混}} = \frac{V_{Ac^-}}{V_{HAc}} \right]$$

又因为： $V_{Ac^-} + V_{HAc} = 100 \text{ ml}$ \quad (2)

联立 (1)、(2) 解得：$V_{Ac^-} = 64 \text{ml}$，$V_{HAc} = 36 \text{ml}$。

所以配制方法是取等浓度（$0.1 \sim 0.2 \text{mol} \cdot \text{L}^{-1}$）的 HAc 溶液 36ml 和 NaAc 溶液 64ml，混合后便得到所需的缓冲溶液。

五、缓冲溶液在医学中的意义

缓冲溶液在医学上应用广泛。如在体外，微生物的培养、组织染色、血液的冷藏保存都需要一定 pH 值的缓冲溶液；在体内，血液的酸碱度能经常保持恒定（pH=7.4±0.05）的原因是，各种排泄器官将过多的酸、碱物质排出体外，并且血液具有一系列的缓冲对，才能保持人体自身的酸碱平衡。

血浆中：H_2CO_3-$NaHCO_3$；H—蛋白质-Na—蛋白质；NaH_2PO_4-$NaHPO_4$。

红细胞中：H—血红蛋白-K—血红蛋白；H—氧合血红蛋白-K—氧合血红蛋白；H_2CO_3-$KHCO_3$；KH_2PO_4-K_2HPO_4。

在这些缓冲对中，以碳酸缓冲系在血液中的浓度最高，缓冲能力最大，在维持血液 pH 值方面起主要作用。碳酸在溶液中主要以溶解状态的 CO_2 形式存在，其质子转移平衡为：

$$CO_2(g) + H_2O \rightleftharpoons H_2CO_3 \rightleftharpoons HCO_3^- + H^+$$

当外来酸或体内各种组织及细胞代谢产生的酸（如硫酸、磷酸、乳酸等）进入血液使血液中酸度稍有增加时，血液中的抗酸成分 HCO_3^- 与外来的 H^+ 结合生成 H_2CO_3，结果使缓冲系中 HCO_3^- 的浓度降低，而 CO_2 浓度增高。增多的 CO_2 大部分可以由肺部呼出，使血液的 pH 值几乎不变，降低的 HCO_3^- 可以经肾的生理调节得到补充。HCO_3^- 是血浆中抵抗外来酸的最主要成分，习惯上把它称为碱储。

当碱性物质进入血液时，H_2CO_3 发挥其抗碱作用，生成 HCO_3^-，过量的通过肾加速对 HCO_3^- 排泄来调节，消耗的 H_2CO_3 则由体内代谢产生的 CO_2 溶于血浆得到补充，这样也使血液的 pH 值仍保持稳定。

总之，由于血液中的多种缓冲系的缓冲作用以及肺、肾的生理调节作用，可使正常人血液的 pH 值维持正常。

当机体发生某些疾病，代谢发生障碍或摄食不当导致体内蓄积的酸或碱过多，超越了缓冲能力的极限时，血液的 pH 值就会发生改变。当血液的 pH 值低于 7.35 或高于 7.45 时，就会出现酸中毒或碱中毒。若 pH 改变超过 0.4 个单位，就会有生命危险。

同样，若某些疾病引起肺、肾功能下降，使机体产生的废物和毒素不能及时排除，也会造成酸中毒或碱中毒。如肺气肿引起肺部换气不足，糖尿病、肾衰竭引起排泄不畅，使机体的代偿功能减退等。

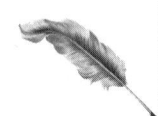

阅读材料

人体的酸碱度

酸碱度是指溶液的酸碱性强弱程度，一般用 pH 值来表示。pH<7.0 为酸性，pH=7.0 为中性，pH>7.0 为碱性。

人体的体液占人体体重的 65% 以上。人体体液有酸碱之分，人体体液的正常 pH 值在 7.0～7.4，血液的正常 pH 值是在 7.35～7.45。血液的 pH 值始终要保持一个较稳定的状态，如果血液 pH 值下降 0.2，给机体的输氧量就会减少 69.4%，可造成整个机体组织缺氧。表 6-3 列出了细胞外液 pH 值的正常范围。

表 6-3 细胞外液 pH 值的正常范围

细胞外液	血液	骨髓液	唾液	胃液	十二指肠液
pH	7.35～7.45	7.30～7.50	6.50～7.50	0.80～1.50	4.20～8.20
细胞外液	粪便	尿液	胆汁	胰液	
pH	4.60～8.40	4.80～8.40	7.10～8.50	8.00～8.30	

在弱碱性的体液环境中，细胞能正常工作。但是当体液的酸碱度超出了细胞的容忍范围时，细胞的正常生理功能就难以为继，细胞功能的缺失可导致器官和组织功能的受损，器官和组织功能受损可引发困扰现代人的内源性疾病。体液的酸化对于细胞而言，就像把一个习惯在平原地区作业的人突然调到青藏高原工作，其工作的效能必然下降。

酸性体液会导致全体细胞活力下降，脏器功能减弱，机体抵抗力减弱。如果不补充碱性食品，人就会疾病缠身直至死亡，这是因为细胞本身有着很强的自救意识和自救能力。它们每天的重要"工作"就是平衡体内的酸碱度，调集身体每个地方的碱性资源（最主要的是矿物质）来中和酸性物质，以保持身体器官的正常工作。但是，这种自救能力是有限的。酸性物质量少时，平衡的问题不大，若酸性物质量多了，就不能完全做到平衡和清理，体液（包括血液）就越来越酸性化。于是，细胞活力下降，平衡与清理的能力也随之下降。

人体正常细胞需要中性、弱碱性体液，需要氧气充分的环境。癌细胞却需要酸性体液、氧气不足的生长环境。

人体体液、血液在酸性条件下，组织一定是缺氧的。因为在酸性体液中，红细胞也同样活力低下，输送氧气的能力就下降了。血液的 pH 值下降 0.1（偏酸），输送的氧气量下降 30%。在这样的一个环境中，癌细胞就会迅速繁殖成为肿瘤。目前的研究报告显示，癌症患者的体液都呈酸性，越接近晚期，酸性越强。所以酸性体液是恶性肿瘤的"温床"。

以糖尿病患者为例，胰腺细胞本身并没有发生病变，而是血液和体液变酸之后，胰腺细胞的生存环境产生了极大的改变，因此影响了胰岛素的效率，从而导致糖尿病。日本科学家经过多年研究，得出了这样一个结论：人体的体液 pH 值每降低 0.1 个单位，胰岛素的效率就下降 30%！

酸碱度对人智商的影响也是决定性的。在体液酸碱度允许的范围内，酸性偏高者智商较低，碱性偏高者智商较高。国外科学家测试了 42 名 6～13 岁的男孩，结果表明，大脑皮质中的体液 pH 值大于 7.0 的孩子，比 pH 值小于 7.0 的孩子的智商高出 1 倍之多。他们将人体酸

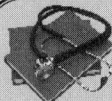

本章小结

碱度称为智商的"化学标记"。

1. 电解质 $\begin{cases} 强电解质：在水溶液中不存在解离平衡 \\ 弱电解质 \begin{cases} 解离度\quad \alpha(\%)=\dfrac{已解离的分子总数}{电解质分子总数}\times 100\% \\ 解离平衡常数\quad K_a=\dfrac{[H_3O^+][B^-]}{[HB]} 或 K_b=\dfrac{[HB][OH^-]}{[B^-]} \end{cases} \end{cases}$

2. 弱电解质溶液的酸碱性用 pH 值表示，其近似计算公式为：

$$\begin{cases} 一元弱酸\quad [H^+]=\sqrt{K_a\cdot c} \\ 一元弱碱\quad [OH^-]=\sqrt{K_b\cdot c} \end{cases}$$

3. 酸碱质子理论认为，凡是能给出质子的物质为酸，凡是能接受质子的物质为碱。

4. 组成缓冲对的物质是共轭酸碱对：

$\begin{cases} 共轭酸碱对的关系为：K_a\cdot K_b=K_w \\ 缓冲溶液的 pH 值计算近似公式为：pH=pKa+\lg\dfrac{c_b}{c_a} \end{cases}$

5. 缓冲作用原理：需要用弱电解质的解离平衡原理和同离子效应知识来进行解释。

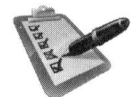

单元自测题

一、选择题

1. 下列各组溶液哪个不是缓冲溶液（　　）

    A. NaH_2PO_4-Na_2HPO_4 混合液

    B. $0.2 mol\cdot L^{-1}$ NH_4Cl 与 $0.1 mol\cdot L^{-1}$ $NaOH$ 等体积混合液

    C. $0.1 mol\cdot L^{-1}$ $NaOH$ 与 $0.1 mol\cdot L^{-1}$ HAc 等体积混合液

    D. NH_4Cl-$NH_3\cdot H_2O$ 混合液

2. 不是共轭酸碱对的一组物质是（　　）

    A. NH_3，NH_2^- B. $NaOH$，Na^+ C. HS^-，S^{2-} D. H_2O，OH^-

3. 能够配制成缓冲溶液的物质是（　　）

    A. NH_4Cl/HAc B. NH_3/NH_4Cl C. NH_4Cl/HCl D. $NH_3/NaAc$

4. HPO_4^{2-} 的共轭碱是（　　）

    A. OH^- B. $H_2PO_4^-$ C. H_3PO_4 D. PO_4^{3-}

5. 水的离子积适用于（　　）

    A. 纯水   B. 中性溶液   C. 酸性溶液和碱性溶液   D. 以上都适用

6. 关于酸性溶液，下列叙述正确的是（　　）

    A. 只有 H^+ 存在   B. pH 值≤7   C. $[H^+]>[OH^-]$ D. $[OH^-]>[H^+]$

7. 常温下，某一元酸的解离度 α 为 8%，溶液中氢离子浓度为 $0.08 mol\cdot L^{-1}$，该溶液的浓度为（　　）$mol\cdot L^{-1}$

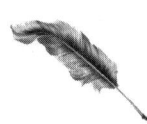

A. 0.001　　　　B. 0.1　　　　C. 1.0　　　　D. 0.01

8. 在氨水中加入下列哪种物质不产生同离子效应（　　）
   A. NH_4Cl　　　B. HCl　　　C. $(NH_4)_2SO_4$　　　D. NaOH

9. 共轭酸碱对，酸的解离常数 K_a 与碱的解离常数 K_b 的数学关系式是（　　）
   A. $K_a+K_b=K_w$　　B. $K_a+K_b=1$　　C. $K_a \cdot K_b=K_w$　　D. $K_a \cdot K_b=1$

10. 若要配制 pH=9.0 的缓冲溶液，较为合适的缓冲对是（　　）
    A. HCOOH-HCOONa（$K_a=1.8\times10^{-4}$）　B. HAc-NaAc（$K_a=1.8\times10^{-5}$）
    C. $NaHCO_3$-Na_2CO_3（$K_a=5.6\times10^{-11}$）　D. $NH_3 \cdot H_2O$-NH_4Cl（$K_b=1.8\times10^{-5}$）

二、填空题

1. 能抵抗外加少量强酸、强碱或稍加稀释，而保持_____的溶液称为缓冲溶液。
2. 在弱电解质溶液中，加入_____，使弱电解质_____降低的现象，称为同离子效应。
3. 缓冲溶液的 pH 值取决于_____和_____。
4. 根据酸碱质子理论，H_2O 作为酸，其共轭碱为_____；H_2O 作为碱，其共轭酸为_____。酸碱反应的实质是_____。
5. 在 HAc 溶液中加入 NaAc 固体，HAc 的解离度会_____，这种现象称为_____。
6. 在氯化铵和氨水组成的缓冲溶液中，抗酸成分是_____，抗碱成分是_____。
7. 在 H_2CO_3-HCO_3^- 缓冲系中，抗酸的离子反应式为_____，抗碱的离子反应式为_____。
8. 正常人血浆的 pH 值范围是_____，pH>_____时叫碱中毒，pH<_____时叫酸中毒。在血浆中存在的一系列缓冲对有_____、_____和_____，其中浓度最高、缓冲作用最大的缓冲对是_____。

三、名词解释

1. 弱电解质　2. 平衡常数　3. 解离度　4. 同离子效应　5. 缓冲作用
6. 缓冲溶液

四、简答题

1. 影响缓冲溶液 pH 值的主要因素有哪些？
2. 在缓冲溶液中加入大量强酸或强碱，或者用大量的水稀释时，缓冲溶液的 pH 值是否保持基本不变？
3. 什么叫共轭酸碱对？根据酸碱质子理论的观点，酸和碱反应的实质是什么？
4. 以 $NH_3 \cdot H_2O$-NH_4Cl 为例，说明缓冲溶液的缓冲作用原理。

五、计算题

1. 已知乳酸的 $K_a=1.37\times10^{-4}$，测得某酸奶样品的 pH 值为 2.43，试计算牛奶中乳酸的浓度。
2. 分别计算 $0.10\ mol \cdot L^{-1}$ HCl 和 $0.10\ mol \cdot L^{-1}$ HAc 溶液的 pH 值。
3. 在 50ml $0.10\ mol \cdot L^{-1}$ $NH_3 \cdot H_2O$ 中加入 25ml $0.1\ mol \cdot L^{-1}$ HCl 溶液，该溶液是否为缓冲溶液？并求该溶液的 pH 值。

(傅春燕)

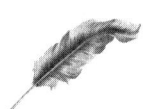

第七章 胶体溶液

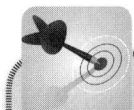

学习目标

1. 掌握分散系的定义及分类。
2. 掌握溶胶、高分子化合物溶液的性质和特点。
3. 熟悉溶胶的稳定因素及聚沉方法。
4. 了解高分子化合物溶液对溶胶的保护作用。

胶体化学是研究胶体的物理、化学性质的一门科学。它不仅广泛应用于工农业领域,还与医学有着密切的关系。构成人体组织和细胞的基本物质(如蛋白质、核酸和糖原等)都是胶体物质,体液(如血液、细胞液和淋巴液)也是胶体溶液。生物体内发生的很多生理和病理变化都与胶体的性质密切相关,因此学习胶体化学的基础知识在医学上有重要意义。

第一节 分散系

对于一个体系来说,物理性质、化学性质相同的部分称为一个相。每一个相内部是完全均匀的,而相与相之间有明显的分界面,称为相界面。根据物质的存在状态不同可分为气相、液相和固相。

将一种或几种物质以微粒的形式分散在另一种物质中所形成的体系称为分散系(disperse system)。被分散的物质称为分散相(disperse phase)或分散质,而容纳分散相的物质称为分散介质(disperse medium)或分散剂。例如,葡萄糖溶液就是葡萄糖分散在水中而形成的分散系;生理盐水是 NaCl 分散在水中的分散系,其中葡萄糖、NaCl 为分散质,水是分散剂。

分散系可以是液态的(如生理盐水、葡萄糖注射液等),也可以是气态的(如空气)或固态的(如玻璃、合金等)。根据分散相颗粒的大小,通常将分散系分为分子或离子分散系、胶体分散系(colloid disperse system)和粗分散系三类。各类分散系的特点如表 7-1 所示。

表 7-1 各类分散系的特点

分散质粒子大小	分散系类型	分散质粒子	性质	举例
<1nm	真溶液	小分子或离子	均相、稳定体系,分散质粒子扩散快,能透过半透膜	生理盐水、乙醇溶液等

续表

分散质粒子大小	分散系类型		分散质粒子	性质	举例
1～100nm	胶体分散系	溶胶	胶粒（分子、离子、原子聚集体）	非均相、亚稳定体系，分散质粒子扩散较慢，能透过滤纸，不能透过半透膜	$Fe(OH)_3$、淀粉溶胶及Au、S等单质溶胶
		高分子溶液	高分子	均相、稳定体系，分散质粒子扩散慢，能透过滤纸，不能透过半透膜	蛋白质、核酸溶液，橡胶的苯溶液等
>100nm	粗分散系	悬浊液	固体小颗粒	非均相、不稳定体系，易聚沉或分层，不能透过滤纸和半透膜	泥浆
		乳浊液	液体小液珠		乳汁

一、分子或离子分散系

分散相粒子的直径小于1nm（$1nm=10^{-9}m$）的分散系叫作分子或离子分散系。在这类分散系中，分散相微粒是单个分子或离子，分散相和分散介质之间不存在界面，光线可以自由通过。其分散相粒子能透过滤纸和半透膜。

二、粗分散系

分散相粒子的直径大于100nm的分散系叫粗分散系。在这类分散系中，分散相粒子是大量分子的聚集体，分散相和分散介质之间有界面存在，能阻止光线通过，也容易受重力作用的影响而沉降。粗分散系主要包括悬浊液和乳浊液。

三、胶体分散系

分散相粒子的直径在1～100nm的分散系叫胶体分散系。胶体分散系包括溶胶和高分子化合物溶液。溶胶的分散相粒子是由许多小分子或小离子组成的聚集体，分散相与分散介质之间存在着界面。溶胶是高度分散的多相系统，具有很大的表面积和很高的表面能，是不稳定体系。高分子化合物溶液的分散相粒子是单个的大分子或大离子，分散相能自动、均匀地分散到分散介质中，分散相与分散介质之间没有界面，所以，高分子化合物溶液是单相稳定体系。可见，溶胶与高分子化合物溶液两者在性质上有相似之处，但又有本质上的区别。

第二节 溶 胶

溶胶（sol）是胶体分散系的典型代表。按分散介质存在的状态不同，可分为液溶胶、气溶胶和固溶胶。分散介质为液体的称为液溶胶，简称溶胶，如硅酸、氢氧化铁溶胶等。由于是由很多小分子、原子或离子的聚集体，溶胶在光学、动力学和电学等方面具有一些特殊的性质。

一、溶胶的基本性质

（一）溶胶的光学性质

1869年，英国物理学家约翰·丁铎尔（John Tyndall）发现，在暗室或黑暗背景下，用一束聚焦的光线照射在溶胶上，在与光束垂直的方向上观察，可以看到在溶胶中有一浑浊发亮的光

带，这一现象称为丁铎尔现象（Tyndall phenomenon）（图7-1）。在日常生活中，阳光从窗户射进屋里，或夜晚远处探照灯的照射，都可以从侧面看到空气中灰尘所产生的丁铎尔现象。

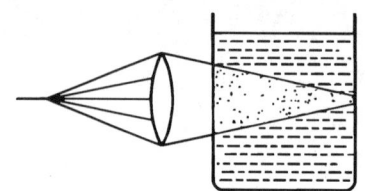

图7-1 丁铎尔现象

丁铎尔现象的产生与分散相粒子的直径以及入射光的波长有关。当光线照射到分散相粒子上时，如果分散相粒子的直径小于入射光的波长，就会发生光的散射，这时每个粒子本身就好像一个光源，向各个方向发射出光线。由于溶胶粒子的直径（1～100nm）小于可见光波长（400～760nm），光波就会环绕着溶胶粒子向各个方向散射，这种光称为散射光（也称乳光）。如果粒子直径小于1nm，光的散射作用极弱，当光线射入真溶液时，则大部分光线能直接透射过去，故真溶液无明显的丁铎尔现象。如果分散相粒子直径远远大于入射光的波长，则发生光的反射，如粗分散系反射入射光而浑浊。所以悬浊液也无明显的丁铎尔现象。高分子化合物溶液的分散相粒子被一层分散介质的分子裹住，对光的散射作用也很弱，也观察不到明显的丁铎尔现象。因此可利用丁铎尔现象鉴别溶胶。

（二）溶胶的动力学性质

溶胶体系的动力学性质主要是指热运动所引起的扩散、渗透、沉降等与溶胶粒子大小及形状等属性相关的运动特性。

1. 布朗运动 1827年，英国植物学家布朗(Brown)在显微镜下观察到悬浮在水中的花粉和孢子时，发现它们不停地做无规则的运动，而且温度越高，这种无规则运动越明显。后来人们在研究溶胶时也发现了类似的现象，便称这种无规则运动为布朗运动(Brownian motion)（图7-2）。

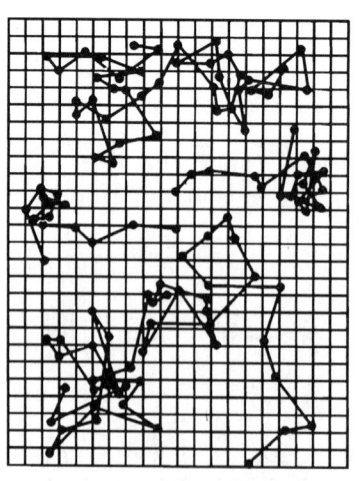

图7-2 布朗运动示意图

溶胶分散相粒子的布朗运动是由于分散介质的分子不断地从各个方向撞击胶粒，使胶粒在每一瞬间所受合力的方向、大小不断改变，导致运动方向时刻都在发生改变，形成了不规则的曲折运动。布朗运动的存在可以克服重力作用的影响，这是溶胶能保持相对稳定的原因之一。显然，胶体粒子布朗运动的本质实际上是粒子的热运动。

2. 扩散 当溶胶中存在浓度差时，胶体粒子就能自动地从浓度高的区域移向浓度低的区域，最后达到浓度均匀的状态，这种现象称为扩散（diffusion）。浓度差越大，扩散越快。扩散作用在生物体内的物质运输或跨细胞膜运动中起着重要的作用。利用胶粒扩散又不能透过半透膜的性质，可除去溶胶中的小分子杂质，使其净化，此法称为透析或渗析。临床上利用透析原理，用人工合成高分子（如甲基丙烯酸甲酯）膜作半透膜制成人工肾净化血液，称为"血液透析"疗法。

3. 沉降与沉降平衡　胶体粒子在重力作用下逐渐下沉的现象称为沉降（sedimentation）。在溶胶中，扩散和沉降两种作用同时存在，一方面粒子受重力作用的影响而下沉，造成上下部分浓度的差别；另一方面，粒子的布朗运动引起的扩散又力图使浓度趋于均一。当扩散速度与沉降速度相等时，即达到动态平衡，粒子的分布便达到了平衡状态，这种状态叫沉降平衡（sedimentation equilibrium）。达到沉降平衡后，胶体下部的浓度最高，向上浓度逐渐降低，随高度不同呈稳定的浓度分布，形成了一定的浓度梯度，其分布规律与大气层中气体的分布相似。

沉降平衡的建立主要与粒子大小有关，还受其他许多因素（如介质的黏度、外界的振动、温度的波动等）的影响。为了加速沉降平衡的建立，瑞典物理学家斯维德柏格（Svedberg）用超速离心机，在比地球重力场大数十万倍的力场作用下，使溶胶中的胶粒迅速达到沉降平衡。目前超速离心技术已广泛用于医学研究，用来测定胶体分散系中颗粒的大小以及它们的相对分子量，也是分离、提纯各种细胞器不可缺少的技术手段。

（三）溶胶的电学性质

在一 U 形管中注入 Fe(OH)$_3$ 溶胶，小心地在溶胶面上注入无色电解质溶液，使溶胶与电解质溶液间保持清晰的界面，并使两液面在同一高度。在电解质溶液中插入惰性电极，接通电源，一段时间后，可以看到 U 形管阴极界面附近颜色逐渐变深，而阳极附近溶胶的界面渐渐下降（图 7-3）。这种在电场的作用下，带电粒子在介质中发生定向移动的现象称为电泳（electrophoresis）。电泳实验说明溶胶粒子是带电的，根据电泳的方向可以判断胶粒所带电荷的性质。大多数金属氢氧化物的胶粒带正电，在电场作用下向负极定向移动，这类溶胶称为正溶胶，如上述 Fe(OH)$_3$ 溶胶为正溶胶；大多数金属硫化物、硅酸、金、银等溶胶的胶粒带负电，在电场作用下向正极定向移动，这类溶胶称为负溶胶，如硫化砷（As$_2$S$_3$）溶胶。

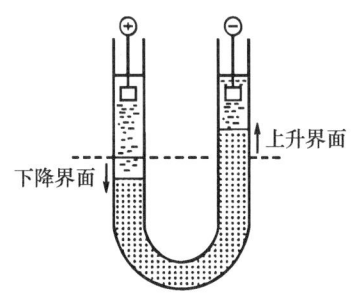

图 7-3　电泳示意图

若使胶体粒子固定不移动（使溶胶吸附于多孔陶瓷、活性炭、黏土或性质类似的高分子多孔膜中），在外加电场作用下，液体介质产生移动的现象称为电渗（electroosmosis）。由于胶粒带电，整个溶胶系统又是电中性的，因此介质必然带与胶粒相反的电荷。在外加电场作用下，可观察到介质的定向移动。

电泳技术在临床生化检验及研究中常用来分离和鉴定各种氨基酸、蛋白质和核酸等物质，为疾病诊断提供依据。

二、胶团的结构

溶胶是一个高分散度的多相体系，其表面积和表面能都很大，因此胶粒中的胶核很容易吸附

溶液中的某些离子，使其表面能降低。实验表明，胶粒总是优先选择吸附与其组成类似的离子。现以 $Fe(OH)_3$ 溶胶为例，讨论胶团的结构。

将 $FeCl_3$ 溶液缓慢滴加到沸水中制备 $Fe(OH)_3$ 溶胶，反应为：

$$FeCl_3 + 3H_2O \longrightarrow Fe(OH)_3 + 3HCl$$

溶液中部分 $Fe(OH)_3$ 与 HCl 作用生成 FeOCl，FeOCl 再解离为 FeO^+ 和 Cl^-

$$Fe(OH)_3 + HCl \longrightarrow FeOCl + 2H_2O$$
$$FeOCl \longrightarrow FeO^+ + Cl^-$$

$Fe(OH)_3$ 胶核是由许多（设为 m 个）$Fe(OH)_3$ 分子聚集在一起构成胶体粒子的核心，称为胶核（colloidal nucleus）。胶核优先吸附与其组成类似的部分（设为 n 个）FeO^+ 而带正电荷，被吸附的 FeO^+ 又能吸附部分（设为 $n-x$ 个）带相反电荷的 Cl^- 靠近胶粒，同时部分反离子（Cl^-）又由于热运动而有扩散到整个溶液中去的倾向。这两种作用的结果使得少部分反离子被吸附在胶核表面，这部分反离子与胶核表面上的吸附离子共同形成的带电层称为吸附层。电泳时，吸附层与胶核一起运动，在吸附层外，还有 x 个 Cl^- 分散在胶体的周围，形成扩散层。扩散层离胶粒越近则分布越密，距离越远则分布越稀。扩散层与胶粒所带电荷相反、电量相等，它与胶粒一起构成胶团（micelle）。图 7-4 是 $Fe(OH)_3$ 溶胶的胶团结构示意图。

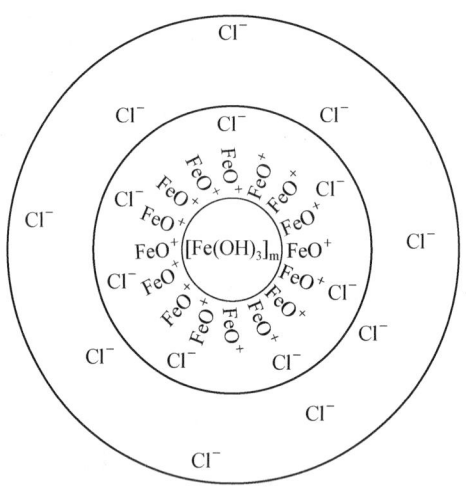

图 7-4　氢氧化铁溶胶胶团结构示意图

整个胶团是电中性的，而溶胶就是所有胶团与胶团间液构成的整体。$Fe(OH)_3$ 溶胶的胶团结构也可以表示如下：

$$\{[Fe(OH)_3]_m \cdot nFeO^+ \cdot (n-x)Cl^-\}^{x+} \cdot xCl^-$$

胶核　　　吸附层　　　扩散层
胶粒
胶团

式中，m 表示胶核中所含 $Fe(OH)_3$ 的分子数（约为 10^3），n 表示胶核所吸附的 FeO^+ 的离子数，而 m 比 n 要大得多，x 表示扩散层的 Cl^- 数，因为 $n>x$，故胶粒带正电荷。

As_2S_3 溶胶的胶团结构可用下式表示为：

$$[(As_2S_3)]_m \cdot nHS^- \cdot (n-x)H^+]^{x-} \cdot xH^+ \qquad （胶粒带负电荷）$$

由于胶核与吸附层结合紧密，而扩散层与胶粒结合疏松，在外加电场作用下，胶团实际上是从吸附层和扩散层之间的界面上发生分离的。此时，胶粒向一极移动，发生电泳；扩散层中的溶剂化异号离子向另一极移动，发生电渗。

三、溶胶的稳定性和聚沉

（一）溶胶的相对稳定因素

溶胶之所以具有相对的稳定性，主要是由以下因素决定的。

1. 胶粒带电　同种胶粒带有相同的电荷，使胶粒之间相互排斥，从而阻止了胶粒接近、聚集。胶粒带电越多，斥力越大，溶胶越稳定，它是胶粒稳定的主要因素。

2. 溶胶表面水化膜的保护作用　由于胶核吸附的离子溶剂化能力增强，使胶粒外面包裹了一层保护性的水化薄膜，可以阻止胶粒互相聚集而保持稳定。水化膜越厚，胶粒越稳定。

3. 胶粒的布朗运动　胶粒在溶液中不停地做无规则的布朗运动，以致在重力场中不易沉降，起到了使其稳定的作用。

（二）溶胶的聚沉

溶胶的稳定性是相对的，在一定条件下就会聚集成较大的颗粒而沉淀，这种现象称为溶胶的聚沉（coagulation）。使溶胶聚沉的方法很多，如加热、辐射、加入电解质等。其中最主要的是加入电解质所引起的聚沉。

1. 加入电解质　溶胶对电解质是非常敏感的，向溶胶中加入一定量电解质就能够使溶胶发生聚沉，主要是由于增加了溶液中电解质离子的浓度，特别是与胶粒电性相反的离子，胶粒的电荷被中和，水化膜被破坏，从而使溶胶失去其稳定因素而发生聚沉。如在 $Fe(OH)_3$ 溶胶中加入少量 Na_2SO_4 溶液，SO_4^{2-} 就可以中和 $Fe(OH)_3$ 胶粒所带正电荷，溶胶立即发生聚沉作用，析出 $Fe(OH)_3$ 沉淀。

电解质对胶体的聚沉能力主要取决于反离子的电荷数。反离子电荷数越高，聚沉能力就越强。如电解质对带正电荷的 $Fe(OH)_3$ 溶胶的聚沉能力的大小顺序为：$Na_3PO_4 > Na_2SO_4 > NaCl$；而电解质对带负电荷的 As_2S_3 溶胶的聚沉能力的大小顺序为：$AlCl_3 > CaCl_2 > NaCl$。

2. 加入带相反电荷的溶胶　当两种带相反电荷的溶胶按一定比例混合时，由于相互中和了彼此所带的电荷，因此会使两种溶胶同时聚沉。如江河入海处的三角洲，就是由于河水中泥沙所带的负电荷被海水中的电解质中和而沉淀所堆积而成的，又如河水中的悬浮粒子一般都是带负电荷的，加入明矾［$KAl(SO_4)_2$］后，可以在水中水解形成带正电荷的 $Al(OH)_3$ 溶胶，两者相互聚沉，再加上 $Al(OH)_3$ 絮状物的吸附作用，从而清除水中污物，达到净化目的。

3. 加热　许多胶体溶液在加热时都能会发生聚沉。一方面由于温度升高，可以增加胶粒的运动速度和碰撞机会；另一方面，升高温度降低了胶粒对离子的吸附作用，降低胶粒所带的电量和水化程度，使胶粒在碰撞时聚沉。

对蛋白质胶体溶液加热时，能使蛋白质变性、凝固，溶解度降低，发生沉淀。聚沉在日常生活中应用非常广泛，在药物生产过程中，有时为了得到沉淀或使沉淀便于过滤，常需破坏胶体的形成，促使溶胶聚沉。

第三节　高分子化合物溶液

高分子化合物（polymer）通常是指由众多原子或原子团主要以共价键结合而成的相对分子量在 1 万以上的化合物。如纤维素、蛋白质、核酸、多糖、橡胶、淀粉等天然高分子化合物，以及以高聚物为基础的合成材料，如各种塑料、合成橡胶、合成纤维、涂料与黏结剂等。高分子化合物分散到合适介质中所形成的单相分子、离子分散体系称为高分子化合物溶液。高分子化合物

溶液的本质是真溶液，但这些物质的分子比较大，单个分子的大小就能达到胶粒的大小范围，因此，在某些方面与溶胶有相似的性质，但因高分子化合物溶液是均相的稳定体系，所以又存在不同于溶胶的特殊性质。

一、高分子化合物溶液的特性

（一）稳定性强

高分子化合物溶液在形成溶液时，溶剂分子首先慢慢进入卷曲成团的高分子化合物分子链空隙中去，使高分子化合物链舒展开来，最后达到完全溶解。许多高分子化合物具有较多的极性亲水基（如—OH、—COOH、—NH_2、—SH 等），它们与水分子有较强的亲和力，在高分子化合物周围形成一层水化膜，这层水化膜比溶胶粒子的水化膜更厚、更紧密。这是高分子化合物溶液具有稳定性的主要原因。

（二）黏度较大

高分子化合物溶液的黏度比一般真溶液和溶胶大得多，这与高分子化合物具有链状或分枝状结构有关。当它运动时，在溶液中能牵制介质使其流动困难，再加上其很强的溶剂化能力，使自由流动的溶剂减少，所以黏度很大。许多高分子化合物溶液（如淀粉、糊精、蛋白质溶液）都能作黏合剂就是利用这一性质。

表 7-2 溶胶与高分子化合物溶液的性质

性质	溶胶	高分子化合物溶液
分散系	非均相	均相、单相
分散相	分子、原子或离子聚集体	单个高分子
溶解性	不溶	可溶
热力学稳定性	不稳定（粒子自动聚集）	稳定（粒子不自动聚集）
形成条件	需稳定剂	自动形成
对电解质敏感性	敏感	不敏感
扩散速率	很慢	很慢
透过性	透过滤纸，不透过半透膜	透过滤纸，不透过半透膜
光学现象	丁铎尔现象明显	丁铎尔现象不明显
黏度	小	大

二、高分子化合物溶液在医学中的意义

（一）高分子化合物溶液对溶胶的保护作用

在一定量溶胶中加入足量的高分子化合物溶液，可以显著地增加溶胶的稳定性，当受外界因素作用时（如电解质的作用），也不易发生聚沉，这种现象称为高分子溶液对溶胶的保护作用。高分子化合物溶液之所以对溶胶具有保护作用，一方面是由于加入的高分子化合物被吸附在胶粒表面，将整个胶粒包裹起来，形成一个保护层，使胶粒不能聚集；另一方面是高分子化合物有很强的溶剂化能力，这就等于在胶粒外面又形成一层致密的溶剂化膜，因而阻止了胶粒从溶液中吸附异电荷离子，减少了胶粒之间的碰撞机会，使胶粒不易聚集，从而提高了溶胶的稳定性。

高分子化合物溶液对溶胶的保护作用在生理过程中具有重要意义。如血液中所含有的微溶性碳酸钙、磷酸钙等无机盐都以溶胶的形式存在，由于受到蛋白质的保护，所以在血液中的浓度虽

然比在纯水中的浓度高得多，但仍然能稳定存在而不发生聚沉。若由于某种原因导致血液中蛋白质减少，就会减弱对这些微溶盐溶胶的保护作用，则易在器官（肾、肝）中形成结石。高分子化合物溶液比溶胶稳定得多，在无菌、溶剂不挥发的条件下，长期放置溶液不会发生沉降，这种稳定性与高分子化合物自身的结构有关。

高分子化合物溶液对溶胶的保护作用在医药方面也很重要。如用于胃肠道造影的硫酸钡合剂，就是利用足够量的高分子化合物——阿拉伯胶对硫酸钡溶胶的保护作用。用作防腐剂的胶体银（如蛋白银），就是利用蛋白质的保护作用制成银溶胶的。这些被保护的溶胶可以蒸干，使用时，加入适量水以后仍为溶胶。

（二）凝胶

高分子化合物溶液和某些胶体溶液，在适当的条件下（如黏度增大到一定程度），整个体系就形成了一种不能流动的外观均匀，并保持一定形态的、具有网状结构的弹性半固体，这种弹性半固体称为凝胶（gel）或冻胶（jelly）。形成凝胶的过程叫做凝胶化（gelation）。凝胶实际上是胶体的一种存在方式。例如，豆浆加卤水后变成了豆腐，豆腐即为凝胶；将琼脂溶于热水中配成溶液，冷却后便形成凝胶，琼脂凝胶是一种常用的细菌培养基。

形成凝胶的原因是，在温度下降或溶解度降低时，高分子化合物或溶胶的粒子在适当的条件下能相互连接起来，形成线状，然后线与线相互交织成松软的立体网状结构，溶剂分子被包围在网状结构中，不能自由流动，因而形成了半固体的凝胶。

凝胶在有机体的组成中占有重要的地位，人体的肌肉、皮肤、细胞膜、血管壁，以及毛发、指甲、软骨等都可以看做是凝胶。人体中约占体重2/3的水，也是基本上保存在凝胶里面。由于凝胶处于固体和溶液的中间状态，故兼有二者的一些性质，而凝胶的这种双重功能对生命活动具有重要的意义。凝胶和凝胶膜的应用正日益深入到生物学和医学的各个领域中及一些重要的生理过程中。

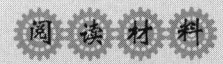

胶体化学在医学中的应用

胶体化学在临床医学、生理学、药剂学、现代生物技术和生物医学工程等方面，有着越来越广泛的应用。

1. 模拟人工器官

（1）人工肺：人工肺是通过血气转换调节血液中的O_2和CO_2含量，以代替人体肺功能的一种装置。它广泛用于呼吸衰竭患者的抢救、辅助循环、肢体和器官灌流等。目前采用的大都是仿照肺泡的气体交换原理设计的膜式人工肺。它是一种W/O型液膜，选用对O_2和CO_2均有很好溶解能力的有机碳氟化合物作为膜材料，经合适乳化剂乳化而成。将充满O_2的液膜分散到血液中，形成无数微滴。在微滴-血液界面上，O_2不断渗透到血液中，而血液中过量的CO_2则透过液膜，扩散到内水相中，这样就达到了供氧与排出CO_2的双重目的，实现肺的气体交换功能。

（2）人工肾：肾是人体的主要排泄器官之一，其生理功能主要是排泄尿素、肌酐、尿酸等代谢产物及对机体有害的毒物和药物，以调节和维持体液酸碱平衡、渗透平衡等。一旦肾功能受损或丧失，就不能维持机体新陈代谢的平衡，即出现由于肾衰竭而引起的尿毒症，危及生命。人工肾是用来替代肾功能的人工装置，主要用于治疗各种病因引起的急、慢性尿毒症以及药物中毒的急救。它是将患者的血液引出体外，利用透析、过滤、吸附、膜分离等方

法清除血液中过剩的含氮化合物、代谢产物或过量药物等，并调节电解质、水、酸碱平衡，然后再将净化的血液引回体内。目前人工肾的研究已进入到进一步提高生物相容性、尽可能不影响人体免疫系统且高效、小型的阶段，向着完全具有肾功能、可直接植入到人体内，以取代衰竭和无功能的肾方向发展。

2. 尿结石矿化过程的抑制　　绝大多数正常人尿液中草酸钙、磷酸钙和尿酸呈过饱和状态，它们的含量虽然大于其溶解度，但因为体液中的蛋白质等物质对这些盐类起到溶胶保护作用，所以仍然能稳定存在，不因聚沉而形成结石。但当发生某些疾病使体液中蛋白质等大分子化合物减少，减弱对这些盐类溶胶的保护作用时，则微溶性盐类就可能沉积而形成结石。人们找到一种内源性的糖胺聚糖（glycosaminoglycan），可以阻止晶体生长和聚集，能抑制草酸钙的形成。1984 年后开始人工半合成糖胺聚糖及其类似物，作为体内、体外草酸钙结石的抑制剂。

3. 控制释放给药与靶向给药　　人们研制的"控制释放给药"及"靶向给药"体系大多数是用高分子材料和药物所制成的特殊的胶体分散系统。控制释放给药装置可以按预定的时间和程序有控制地将药物释放入血液循环或病灶区域，以使血药浓度维持在有效治疗范围内。采用的剂型和给药方式主要有微型胶囊、纳米粒子、渗透泵、透皮给药等。微型胶囊用合适的高分子材料包裹固体或液体制成微粒，直径一般为 5～400μm。纳米胶囊或纳米粒子直径为 10～500nm。渗透泵是以渗透压为动力的药物控释装置。只要泵内固体药物未溶解完，释药速度就不变，同时可通过改变半透膜的渗透性和泵内药物的含量等方法控制释药速度和时间。透皮给药是利用药物在皮肤两侧的浓度差，经扩散使药物透过皮肤进入局部靶组织或血液循环系统，从而发挥治疗作用的一种给药方式。

靶向给药是将药物与合适的载体结合，制成某种剂型，借助载体对靶组织的特异性亲和力使药物在靶部位集中，或通过控制微粒的大小使药物达到靶部位，从而达到降低剂量，提高疗效和减少副作用的目的。靶向给药中的很多载体（如乳剂、混悬剂、微囊、微球、纳米囊、脂质体等）都属于胶体或粗分散系统。

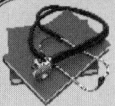

本章小结

一、分散系及其分类

将一种或几种物质以微粒的形式分散在另一种物质中所形成的体系称为分散系。被分散的物质称为分散相或分散质，而容纳分散相的物质称为分散介质或分散剂。根据分散质颗粒的大小，通常将分散系分为分子或离子分散系、胶体分散系和粗分散系三类。

二、溶胶

1. 溶胶的基本性质

（1）光学性质：丁铎尔现象——胶体粒子发生的对光的散射现象。

（2）动力学性质：布朗运动——由分散介质分子的无序运动造成的胶体粒子的不规则运动。

（3）电学性质：电泳——胶体粒子在电场中的定向运动。

2. 胶团的结构　　电学现象证明了胶粒带电。胶体粒子带电的主要原因是胶体粒子的选择性吸附带电离子和胶粒表面分子的解离。胶核和吸附层一起构成胶粒。扩散层与胶粒所带电荷相反、电量相等，它与胶粒一起构成胶团。

3. 溶胶的稳定性和聚沉

（1）溶胶相对稳定的主要原因：同一溶胶的胶粒带同种电荷，胶粒彼此排斥，不易聚集；胶粒外的水化膜使胶粒难以合并；无规则的布朗运动克服了重力作用的影响，使胶粒不易沉降。

（2）当溶胶的稳定因素受到破坏，溶胶就会发生聚沉。溶胶聚沉常用的方法有：加入电解质、加入带相反电荷的溶胶、加热等。加入的电解质中反离子电荷不同，对溶胶的聚沉能力不同。

（3）溶胶中加入一定量的高分子化合物溶液后，会提高其稳定性。

三、高分子化合物溶液

1. 高分子化合物溶液是单相分子、离子的均相分散体系。
2. 高分子化合物溶液和溶胶具有相似的性质，如不能透过半透膜、扩散速度慢等。由于自身分子结构的特点，高分子溶液还具有稳定性强、黏度大等特点。
3. 高分子化合物溶液对溶胶具有保护作用。

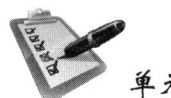

单元自测题

一、选择题

1. 能透过滤纸，但不能透过半透膜的是（　　）
   A. NaCl 溶液　　　B. AgI 溶胶　　　C. 泥浆　　　D. 葡萄糖溶液

2. 蛋白质溶液属于（　　）
   A. 分子分散系　　B. 悬浊液　　　C. 粗分散系　　　D. 胶体

3. 丁铎尔现象产生的原因是（　　）
   A. 入射光被胶粒反射　　　　　　B. 入射光被胶粒散射
   C. 入射光完全被溶胶吸收　　　　D. 入射光完全通过溶胶

4. 某一溶胶电泳时胶粒向负极移动，用下列电解质聚沉该溶胶，其中（　　）聚沉能力最小。
   A. K_3PO_4　　　B. Na_2SO_4　　　C. Na_2CO_3　　　D. $AlCl_3$

5. 高分子溶液稳定的主要原因是（　　）
   A. 相对分子质量大　B. 黏度大　　　C. 溶剂化膜　　　D. 布朗运动

6. 下列特性对高分子溶液不适宜的是（　　）
   A. 黏度大　　B. 丁铎尔现象显著　　C. 溶剂化能力强　　D. 不能透过半透膜

7. 溶胶粒子在电场中定向移动的现象是（　　）
   A. 布朗运动　　B. 丁铎尔现象　　　C. 电泳　　　D. 吸附

8. 河水中悬浮粒子是带负电的。由此可判断下列物质中聚沉能力最大的是（　　）
   A. $Al(NO_3)_3$　　B. $K_3[Fe(CN)_6]$　　C. $K_2Cr_2O_7$　　D. $MgCl_2$

9. 下列哪个选项不是促使溶胶聚沉的因素（　　）
   A. 加入电解质　　　　　　　　　B. 加入带相反电荷的溶胶

C. 布朗运动　　　　　　　　　　D. 加热

二、填空题

1. 电解质对溶胶的聚沉作用取决于反离子的价数，反离子的价数越_____，聚沉能力越强。

2. 溶胶和高分子化合物溶液的分散相粒子的直径都在_____nm范围内，能透过滤纸，____透过半透膜；与溶胶相比，高分子化合物溶液具有_____和_____等特性。

3. 胶体分散系包括_____和_____两类。

4. 在外加电场作用下，电泳是_____在介质中做定向运动的现象，而电渗是_____通过多隔膜做定向运动的现象。

5. 用$AgNO_3$溶液和过量KI溶液制备AgI溶胶，胶核为_____，它优先吸附_____离子，胶粒带_____电荷。

6. 溶胶稳定的主要原因是_____，而高分子化合物溶液稳定的主要原因是_____。

三、简答题

1. 溶胶有哪些性质？这些性质与溶胶的组成、结构有怎样的关系？
2. 高分子化合物溶液与溶胶具有哪些相同点和不同点？
3. 怎样解释高分子化合物对溶胶的保护作用？
4. 使溶胶聚沉的方法有哪些？

（罗　旭）

第八章　烃

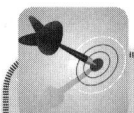

学习目标

1. 掌握有机物的定义、组成元素及结构特点。
2. 掌握烷烃、烯烃、炔烃、环烷烃和芳香烃的结构特点、命名原则及主要化学性质。
3. 熟悉有机化合物的特性、分类方法及有机化合物结构的表示方法。
4. 了解芳香烃的主要来源及其应用。

只由碳和氢两种元素组成的化合物叫做碳氢化合物（hydrocarbon），简称烃。烃是一切有机化合物的母体，其他有机化合物均可看做是烃的衍生物。根据结构和性质不同，烃可以分类如下：

$$\begin{cases} 开链烃（脂肪烃）\begin{cases}饱和开链烃：烷烃\\ 不饱和开链烃：烯烃、炔烃\end{cases}\\ 闭链烃（环烃）\begin{cases}脂环烃：环烷烃、环烯烃、环炔烃\\ 芳香烃：单环芳烃、多环芳烃、稠环芳烃\end{cases}\end{cases}$$

本章重点学习烷烃、烯烃、炔烃、环烷烃和单环芳烃。

第一节　有机化合物概述

有机化合物与人类关系非常密切，在人们的衣、食、住、行、医疗保健、工农业生产、能源、材料、生命科学和其他科学技术等领域都具有重要作用。

一、有机化合物与有机化学

19 世纪以前，有机化合物被认为是"有生命功能的物质"，只能在"生命力"作用下生成，是神秘的物质。随着科学的发展，科学家们在实验室中将无机物合成了许多有机化合物。例如，德国化学家弗里德里希·韦勒（Friedrich Wöhler）于 1828 年首次用无机物氰酸铵合成有机化合物尿素，从此打破了只能从有机体中取得有机化合物的错误观点。

研究发现，有机化合物中都含有碳元素，绝大多数还含有氢元素，有的还含有氧、硫、氮、卤素、磷等元素。由于有机化合物分子中的氢原子可被其他原子或原子团所代替，从而衍变出许多其他的有机化合物。因此，通常把碳氢化合物及其衍生物称为有机化合物，简称有机物（organic compound）。但是，CO、CO_2、Na_2CO_3、$NaHCO_3$、CaC_2、HCN 等少数含碳元素的化合物，均具有典型的无机物的成键方式和化学性质，通常把这些物质归为无机物。研究有机化合物

的化学称为有机化学（organic chemistry），它是一门研究有机化合物的结构、性质、合成方法、应用以及它们之间的相互转变和内在联系的科学。

二、有机化合物的特性

与无机物相比，大多数有机化合物具有下列特性：

1. **易燃烧** 绝大多数有机化合物都能燃烧，放出大量的热，如汽油、乙醇（酒精）、乙醚、油脂、天然气等。大多数无机物则不易燃烧。

2. **熔点低** 有机化合物的熔点都较低，一般不超过400℃。常温下，大多数有机化合物为气体、液体或低熔点固体。无机物大多为固体，熔点较高，如氯化钠的熔点为800℃。

3. **溶解性** 绝大多数有机化合物难溶于水，易溶于有机溶剂。无机物则相反，大多易溶于水，难溶于有机溶剂。

4. **稳定性差** 大多数有机化合物不如无机化合物稳定，常因温度、细菌、空气或光照的影响而分解、变质。如维生素C片剂放置时间过长会被空气氧化而变质，失去药效。

5. **反应速度比较慢** 多数无机物之间反应速率较快，往往瞬时完成。而大多数有机化合物间的反应则比较慢，需要较长时间才能完成。因此，常采用加热、加压、搅拌或使用催化剂等方法加快有机化合物反应的进行。

6. **反应产物复杂** 多数有机化合物之间的反应，常伴有副反应发生，反应产物通常是混合物。而无机物之间的反应，一般很少有副反应发生。

三、有机化合物的结构特点

（一）碳原子的结构

碳元素位于周期表中第二周期ⅣA族，基态时电子构型为$1s^2\,2s^2\,2p^2$。s轨道呈球形对称。p轨道呈哑铃形，分为p_x、p_y、p_z 3种，它们的形状相同、空间取向不同，分别沿x轴、y轴和z轴方向伸展，相互间夹角为90°。碳原子最外层有4个电子，难于得失电子，而是通过共用电子对与其他原子结合。因此，有机化合物分子中的化学键主要是共价键。

由原子光谱可知，碳原子最外电子层上2个2s电子已成对，只有2个未成对的2p电子能形成共价键，碳原子只能显2价。但在有机物分子中，碳原子显4价。这是因为碳原子在成键过程中，2s轨道的1个电子被激发跃迁到2p亚层空轨道上，碳原子从基态变为激发态（图8-1），形成4个未成对电子。这种电子由低能轨道转移到高能轨道的过程叫做激发。激发态碳原子的4个价电子中，1个是s电子，3个是p电子，其成键的方向、能量不完全相同。但是，甲烷分子中碳的4个键完全相同。为了解释这种现象，Pauling等人提出了杂化轨道理论。

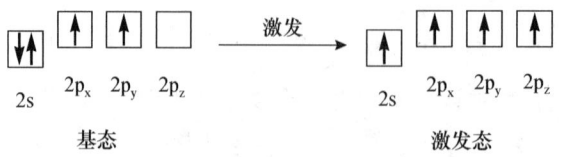

图8-1 碳原子的激发态

（二）杂化轨道理论和共价键类型

1. 杂化轨道理论

（1）杂化轨道理论要点

1）杂化：在成键过程中，因原子间的相互影响，同一原子中类型不同、能量相近的原子轨道"混杂"起来，重新组成一种新的原子轨道的过程称为"杂化"。

2）杂化轨道：杂化所形成的新轨道叫做杂化轨道。有几个原子轨道参加杂化，就形成几个杂化轨道。与原子轨道相比，杂化轨道能量平均化，形态和方向均发生了变化。全部由只含单电子的原子轨道或全部由空原子轨道进行的杂化称为等性杂化，所形成的杂化轨道的形状、能量和所含原子轨道成分均相同。含有孤对电子的原子轨道参与的杂化称为不等性杂化。

3）杂化轨道的成键能力：杂化轨道形状一端肥大，在成键时有利于轨道最大程度重叠，成键能力增强。不同轨道的成键能力：$sp^3 > sp^2 > sp > p > s$。

4）杂化轨道的空间构型：sp^3、sp^2、sp 杂化轨道分别呈正四面体、正三角形和直线形。

（2）杂化轨道的类型

1）sp^3 杂化轨道：由 1 个 2s 轨道和 3 个 2p 轨道杂化形成的 4 个能量、形状完全相同的新轨道，称为 sp^3 杂化轨道。每个 sp^3 杂化轨道中含有 1/4s 轨道成分和 3/4p 轨道成分，4 个 sp^3 杂化轨道对称地指向正四面体的 4 个顶端，夹角为 109°28′。sp^3 杂化轨道一头大一头小，成键时，大头电子云区域重叠程度比未杂化的 s 或 p 轨道都大，故 sp^3 杂化轨道所形成的共价键较牢固。烷烃分子中碳的 4 个共价键均由 sp^3 杂化轨道形成。

2）sp^2 杂化轨道：由 1 个 2s 轨道和 2 个 2p 轨道杂化形成的 3 个能量、形状完全相同的新轨道，称为 sp^2 杂化轨道。每个 sp^2 杂化轨道中含有 1/3s 轨道成分和 2/3p 轨道成分，3 个 sp^2 杂化轨道对称分布在同一平面上，夹角为 120°，形成平面正三角形。剩余未参与杂化的 1 个 p 轨道的对称轴垂直于 3 个 sp^2 杂化轨道的对称轴所形成的平面。如乙烯分子中的碳原子是 sp^2 杂化，乙烯分子为平面结构。

3）sp 杂化轨道：由 1 个 2s 轨道和 1 个 2p 轨道杂化形成的 2 个能量、形状完全相同的新轨道，称为 sp 杂化轨道。每个 sp 杂化轨道中含有 1/2s 轨道成分和 1/2p 轨道成分，2 个 sp 杂化轨道的对称轴在同一直线上，夹角为 180°，呈直线形。2 个未参与杂化的 p 轨道与 sp 杂化轨道相互垂直。如乙炔分子中的碳原子是 sp 杂化，乙炔为直线形结构。

sp^3、sp^2、sp 杂化轨道的形成过程如图 8-2 所示。

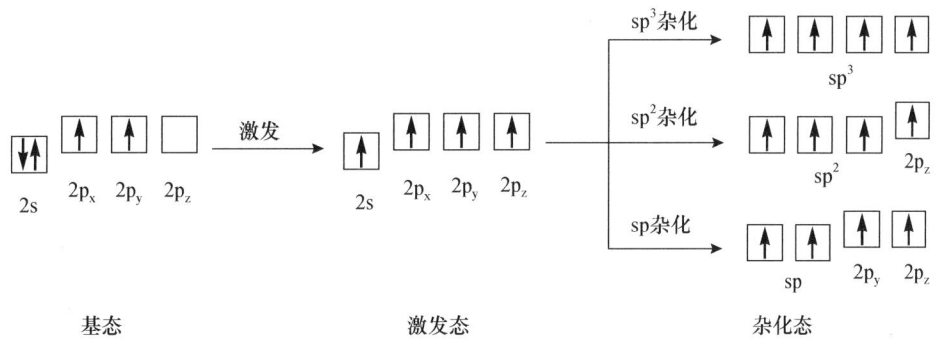

图 8-2　sp^3、sp^2、sp 杂化轨道的形成

2. 共价键的类型

由于成键时原子轨道重叠方式不同，有机化合物分子中共价键分为 σ 键和 π 键两种。

（1）σ 键：成键原子轨道沿键轴方向接近，以"头碰头"方式发生轨道重叠，重叠部分沿键轴呈圆柱形对称分布，在两核间电子云密度最大，这样的共价键称为 σ 键。σ 键能以键轴为旋转轴自由旋转，这是有机化合物存在构象异构的原因。

（2）π 键：由两个相互平行的 p 轨道从侧面以"肩并肩"方式重叠，重叠部分与 C—Cσ 键轴所在平面呈上下块状对称分布，这样的共价键称为 π 键。π 键不能进行旋转，这是含有 π 键的化合物存在顺反异构的原因之一。σ 键和 π 键的主要特点如表 8-1 所示。

表 8-1 σ键和π键的主要特点

分类	σ键	π键
形成	成键轨道沿键轴方向重叠	成键轨道平行重叠
轨道重叠程度	较大	较小
存在	可以单独存在	不能单独存在，只能与σ键共存
对称性	轴对称，可以沿键轴旋转	面对称，不能旋转
稳定性	键能较大，较稳定，难断裂	键能较小，不稳定，易断裂
键的极化	键的极化度较小	键的极化度较大

有机化合物中，两个碳原子之间共用一对电子形成的键称为碳碳单键，共用两对电子形成的键称为碳碳双键，共用三对电子形成的键称为碳碳三键。单键是σ键，双键由1个σ键和1个π键组成，三键由1个σ键和2个π键组成。单键、双键、三键可分别表示如下：

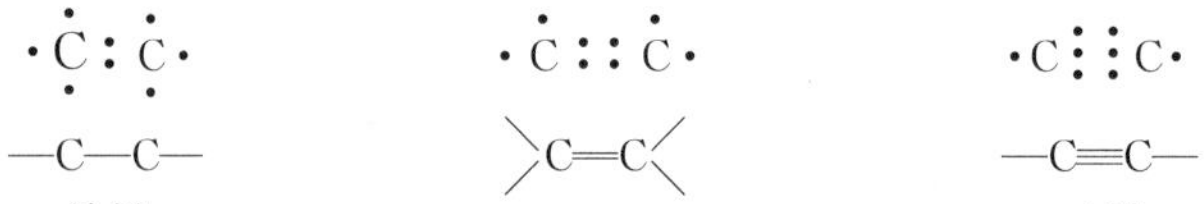

碳原子之间可以相互连接成长短不一的开链结构和各种不同的环状结构，构成有机化合物的基本骨架。例如：

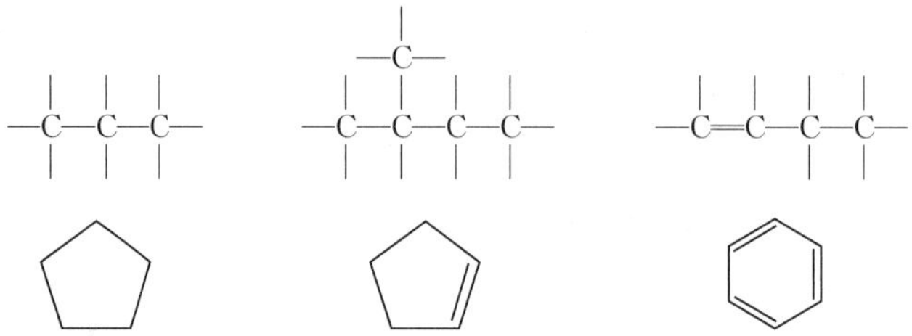

综上所述，有机化合物中碳原子结合能力强，既可形成单键，也可形成双键、三键；既可形成开放碳链，又可形成环状碳链。这些结构特点是有机化合物种类繁多的原因之一。

（三）同分异构现象

研究发现，很多有机化合物的分子组成相同，但性质却有差异。这种性质上的差异是由分子结构不同导致的。分子结构不同，就是不同的物质。例如，分子式 C_2H_6O 可代表两种结构、性质不同的物质，其分子结构可表示如下：

乙醇（沸点78.3℃）　　　甲醚（沸点 −23.6℃）

上述化学式既表示了有机化合物分子中原子种类和数目，又表示了原子之间的连接顺序和方式。这种能表示有机化合物分子中原子间的连接顺序和方式的化学式，称为结构式。

乙醇和甲醚分子组成相同，但结构不同。这种分子组成相同而结构不同的化合物互称为同分异构体（isomer），这种现象称为同分异构现象（isomerism）。同分异构现象在有机化合物中普遍存在，是有机化合物种类繁多的又一重要原因。

（四）有机化合物结构的表示方法

由于有机化合物具有同分异构现象，一个分子式可能代表多种物质，因此有机化合物通常不

能用分子式表示，而用结构式、结构简式、电子式和键线式表示。如丁烷的结构式、结构简式、电子式和键线式可分别表示为：

(1) 电子式：

H H H H
H:C:C:C:C:H
H H H H

(2) 结构式：

H H H H
| | | |
H—C—C—C—C—H
| | | |
H H H H

(3) 结构简式：CH₃CH₂CH₂CH₃

(4) 键线式：∕\∕

四、有机化合物的分类

有机化合物常用的分类方法有两种：一种是根据分子中碳原子连接方式（碳架）分类，另一种是按官能团分类。

（一）按碳架分类

1. **开链化合物** 是指碳原子间相互连接成开放性链状结构的有机化合物。由于这类化合物最初是在油脂中发现的，所以又称为脂肪族化合物。例如：

CH₃—CH₂—CH₂—CH₃
丁烷

2. **闭链化合物** 又称为环状化合物，是指碳原子间或碳原子与其他原子间结合成环状结构的有机化合物。根据成环的原子种类不同，闭链化合物又分为碳环化合物和杂环化合物。

（1）碳环化合物：是指分子中的环全部由碳原子组成的化合物。根据碳环结构不同，又分为脂环族化合物和芳香族化合物。

1) 脂环族化合物：与脂肪族化合物性质相似的碳环化合物。例如：

环戊烷　　　　　　环己烷

2) 芳香族化合物：分子中含有苯环的化合物。例如：

苯　　　　　　萘

（2）杂环化合物：组成环的原子除碳原子外，还含有其他元素原子的化合物。例如：

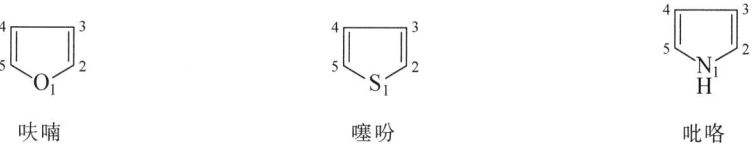

呋喃　　　　　　噻吩　　　　　　吡咯

（二）按官能团分类

能决定一类有机化合物主要化学性质的原子或原子团，称为官能团（functional group）。官能团相同的化合物，化学性质相似。根据所含官能团不同，可将有机化合物分为不同类别（表8-2）。

表 8-2　常见官能团及相应有机化合物的类别

官能团名称	官能团结构	化合物类别	官能团名称	官能团结构	化合物类别
碳碳双键	$>C=C<$	烯烃	羰基	$\underset{-C-}{\overset{O}{\parallel}}$	酮
碳碳三键	$-C\equiv C-$	炔烃	醛基	$-CHO$	醛
卤素原子	$-X$	卤代烃	羧基	$-COOH$	羧酸
羟基	$-OH$	醇、酚	氨基	$-NH_2$	胺
醚键	$-O-$	醚	硝基	$-NO_2$	硝基化合物

通常把两种分类方法结合起来，如 $CH_3CH_2NH_2$ 属于脂肪胺，$C_6H_5NH_2$ 属于芳香胺。

第二节　烷　烃

分子中碳原子间相互连接成开放性链状结构的烃称为开链烃，又称脂肪烃。分子中碳原子间都以单键相连接，碳原子的其余价键全部与氢原子结合的开链烃，称为饱和开链烃，简称烷烃（alkane）。

一、烷烃的结构和命名

（一）烷烃的同系物

甲烷、乙烷、丙烷、丁烷的分子式分别为 CH_4、C_2H_6、C_3H_8、C_4H_{10}。从这些烷烃的分子组成可以看出，烷烃分子中碳原子和氢原子数目之比为 $n:2n+2$，因此烷烃可用通式 C_nH_{2n+2}（$n\geq 1$）表示。在烷烃分子中，碳与碳、碳与氢之间都以单键相连接，相邻两个烷烃在分子组成上相差一个 CH_2 原子团。这种结构相似，分子组成上相差一个或几个 CH_2 原子团的一系列化合物称为同系列（homologous series）。同系列中的各个化合物互称为同系物。CH_2 原子团称为同系差。同系物具有相似的化学性质，物理性质也随碳原子数的增加呈现规律性变化。

（二）烷烃的结构

烷烃分子中，碳原子间以单键相连接，所有碳原子均为 sp^3 杂化，价键分布为正四面体。例如，甲烷分子中，碳原子以 4 个 sp^3 杂化轨道分别和 4 个氢原子的 s 轨道重叠，形成 4 个完全相等的 σ 键。碳原子处在正四面体的中心，4 个碳氢键指向正四面体的 4 个顶点，键角均为 109.5°，4 个碳氢键的键长均为 109pm。甲烷的分子结构如图 8-3 所示。甲烷的立体结构常用球棍模型（又称凯库勒模型）和比例模型（又称斯陶特模型）表示，如图 8-4 所示。

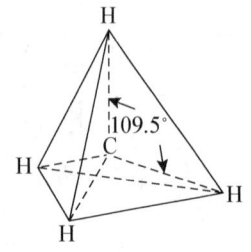

图 8-3　甲烷的分子结构

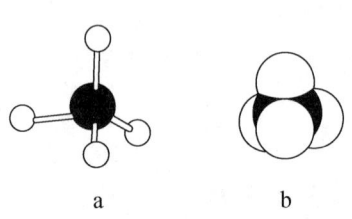

图 8-4　甲烷的立体模型
a. 球棍模型；b. 比例模型

（三）烷烃的同分异构现象和命名

1. **烷烃的同分异构现象** 甲烷、乙烷、丙烷没有同分异构体。从丁烷开始，均有同分异构体。例如，丁烷（C_4H_{10}）有 2 种同分异构体：

$$CH_3-CH_2-CH_2-CH_3 \qquad\qquad CH_3-\underset{\underset{CH_3}{|}}{CH}-CH_3$$

$$\text{正丁烷} \qquad\qquad\qquad\qquad \text{异丁烷}$$

这种由于碳链骨架不同而产生的异构称为碳链异构。随着碳原子数的增加，烷烃的同分异构体数迅速增加。例如，C_5H_{12} 有 3 种，C_6H_{14} 有 5 种，C_7H_{16} 有 9 种，C_8H_{18} 有 18 种。

有机化合物分子中，由于碳原子所处的位置不同，它们所连的碳原子数也不相同。根据一个碳原子所连的碳原子数目不同，可把碳原子分为四种类型：只与一个碳原子直接相连的碳原子称为伯碳原子，用 1° 表示，如下式中的 C^1、C^5、C^6、C^7、C^8；与两个碳原子直接相连的碳原子称为仲碳原子，用 2° 表示，如下式中的 C^3；与三个碳原子直接相连的碳原子称为叔碳原子，用 3° 表示，如下式中的 C^4；与四个碳原子直接相连的碳原子称为季碳原子，用 4° 表示，如下式中的 C^2。

$$^1CH_3-\overset{\overset{^7CH_3}{|}}{\underset{\underset{^6CH_3}{|}}{^2C}}-^3CH_2-^4\overset{\overset{^8CH_3}{|}}{CH}-^5CH_3$$

连在伯、仲、叔碳原子上的氢原子，分别称为伯氢原子（1°H）、仲氢原子（2°H）、叔氢原子（3°H）。不同类型的碳原子和氢原子，其化学活性不同。

2. **烷烃的命名** 烷烃分子中去掉一个氢原子剩余的原子团叫烷基，通式为 $-C_nH_{2n+1}$，常用 —R 表示。简单烷基的命名是把相应的烷烃名称中的"烷"字改为"基"字。常见的烷基有：

甲基　　CH_3-

乙基　　CH_3CH_2-　　简写为 C_2H_5-

正丙基　$CH_3CH_2CH_2-$　简写为 C_3H_7-

异丙基　$(CH_3)_2CH-$

烷烃的命名方法主要有普通命名法和系统命名法。普通命名法只适用于直链烷烃和碳原子数较少的烷烃。对于结构比较复杂的烷烃，必须采用系统命名法。

(1) **普通命名法**（习惯命名法）：基本原则：①按分子中碳原子总数称为"某烷"。碳原子数在 10 个以内的烷烃，用天干即甲、乙、丙、丁、戊、己、庚、辛、壬、癸表示；碳原子数在 10 个以上的烷烃，用中文数字十一、十二等表示。②为了区分异构体，把直链烷烃称为"正某烷"；只在碳链一端第 2 位碳原子上连有一个甲基的烷烃，按碳原子总数称为"异某烷"；只在碳链一端第 2 位碳原子上连有两个甲基的烷烃，按碳原子总数称为"新某烷"。例如：

$$CH_3-CH_2-CH_2-CH_2-CH_3 \qquad CH_3-\underset{\underset{CH_3}{|}}{CH}-CH_2-CH_3 \qquad CH_3-\overset{\overset{CH_3}{|}}{\underset{\underset{CH_3}{|}}{C}}-CH_3$$

$$\text{正戊烷} \qquad\qquad\qquad \text{异戊烷} \qquad\qquad\qquad \text{新戊烷}$$

(2) **系统命名法**：对于直链烷烃，按碳原子总数称为"某烷"。例如：

$$CH_3-CH_2-CH_3 \qquad\qquad CH_3-CH_2-CH_2-CH_3$$

$$\text{丙烷} \qquad\qquad\qquad\qquad \text{丁烷}$$

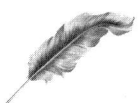

对于支链烷烃,基本原则:①选择最长碳链作为"主链"。以主链为母体,支链作为取代基。如果有几条长度相等的最长碳链,选择支链最多的一条链为主链。②从靠近取代基一端开始,用阿拉伯数字给主链碳原子依次编号,确定取代基的位置。编号时,应使各个取代基位置数之和最小。③按主链碳原子数称为"某烷",把取代基的位置、数目、名称写在"某烷"之前,位置与数目、位置与名称间用短线隔开。主链连接多个烷基时,相同的烷基合并用二、三等表示,表示相同取代基位置的阿拉伯数字间用","隔开;不同的烷基,把简单烷基写在前,复杂烷基写在后,并用短线隔开。例如:

$$CH_3-CH_2-CH_2-CH_2-CH_3$$
戊烷

$$CH_3-CH(CH_3)-CH_2-CH_3$$
2-甲基丁烷

$$CH_3-CH(CH_3)-CH(C_2H_5)-CH_2-CH_2-CH_3$$
2-甲基-3-乙基己烷

$$CH_3-CH(CH_3)-CH_2-CH(CH_3)-CH_2-CH_3$$
2,4-二甲基己烷

二、烷烃的性质

(一) 物理性质

直链烷烃的物理性质随碳原子数的增加呈规律性变化。常温、常压下,含 1~4 个碳原子的直链烷烃为气体,含 5~16 个碳原子的直链烷烃为液体,含 17 个碳原子以上的直链烷烃为固体。直链烷烃的熔点、沸点随碳原子数的增加而升高。烷烃难溶于水,易溶于有机溶剂。烷烃的密度小于 1,随碳原子数的增加,烷烃的密度逐渐增大,但增加的值很小。

(二) 化学性质

1. **稳定性** 烷烃分子中的化学键均为 σ 键,化学性质比较稳定,通常不与强酸、强碱、强氧化剂和强还原剂作用。例如,把甲烷通入高锰酸钾酸性溶液中,溶液不褪色。

2. **氧化反应** 烷烃在空气中燃烧,生成二氧化碳和水,同时放出大量的热。例如:

$$CH_4 + 2O_2 \xrightarrow{点燃} CO_2 \uparrow + 2H_2O + 热量$$

烷烃燃烧不完全会产生一氧化碳或游离碳,造成环境污染,而且会导致人中毒。通常汽油和柴油燃烧时带有黑烟就是燃烧不完全的缘故。

3. **取代反应** 烷烃在光照、高温或催化剂的作用下,能与卤素发生反应。例如,甲烷与氯气在光照或加热条件下发生反应,甲烷分子中的氢原子逐个被氯原子取代,生成一氯甲烷、二氯甲烷、三氯甲烷(氯仿)和四氯甲烷(四氯化碳)。

$$CH_4 + Cl_2 \xrightarrow{光照} CH_3Cl + HCl$$

$$CH_3Cl + Cl_2 \xrightarrow{光照} CH_2Cl_2 + HCl$$

$$CH_2Cl_2 + Cl_2 \xrightarrow{光照} CHCl_3 + HCl$$

$$CHCl_3 + Cl_2 \xrightarrow{光照} CCl_4 + HCl$$

有机化合物分子中某些原子或原子团被其他原子或原子团所代替的反应称为取代反应(substitution reaction)。有机化合物分子中的氢原子被卤原子取代的反应称为卤代反应。烃分子中的氢原子被卤原子取代所生成的化合物称为卤代烃,卤代烃是一种重要的烃的衍生物。

三、重要的烷烃

1. 甲烷（CH_4） 甲烷是无色、无臭、无味的可燃性气体，大量存在于自然界，是天然气、沼气和石油气的主要成分。甲烷燃烧产生淡蓝色火焰，生成二氧化碳和水，同时放出大量的热，因此甲烷可作为热源。甲烷不完全燃烧生成炭黑，是生产炭黑的一种重要方法。炭黑是黑色颜料，可用来制造油墨，也可用作橡胶的填料，增强橡胶的强度。

2. 固体石蜡 固体石蜡是各种固体烃的混合物，熔点为 50～65℃，用于调节软膏的稠度，医药上可用于石蜡疗法。

3. 液状石蜡 液状石蜡是各种液体烃的混合物，为无色透明液体，不溶于水和醇，能溶于醚和氯仿。液状石蜡能与多种脂肪油或挥发油混合，作为软膏剂的基质，主要用于调节软膏的稠度。在医药上还可用于配制滴鼻剂或喷雾剂，也可用作缓泻剂。

4. 凡士林 又称软石蜡，是液体烃和固体烃的半固体混合物，熔点为 38～60℃，无臭味、无刺激性，不溶于水，易溶于乙醚和石油醚，性质稳定，能与多种药物配伍，特别适用于遇水不稳定的药物。凡士林有适宜的黏稠性和涂展性，可单独用作软膏基质。由于油腻性大、吸水性差，不利于水性分泌物的排出和热量的散发，不适用于急性并有大量渗出液的患处。

四、烷烃的来源

烷烃的主要来源是石油和天然气。石油是一种深褐色的黏稠液体，有工业的"血液"之称。它是多种烃的混合物，包括烷烃、环烷烃和芳香烃。此外，石油还含有少量非烃化合物，如硫化氢、硫醇、噻吩、吡咯、吡啶等。天然气由 C_1～C_8 烷烃组成，主要成分是甲烷（80%），其他成分有乙烷（13%）、丙烷（3%）、丁烷（1%）、C_5～C_8 烷烃（0.5%）以及氮气（2.5%）。天然气中几乎不含硫化物，是一种比石油更清洁的燃料。

第三节 烯 烃

分子中含有碳碳双键的不饱和开链烃，称为烯烃（alkene）。碳碳双键（>C=C<）是烯烃的官能团。烯烃比相同碳原子数的烷烃少两个氢原子，因此烯烃可用通式 $C_nH_{2n}(n\geqslant 2)$ 表示。

一、烯烃的结构和命名

（一）烯烃的结构

烯烃中双键碳原子为 sp^2 杂化。碳碳双键由两个碳原子的 sp^2 杂化轨道沿对称轴重叠形成的一个 σ 键和由两个互相平行的 p 轨道从侧面重叠所形成的一个 π 键组成。乙烯的结构式为：

$$\begin{array}{cc} H & H \\ | & | \\ H-C=C-H \end{array}$$

乙烯分子中碳原子为 sp^2 杂化，碳原子上 3 个 sp^2 杂化轨道处于同一平面，夹角为 120°，两个碳原子上还各有一个与该平面垂直的 p 轨道。乙烯分子中的碳氢键是由碳的 sp^2 杂化轨道与氢的 s 轨道沿键轴方向重叠形成的 σ 键，所有 σ 键处于一个平面上，键角为 120°。乙烯分子中，碳碳双键的键长为 134pm，键能为 610kJ/mol。乙烷分子中，碳碳单键的键长为 154pm，键能为 345kJ/mol。碳碳双键的键能比碳碳单键键能的两倍少，只需较少的能量，就能使双键中的 π 键

断裂，使烯烃表现出活泼的化学性质。

（二）烯烃的同分异构现象和命名

1. 烯烃的同分异构现象　烯烃同分异构体的数目比相同碳原子数的烷烃多。概括起来，主要有碳链异构、位置异构和顺反异构三种，下面主要介绍碳链异构和位置异构。

（1）碳链异构：由于碳链骨架不同引起的异构现象。例如，丁烯有两种碳链异构体：

$$CH_2=CH-CH_2-CH_3 \qquad CH_2=\underset{\underset{CH_3}{|}}{C}-CH_3$$

（2）位置异构：由于双键位置不同引起的异构现象。例如，丁烯有两种位置异构体：

$$CH_2=CH-CH_2-CH_3 \qquad CH_3-CH=CH-CH_3$$

2. 烯烃的命名　基本原则：①选择含有双键的最长碳链为主链，根据主链碳原子数称为"某烯"。碳原子数在10个以内的烯烃用天干表示，碳原子数在10个以上的烯烃用中文数字表示，并在烯字前加"碳"字，称为"某碳烯"。②从靠近双键一端开始给主链碳原子编号，标出双键和取代基的位置。若双键恰好在主链中间，则从靠近取代基一端开始编号。③把双键的位置写在"某烯"前面，中间用短线隔开。将取代基的位置、数目和名称写在双键位置之前，中间用短线隔开。例如：

$$CH_3-CH_2-CH=CH-CH_3 \qquad CH_3-CH=CH-(CH_2)_8-CH_3$$
　　　　2-戊烯　　　　　　　　　　　　2-十二碳烯

$$\underset{\underset{CH_3}{|}}{CH_3}-CH-CH=CH-CH_3 \qquad \underset{\underset{CH_3}{|}}{CH_3}-\overset{\overset{C_2H_5}{|}}{C}=CH-CH-CH_2-CH_3$$
　　　4-甲基-2-戊烯　　　　　　　　　2-甲基-4-乙基-2-己烯

二、烯烃的性质

（一）物理性质

烯烃的物理性质与烷烃相似。常温、常压下，$C_2 \sim C_4$ 的烯烃为气体，$C_5 \sim C_{17}$ 的烯烃为液体，C_{18} 以上的烯烃为固体。烯烃难溶于水，易溶于有机溶剂；密度小于1，比水轻；熔点、沸点和密度都随碳原子数的增加而升高。

（二）化学性质

烯烃的官能团是碳碳双键，由1个σ键和1个π键组成，π键容易断裂。所以，烯烃的化学性质很活泼，容易发生加成、氧化、聚合等反应。

1. 加成反应　有机化合物分子中双键或三键中的π键断裂，加入其他原子或原子团的反应，叫做加成反应（addition reaction）。

（1）催化加氢：在催化剂（Pt、Pd、Ni）的作用下，烯烃与氢气发生加成反应生成烷烃，这个反应称为催化加氢。例如：

$$CH_2=CH_2 + H_2 \xrightarrow{Pt} CH_3-CH_3$$

（2）加卤素：烯烃易与氯、溴加成，生成邻二卤代物。例如，将乙烯通入溴的四氯化碳溶液或溴水中，溴的红棕色褪去，生成1,2-二溴乙烷。常用此反应来鉴别烯烃。

$$CH_2=CH_2 + Br_2 \longrightarrow BrCH_2CH_2Br$$

（3）加卤化氢：烯烃能与卤化氢发生加成反应，生成一卤代烷。例如：

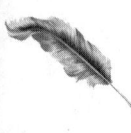

$$CH_2{=}CH_2 + HCl \longrightarrow CH_3CH_2Cl$$

卤化氢与不对称烯烃加成时，有两种不同的加成方式，生成两种不同的产物。化学家马尔科夫尼科夫（Markovnikov）根据实验事实总结出一条经验规则：当不对称烯烃与不对称试剂（如HX、H_2O 等）发生加成反应时，不对称试剂分子中带负电荷的部分总是加到含氢较少的双键碳原子上，带正电荷的部分加到含氢较多的双键碳原子上。这一规则称为马尔科夫尼科夫规则，简称马氏规则。例如，下述反应的主要产物是2-溴丙烷。

$$CH_3{-}CH{=}CH_2 + HBr \longrightarrow \begin{array}{l} CH_3{-}CH_2{-}CH_2Br \quad \text{1-溴丙烷} \\ CH_3{-}\underset{\underset{Br}{|}}{CH}{-}CH_3 \quad \text{2-溴丙烷} \end{array}$$

但是，在少量过氧化物存在的情况下，HBr 与不对称烯烃发生的加成反应不遵守马氏规则。这是由于过氧化物的存在，改变了加成反应的历程。这种现象称为过氧化物效应。例如：

$$CH_3{-}CH{=}CH_2 + HBr \xrightarrow{\text{过氧化物}} CH_3{-}CH_2{-}CH_2Br$$

（4）加水：在酸（如硫酸）的催化作用下，烯烃与水发生加成反应生成醇。例如：

$$CH_2{=}CH_2 + H_2O \xrightarrow{H_2SO_4} CH_3CH_2OH$$

不对称烯烃与水发生加成反应，遵守马氏规则。

2. 氧化反应　烯烃很容易发生氧化反应，随氧化剂和反应条件的不同，氧化产物也不同。反应过程中，双键中的 π 键首先断裂。当反应条件强烈时，σ 键也可断裂。

（1）高锰酸钾氧化：把烯烃通入高锰酸钾溶液中，溶液的紫红色立即褪去。利用此性质可鉴别烷烃和烯烃。

在中性或碱性条件下，烯烃可被冷的稀高锰酸钾溶液氧化生成邻二醇。例如：

$$CH_2{=}CH_2 \xrightarrow[H_2O]{KMnO_4} \underset{\text{乙二醇}}{CH_2{-}CH_2} \atop \underset{OH \quad OH}{|\quad\quad|}$$

如果用酸性高锰酸钾溶液氧化烯烃，则烯烃分子的碳碳双键断裂，根据烯烃结构不同可生成酮、羧酸及 CO_2。一般地，$CH_2{=}$ 结构氧化成 CO_2，$RCH{=}$ 结构氧化成 $RCOOH$，$R_2C{=}$ 结构氧化成 $R{-}\overset{O}{\underset{\|}{C}}{-}R$。因此，根据氧化产物，可推测烯烃的结构。例如，某烯烃经酸性高锰酸钾溶液氧化生成 CH_3COOH 和 CO_2，则该烯烃结构式为 $CH_3CH{=}CH_2$。反应式如下：

$$CH_3{-}CH{=}CH_2 \xrightarrow{KMnO_4, H^+} CH_3COOH + CO_2$$

（2）燃烧：烯烃在空气中燃烧，生成二氧化碳和水，同时放出大量的热。例如：

$$CH_2{=}CH_2 + 3O_2 \xrightarrow{\text{点燃}} 2CO_2\uparrow + 2H_2O + \text{热量}$$

3. 聚合反应　在一定条件下，烯烃分子中的 π 键断裂，发生自身加成反应。这种由小分子结合成大分子的过程称为聚合反应（polymerization）。发生聚合反应的小分子称为单体，生成物称为聚合物，n 称为聚合度。例如：

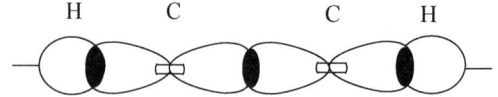

乙烯　　　　　　　聚乙烯

聚乙烯是一种透明柔韧的无毒塑料，可用来制作输液容器、医用导管及整形材料等。

第四节　炔　烃

分子中含有碳碳三键的不饱和开链烃称为炔烃（alkyne）。碳碳三键（—C≡C—）是炔烃的官能团。炔烃比相同碳原子数的烯烃少两个氢原子，因此炔烃可用通式 C_nH_{2n-2}（$n \geq 2$）表示。

一、炔烃的结构和命名

（一）炔烃的结构

乙炔（HC≡CH）是最简单的炔烃。乙炔分子中，两个碳原子均采用 sp 杂化，形成两个互呈直线分布的 sp 杂化轨道，夹角为 180°。乙炔分子中的 σ 键如图 8-5 所示。

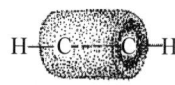

图 8-5　乙炔分子中的 σ 键示意图

乙炔分子中，每个碳原子还有两个未参加杂化的 p 轨道，它们的轴互相垂直。当两个碳原子的两个 p 轨道平行时，两两侧面重叠，形成两个相互垂直的 π 键。两个 π 键的电子云围绕 σ 键形成一个圆筒形（图 8-6）。乙炔分子中，碳碳三键的键长为 120pm，键角为 180°，键能为 835kJ/mol。乙炔分子的结构模型如图 8-7 所示。

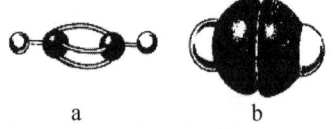

图 8-6　乙炔分子中 π 键电子云　　　　图 8-7　乙炔分子的结构模型

a. 球棒模型；b. 比例模型

（二）炔烃的同分异构现象

炔烃的同分异构现象与烯烃相似，既有碳链异构，又有位置异构，但无顺反异构，其异构体的数目比同碳原子数的烯烃少。具体来说，乙炔、丙炔没有异构现象。丁炔只有三键位置异构。从戊炔开始，既有碳链异构，又有三键位置异构。

（三）炔烃的命名

炔烃的系统命名与烯烃相似。选择含有碳碳三键的最长碳链作为主链，根据主链碳原子数称为"某炔"。碳原子编号从离三键最近的一端开始。若分子中既有三键，又有双键，则选择含有三键和双键的最长碳链为主链，命名为"烯炔"，编号时，应使双键、三键的位置数之和为最小。当双键和三键处在相同的位置时，从靠近双键一端开始编号。例如：

$$CH_3-C\equiv C-CH_2-CH_3 \qquad \underset{\text{4-甲基-1-己炔}}{CH\equiv C-CH_2-\overset{\overset{CH_3}{|}}{CH}-CH_2-CH_3}$$
2-戊炔

$$\underset{\text{3-戊烯-1-炔}}{CH_3-CH=CH-C\equiv CH} \qquad \underset{\text{1-戊烯-4-炔}}{CH_2=CH-CH_2-C\equiv CH}$$

二、炔烃的性质

（一）物理性质

炔烃的物理性质与烯烃相似。常温、常压下，$C_2 \sim C_4$ 的炔烃为气体，$C_5 \sim C_{15}$ 的炔烃为液体，C_{16} 以上的炔烃为固体。炔烃难溶于水，易溶于有机溶剂；密度均小于1，比水轻；熔点、沸点均比相应的烷烃和烯烃高，这与烃炔分子是直线型结构有关。

（二）化学性质

炔烃的三键中含有两个易断裂的 π 键，所以化学性质和烯烃相似，容易发生加成、氧化和聚合反应等。

1. 加成反应

（1）催化加氢：炔烃的催化加氢分两步进行，先生成烯烃，再生成烷烃。例如：

$$HC\equiv CH \xrightarrow{H_2}{Pt} H_2C=CH_2 \xrightarrow{H_2}{Pt} CH_3CH_3$$

（2）加卤素：炔烃与卤素的加成反应分两步进行。例如，把乙炔通入溴水中，溴的红棕色褪去，生成无色 1,2-二溴乙烯和 1,1,2,2-四溴乙烷。利用此性质可鉴别烷烃和炔烃。

$$HC\equiv CH \xrightarrow{Br_2} BrHC=CHBr \xrightarrow{Br_2} Br_2HC-CHBr_2$$

（3）加卤化氢

$$HC\equiv CH + 2HBr \longrightarrow H_3C-CHBr_2$$

不对称炔烃与卤化氢加成，遵守马氏规则。

（4）加水：在催化剂（$HgSO_4$ 的 H_2SO_4 溶液）的作用下，乙炔与水发生加成反应生成乙醛，其他炔烃与水发生加成反应生成酮。例如：

$$HC\equiv CH + H_2O \xrightarrow[\text{稀 } H_2SO_4]{HgSO_4} CH_3-\overset{\overset{O}{\|}}{C}-H$$

$$CH_3-C\equiv CH + H_2O \xrightarrow[\text{稀 } H_2SO_4]{HgSO_4} CH_3-\overset{\overset{O}{\|}}{C}-CH_3$$

不对称炔烃与水加成，遵守马氏规则。

2. 氧化反应

（1）燃烧：炔烃在空气中燃烧，生成二氧化碳和水，有浓烟生成，同时放出大量的热。

$$2HC\equiv CH + 5O_2 \xrightarrow{\text{点燃}} 4CO_2\uparrow + 2H_2O + \text{热量}$$

（2）被氧化剂氧化：炔烃被氧化剂（如高锰酸钾等）氧化，三键断裂，生成羧酸或二氧化碳。通常，$RC\equiv$ 结构氧化成 $RCOOH$，$HC\equiv$ 结构氧化成 CO_2。因此，根据氧化产物，可推测炔烃的结构。例如，某炔烃经酸性高锰酸钾溶液氧化生成 CH_3COOH 和 CO_2，则该炔烃的结构

式为 CH₃C≡CH。反应式如下：

$$CH_3-C≡CH \xrightarrow{KMnO_4, H^+} CH_3COOH + CO_2$$

反应中，高锰酸钾溶液褪色。因此，利用此性质可鉴别烷烃和炔烃。

3. 聚合反应　在高温及催化剂存在的条件下，乙炔能发生聚合反应生成苯。

$$3HC≡CH \xrightarrow[\text{高温}]{\text{催化剂}} \bigcirc$$

4. 生成金属炔化物的反应　碳碳三键在第一位的炔烃称为端基炔烃。这种炔烃中，三键碳原子上的氢原子能被金属取代生成金属炔化物。例如，将乙炔通入硝酸银的氨溶液中生成白色的乙炔银沉淀，通入氯化亚铜的氨溶液中生成红棕色的乙炔亚铜沉淀。利用此性质可鉴别端基炔烃。

第五节　脂环烃

具有环状结构的烃称为闭链烃，又称环烃。闭链烃又分为脂环烃（alicyclic hydrocarbon）和芳香烃（aromatic hydrocarbon）。性质与脂肪烃相似的闭链烃叫脂环烃。脂环烃及其衍生物广泛存在于自然界中。在石油和某些动、植物体内，都含有脂环烃及其衍生物，如甾体化合物、萜类和环酮等。

一、脂环烃的分类和命名

（一）脂环烃的分类

脂环烃按照分子中所含环的多少可分为单环脂环烃和多环脂环烃。根据成环碳原子数的多少，可分为小环（C₃~C₄）、常见环（C₅~C₆）、中环（C₇~C₁₂）和大环（C₁₃以上）脂环烃。根据环内有无不饱和键，可分为饱和脂环烃和不饱和脂环烃。前者叫环烷烃，后者环内有双键或三键，分别叫做环烯烃或环炔烃。

（二）脂环烃的命名

对于环烷烃，根据成环碳原子数称为"环某烷"，把环上的支链作为取代基。如有多个取代基时，将成环碳原子编号，使取代基的位置最小，同时给予较小的取代基以较低的编号。对于环烯烃或环炔烃，根据成环碳原子数称为"环某烯"或"环某炔"，编号从不饱和碳原子开始，把1，2号位置给双键或三键的两个碳原子。例如：

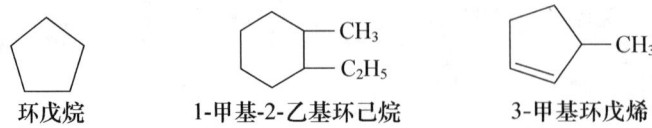

环戊烷　　　1-甲基-2-乙基环己烷　　　3-甲基环戊烯

二、脂环烃的性质

常温、常压下，C₃~C₄的环烷烃为气体，C₅~C₁₂的环烷烃为液体，C₁₃以上的环烷烃为固体。环烷烃的熔点、沸点比相同碳原子数的烷烃高。随着成环碳原子数的增加，环烷烃的沸点和熔点升高。环烷烃不溶于水，易溶于有机溶剂。

环烷烃的化学性质与烷烃相似，易发生取代反应。环烯烃的化学性质与烯烃相似，易发生加

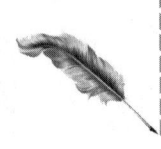

成、氧化反应。此外，小环（$C_3 \sim C_4$）环烷烃易发生开环加成反应。例如：

$$\triangle \xrightarrow[Ni]{H_2} CH_3CH_2CH_3$$

$$\triangle \xrightarrow{Br_2} BrCH_2CH_2CH_2Br$$

$$\triangle \xrightarrow{HBr} BrCH_2CH_2CH_3$$

$$\triangle \xrightarrow[H_2SO_4]{H_2O} CH_3CH_2CH_2OH$$

环丙烷的烷基衍生物与 HX 发生加成反应时，开环发生在含氢最多和含氢最少的两个碳原子间，并且氢原子加在含氢多的碳原子上，X 原子加在含氢少的碳原子上。例如：

$$\triangleright\!\!-CH_3 \xrightarrow{HBr} CH_3-\underset{\underset{Br}{|}}{C}H-CH_2-CH_3$$

第六节　芳香烃

分子中含有一个或多个苯环结构的烃称为芳香烃，简称芳烃。芳香烃具有高度的不饱和性，化学性质表现为苯环上易发生取代反应，难发生加成反应和氧化反应。苯分子中的氢原子可以被其他原子或原子团取代，生成各种芳香族化合物。因此，苯是芳香族化合物的母体。

一、苯的结构和苯的同系物

（一）苯的结构

苯是最简单的芳烃，分子式为 C_6H_6。1865 年德国化学家凯库勒提出苯的结构式（即凯库勒式）如下：

（结构式）简写为（六边形符号）

苯是平面型分子，苯分子中的每个碳原子都采取 sp^2 杂化，6 个碳原子各以 2 个 sp^2 杂化轨道与相邻碳原子相互重叠形成 6 个 C—C σ 键，构成一个平面正六边形；6 个碳原子再各以 1 个 sp^2 杂化轨道与氢原子 s 轨道重叠形成 6 个 C—H σ 键，12 个 σ 键处于同一平面。6 个碳原子还各有 1 个未杂化的 p 轨道，垂直于上述 12 个 σ 键所在的平面，相互重叠形成 1 个环状 π-π 共轭体系，简称为大 π 键（图 8-8、9）。共轭体系能量降低，使苯分子具有稳定性。同时电子云发生了离域，键长发生了平均化，在苯分子中没有单、双键之分。近代物理方法证明，苯分子具有平面正六边形结构，碳碳键的键长均为 140pm，键角为 120°。

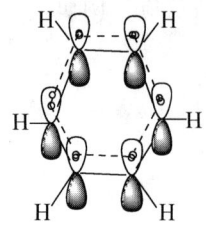
图 8-8 苯的共轭大 π 键

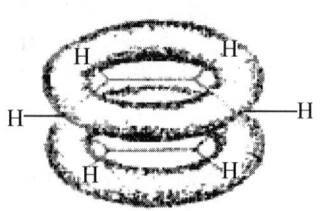
图 8-9 苯分子中 π 电子云分布

目前，一般仍采用凯库勒式表示苯的结构，但在使用时，绝不能认为苯是单键、双键交替组成的环状结构。鉴于苯分子中存在共轭大 π 键，可用 ⌬ 表示苯的结构式。

（二）苯的同系物

苯环上的氢原子被烷基取代所生成的化合物称为苯的同系物，通式为 C_nH_{2n-6}（$n \geq 6$）。

一烷基苯的命名以苯为母体，烷基作为取代基，称为"某苯"。例如：

甲苯　　　　乙苯

二烷基苯有 3 种异构体。命名时用邻（o-）、间（m-）、对（p-）或用阿拉伯数字表示取代基的相对位置。例如：

1,2-二甲苯　　　　1,3-二甲苯　　　　1,4-二甲苯
邻-二甲苯（o-二甲苯）　间-二甲苯（m-二甲苯）　对-二甲苯（p-二甲苯）

三烷基苯有 3 种异构体。命名时用连、均、偏或用阿拉伯数字表示取代基的相对位置。例如：

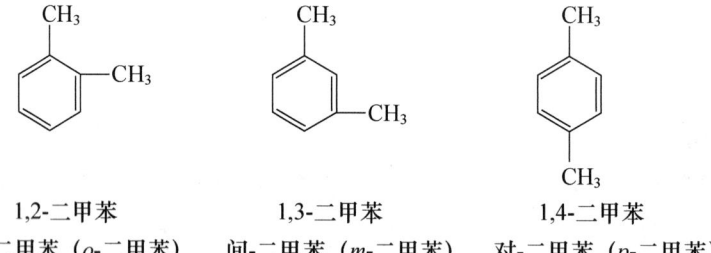

1,2,3-三甲苯　　　　1,3,5-三甲苯　　　　1,2,4-三甲苯
（连-三甲苯）　　　　（均-三甲苯）　　　　（偏-三甲苯）

芳烃分子中去掉一个氢原子，剩余部分叫芳烃基，用 Ar— 表示。例如：

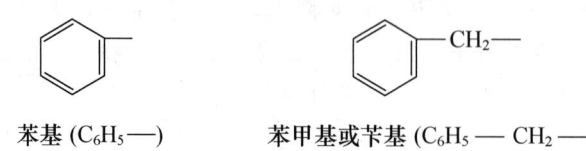

苯基（C_6H_5—）　　　　苯甲基或苄基（C_6H_5—CH_2—）

二、苯及其同系物的性质

(一) 物理性质

苯及其低级同系物都是无色透明并有特殊气味的液体；难溶于水，易溶于有机溶剂；密度小于1，比水轻；烷基苯沸点随烷基增大而升高。苯蒸气有毒，短时间吸入高浓度苯蒸气会引起急性中毒，甚至危及生命。长期吸入低浓度苯蒸气会引起慢性中毒，损害造血器官和神经系统，引起白细胞减少和头晕、乏力等症状。苯也容易被皮肤吸收而引起中毒。

(二) 化学性质

苯的化学性质比较稳定，通常不与酸、碱、氧化剂等作用，不能使溴水退色。在一定条件下，苯及其同系物可发生取代、加成反应，苯的同系物还可发生侧链氧化反应。

1. 取代反应

(1) 卤代反应：以铁粉、氯化铁或溴化铁作催化剂，苯与氯或溴作用，苯环上的氢原子被氯或溴原子取代，生成氯苯或溴苯。

$$\text{C}_6\text{H}_6 + \text{Cl}_2 \xrightarrow{\text{FeCl}_3} \text{C}_6\text{H}_5\text{Cl} + \text{HCl}$$

在光照条件下，甲苯与氯气的取代反应发生在侧链上。

$$\text{C}_6\text{H}_5\text{CH}_3 + \text{Cl}_2 \xrightarrow{\text{光照}} \text{C}_6\text{H}_5\text{CH}_2\text{Cl} + \text{HCl}$$

(2) 硝化反应：在浓硫酸的催化作用下，苯与浓硝酸发生反应，苯环上的氢原子被硝基（—NO_2）取代，生成硝基苯。有机化合物分子中的氢原子被硝基取代生成硝基化合物的反应，称为硝化反应。

$$\text{C}_6\text{H}_6 + \text{HNO}_3 \xrightarrow[50\sim60\ ℃]{\text{浓H}_2\text{SO}_4} \text{C}_6\text{H}_5\text{NO}_2 + \text{H}_2\text{O}$$

(3) 磺化反应：苯与浓硫酸共热，苯环上的氢原子被磺酸基（—SO_3H）取代，生成苯磺酸。有机化合物分子中的氢原子被磺酸基取代的反应，称为磺化反应。

$$\text{C}_6\text{H}_6 + \text{H}_2\text{SO}_4(\text{浓}) \xrightarrow{\triangle} \text{C}_6\text{H}_5\text{SO}_3\text{H} + \text{H}_2\text{O}$$

2. 加成反应 苯的化学性质比较稳定，不易发生加成反应。但在一定条件下，苯能与氢气、氯气等发生加成反应。

(1) 加氢：在加热、加压和催化剂（Pt、Ni 等）作用下，苯与氢气发生加成反应，生成环己烷。

$$\text{C}_6\text{H}_6 + 3\text{H}_2 \xrightarrow[\triangle]{\text{Ni}} \text{C}_6\text{H}_{12}$$

(2) 加氯：在紫外线照射下，苯与氯气发生加成反应，生成六氯环己烷（俗称六六六）。

$$\text{C}_6\text{H}_6 + 3\text{Cl}_2 \xrightarrow{\text{日光}} \text{C}_6\text{H}_6\text{Cl}_6$$

3. 侧链氧化反应 苯不能被氧化。如果苯环上连有侧链，在强氧化剂（如 $KMnO_4$、

$K_2Cr_2O_7$ 等）作用下，苯环上含 α-H 的侧链能被氧化，且不论侧链有多长，均可被氧化为羧基（—COOH）。利用此性质，可鉴别苯与苯的同系物。

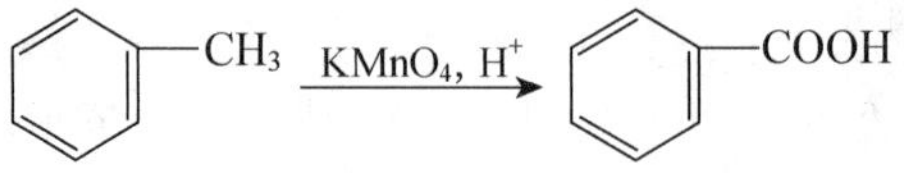

$$\underset{}{C_6H_5-CH_3} \xrightarrow{KMnO_4, H^+} C_6H_5-COOH$$

三、稠环芳香烃

稠环芳香烃是指分子中含有两个或两个以上苯环，并且苯环之间共用相邻两个碳原子的芳香烃。重要的稠环芳香烃有萘、蒽和菲等。

（一）萘

萘的分子式为 $C_{10}H_8$，由两个苯环共用相邻两个碳原子而形成。萘为白色片状晶体，具有特殊难闻的气味，熔点为 80.5℃，易升华，难溶于水而易溶于有机溶剂，是重要的化工原料，广泛用于制造染料、树脂、溶剂等，也可用作驱虫剂（俗称卫生球）。萘的结构式如下：

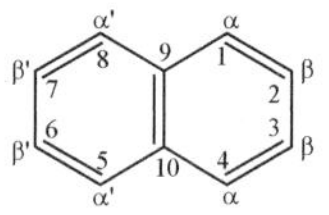

（二）蒽

蒽的分子式为 $C_{14}H_{10}$，由三个苯环以直线式稠合而成。蒽为白色片状带有蓝色荧光的晶体，熔点为 216℃，易升华，难溶于水、乙醇和乙醚，易溶于苯，是制造染料的重要原料，广泛用作杀虫剂、杀菌剂、汽油阻凝剂等。蒽的结构式如下：

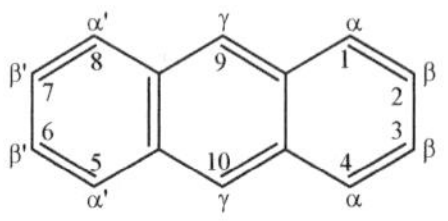

（三）菲

菲的分子式为 $C_{14}H_{10}$，与蒽互为同分异构体，由三个苯环稠合而成。菲为无色结晶，熔点为 101℃，难溶于水，易溶于乙醇、苯等有机溶剂，是制药工业的重要原料。菲的结构式如下：

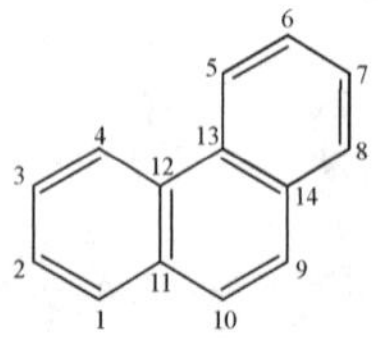

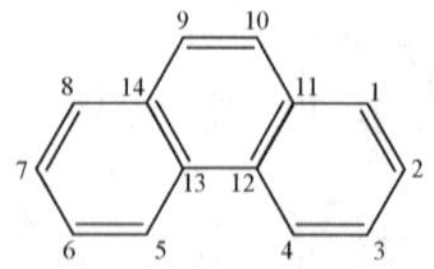

生物体内许多化合物分子结构中含有菲的骨架，即环戊烷多氢菲。环戊烷多氢菲本身并不存在于自然界中，但其衍生物广泛存在于动、植物体内，并具有重要的生理作用。例如，胆固醇、胆酸、维生素 D 和某些激素等都含有环戊烷多氢菲的骨架。环戊烷多氢菲的结构式如下：

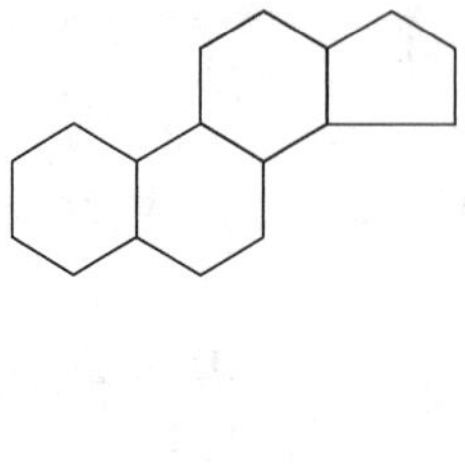

四、芳香烃的来源

芳香烃主要来源于煤焦油和石油。煤焦油是由煤经干馏得到的黑褐色油状物。大约在 1940 年以前，苯、甲苯、二甲苯、萘、蒽等各种芳香烃类化合物都是从煤焦油中经分馏得到的。随着工业生产的发展，工业上对芳香烃类化合物的需求量远远超过了从煤焦油中可得到的量。因此，现代工业上使用的重要芳香烃类化合物（苯、甲苯、二甲苯等）的主要来源是石油。从石油中获得烷烃和环烷烃，通过催化脱氢转化成苯和烷基苯等芳香烃类化合物。

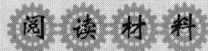

富勒烯

富勒烯（fullerene）是由 50、60、70 个碳原子分别组成的 C_{50}、C_{60}、C_{70} 等一类化合物的总称，是一族只有碳元素组成的笼状化合物。富勒烯是碳的同素异形体，属无机化合物，但富勒烯及其衍生物的分子结构和化学性质又像芳香烃，因此也可归属于有机化合物。自罗伯特·科尔（美）、哈罗德·沃特尔·克罗托（英）和理查德·斯莫利（美）三位科学家于 1985 年发现 C_{60} 以来，C_{60} 和富勒烯族化合物的研究相当活跃，当前研究得比较多的是 C_{60}。C_{60} 是继苯分子后化学领域的又一个重大发现，这三位科学家因此共同获得了 1996 年诺贝尔化学奖。C_{60} 是由 60 个碳原子组成的高度对称的笼状分子，由于形似美国著名设计师理查德·巴克敏斯特·富勒（Richard Buckminster Fuller）所设计的蒙特利尔世界博览会网格球体主建筑而被命名为 Buckminster Fullerene。此后人们将这一类化合物命名为富勒烯。又因其形似足球，故也称分子足球、足球分子、足球烯。C_{60} 是由 60 个碳原子采用不等性 sp^2 杂化轨道互相成键形成的笼状分子，未杂化的 p 轨道形成一个非平面的共轭离域大 π 键，60 个碳原子在 12 个正五边形和 20 个正六边形组成的具有 32 个平面的多面体的 60 个顶点上，是一个高度对称的分子。富勒烯结构如图 8-10 所示。

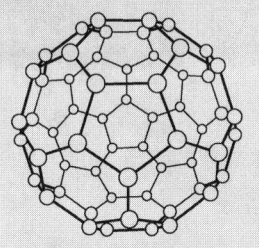 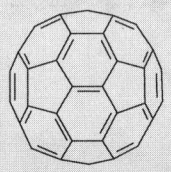

(a) 立体透视式　　　　(b) 平面投影式

图 8-10　富勒烯的结构

研究表明，C_{60} 在许多领域发挥了巨大作用。如 C_{60} 是纳米级材料，可用作记忆元件，可制成超级耐高温的润滑剂、高能蓄电池、燃料、太空火箭推进剂等。纯 C_{60} 是绝缘体，但在 C_{60} 笼中嵌入钾原子后，有较好的超导性和光性，可在非线性光学材料和特殊有机磁性材料中应用。由于其结构的特殊性，表现出很强的非线性光学性质，在光学计算机和光纤通讯中有特殊价值。C_{60} 水溶性磷脂衍生物能与某些癌细胞结合，并显示出生物医学活性，从而为摧毁和杀灭癌细胞提供了条件。

富勒烯的出现为化学、物理学、电子学、天文学、材料科学、生命科学和医学等学科开辟了新的研究领域。随着研究的深入发展，富勒烯及其衍生物的应用潜力将不断被开发出来，造福人类。

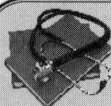

本章小结

1. 有机化合物分子中碳原子通过 sp^3、sp^2、sp 三种杂化方式，形成 sp^3 杂化轨道、sp^2 杂化轨道和 sp 杂化轨道，碳原子间可形成单键、双键、三键三种碳碳键。有机化合物分子中的化学键主要是共价键，包括 σ 键和 π 键两种类型。

2. 由碳和氢两种元素组成的化合物叫做碳氢化合物，简称烃。根据结构和性质的不同，烃可分为开链烃（包括烷烃、烯烃和炔烃）和闭链烃（包括脂环烃和芳香烃）。

3. 烷烃是指分子中碳原子间以单键相连，碳原子的其余价键全部与氢原子结合的开链烃，通式为 C_nH_{2n+2}。烷烃的化学性质很不活泼，在常温下，与强酸、强碱、强氧化剂和还原剂几乎不起作用。其化学性质主要表现为燃烧和取代反应。

4. 烯烃是指分子中含有碳碳双键的不饱和开链烃，通式为 C_nH_{2n}。烯烃的化学性质比烷烃活泼，能发生加成、氧化、聚合等反应。

5. 炔烃是指分子中含有碳碳三键的不饱和开链烃，通式为 C_nH_{2n-2}。炔烃能发生加成、氧化和聚合等反应，端基炔烃还能与碱金属、Ag^+、Cu^+ 等重金属离子发生反应，生成金属炔化物。

6. 脂环烃分为环烷烃、环烯烃和环炔烃。环烷烃的化学性质与烷烃相似，易发生取代反应；小环（$C_3 \sim C_4$）环烷烃易发生开环加成反应；环烯烃的化学性质与烯烃相似，易发生加成、氧化反应。

7. 芳香烃是指分子中含有一个或多个苯环结构的烃。苯的同系物通式为 C_nH_{2n-6}。在一定条件下，苯可发生取代、加成反应，但难以发生氧化反应。在强氧化剂作用下，苯环上含 α-H 的侧链易被氧化，生成苯甲酸。

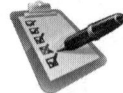

单元自测题

一、单项选择题

1. 分子式为 C_8H_{10} 的芳香烃，其可能结构有（　　）
   A. 3 种　　　　B. 4 种　　　　C. 5 种　　　　D. 6 种

2. 下列物质中，与其他 3 种物质都不能发生反应的是（　　）
   A. 氨气　　　　B. 乙烯　　　　C. 甲烷　　　　D. 氯化氢

3. 下列不能使高锰酸钾溶液退色的是（　　）
   A. 乙烷　　　　B. 乙烯　　　　C. 乙炔　　　　D. 乙苯

4. 既能使高锰酸钾溶液退色，又能使溴水退色的是（　　）
   A. 乙烷　　　　B. 乙烯　　　　C. 苯　　　　　D. 乙苯

5. 下列不能发生加成反应的是（　　）
   A. 乙烷　　　　B. 乙烯　　　　C. 乙炔　　　　D. 苯

6. 下列属于有机化合物的是（　　）
   A. CO_2　　　B. CO　　　　C. CH_4　　　D. Na_2CO_3

7. 有机化合物中一定含有的元素是（　　）

A. O B. H C. N D. C

8. 下列能使溴水褪色的是（ ）

　　A. 丙烷　　　　B. 丙烯　　　　C. 苯　　　　D. 甲苯

9. 下列能与硝酸银的氨溶液反应生成白色沉淀的是（ ）

　　A. 乙烷　　　　B. 乙烯　　　　C. 乙炔　　　　D. 乙苯

10. 下列不能使溴水退色的是（ ）

　　A. 丙烷　　　　B. 丙烯　　　　C. 丙炔　　　　D. 环丙烯

二、填空题

1. 有机化合物中碳原子间可形成＿＿＿、＿＿＿、＿＿＿三种碳碳键。烯烃的官能团是＿＿＿，炔烃的官能团是＿＿＿。

2. 烃是指由＿＿＿、＿＿＿两种元素组成的化合物。

3. 有机化合物中碳原子通常有＿＿＿、＿＿＿、＿＿＿三种杂化方式。

4. 烷烃分子的通式是＿＿＿，烯烃分子的通式是＿＿＿，炔烃分子的通式是＿＿＿，苯及其同系物分子的通式是＿＿＿。

5. 乙炔与硝酸银的氨溶液反应生成＿＿＿色沉淀，与氯化亚铜的氨溶液反应生成＿＿＿色沉淀。

三、名词解释

1. 有机化合物　　2. 取代反应　　3. 加成反应　　4. 同分异构体　　5. 烃　　6. 烷烃

7. 官能团　　8. 同系物　　9. 结构式

四、命名下列化合物或写出结构简式

1. $\text{C}_6\text{H}_5\text{—CH}_3$

2. $CH_2=CH—CH_2—CH_3$

3. $CH_3—CH—C\equiv CH$
　　　　|
　　　CH_3

4. $CH_3—CH_2—CH—CH_3$
　　　　　　　|
　　　　　　CH_3

5. 2-甲基戊烷

6. 2-甲基-1-戊烯

7. 2-丁炔

8. 邻-二甲苯

五、完成下列反应方程式

1. $CH_2=CH_2 + H_2 \longrightarrow$

2. $CH_2=CH_2 + HCl \longrightarrow$

3. $CH_2=CH_2 + H_2O \longrightarrow$

4. $CH\equiv CH + H_2O \longrightarrow$

5. $C_6H_5—CH_3 + Cl_2 \xrightarrow{光照}$

6. $C_6H_6 + HNO_3 \xrightarrow[\triangle]{H_2SO_4(浓)}$

六、用化学方法鉴别下列各组化合物

1. 乙烷、乙烯、乙炔

2. 苯、甲苯

3. 丙烯、苯、甲苯

（曾琦斐）

第九章　醇酚醚

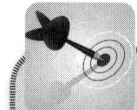

学习目标

1. 掌握醇、酚、醚的命名，醇、酚的物理性质，醇、酚的重要化学性质。
2. 熟悉醇与金属钠的反应、氧化反应、脱水反应，醇的酯化和酚的易氧化性。
3. 了解乙醇、甲酚在医学中应用的意义。
4. 能运用醇、酚的重要性质进行醇、酚的鉴别。

醇、酚、醚都是烃的含氧衍生物。醇和酚的分子中都含有共同的官能团——羟基（hydroxy），通式为—OH。醇羟基一般与非苯环碳原子相连，而酚羟基通常直接与苯环相连。由于羟基连接方式不同，醇和酚在化学性质上有明显差异。醚可以看成是醇或酚中羟基上的氢原子被烃基取代后的化合物。

醇、酚、醚与医药联系十分密切，它们常用作溶剂、消毒剂、麻醉剂和防腐剂。醇是有机反应的重要原料，乙醇和许多酚类化合物具有防腐和消毒能力，许多药物中常含有醇或酚的结构。醚类物质具有麻醉作用，乙醚是常用的有机溶剂。

第一节　醇

一、醇的结构、分类和命名

（一）醇的结构

醇（alcohol）是羟基与脂肪烃、脂环烃或芳香烃侧链上的碳原子直接相连的化合物，或者是脂肪烃、脂环烃或芳香烃侧链上的氢被羟基取代所得到的化合物。羟基（—OH）是醇的官能团，称为醇羟基。

一元醇的通式为（Ar）R—OH，饱和一元醇的通式为 $C_nH_{2n+2}O$。

（二）醇的分类

1. 根据羟基所连的烃基结构的不同，醇可分为脂肪醇、脂环醇和芳香醇。脂肪醇和脂环醇又可分为饱和醇与不饱和醇。例如：

	饱和醇	不饱和醇
脂肪醇	CH_3CH_2OH	$CH_2=CHCH_2OH$
	乙醇	2-丙烯醇

脂环醇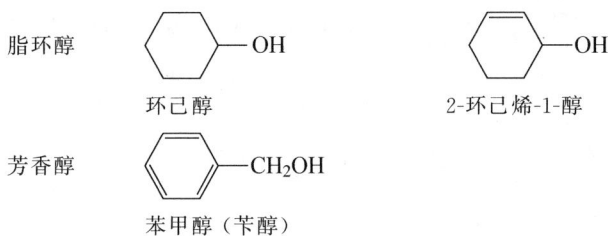

2. 根据分子中羟基的数目不同，醇可分为一元醇、二元醇和多元醇。含有两个以上羟基的醇为多元醇。例如：

$$CH_3OH \qquad HOCH_2CH_2OH \qquad HOCH_2CHOHCH_2OH$$

甲醇　　　　　　乙二醇　　　　　　　　丙三醇

（一元醇）　　　（二元醇）　　　　　（三元醇）

3. 根据羟基所连的碳原子的种类不同，醇可分为伯醇（一级醇）、仲醇（二级醇）和叔醇（三级醇）。其中伯醇是羟基与伯碳原子相连的醇；仲醇是羟基与仲碳原子相连的醇；叔醇是羟基与叔碳原子相连的醇。例如：

$$CH_3CH_2CH_2-OH \qquad CH_3CH_2\underset{CH_3}{\overset{CH_3}{C}}HOH \qquad CH_3-\underset{CH_3}{\overset{CH_3}{\underset{|}{\overset{|}{C}}}}-OH$$

丁醇　　　　　　　仲丁醇　　　　　　　叔丁醇

$$RCH_2OH \qquad R_1-\underset{}{\overset{R_2}{\underset{|}{\overset{|}{C}H}}}-OH \qquad R_1-\underset{R_3}{\overset{R_3}{\underset{|}{\overset{|}{C}}}}-OH$$

伯醇　　　　　　　仲醇　　　　　　　　叔醇

（三）醇的命名

1. 普通命名法　结构简单的醇采用普通命名法，即在相应的烃基名称后加上"醇"字，"基"字一般省去。例如：

$$CH_3-CH_2-CH_2-OH \qquad CH_3-\underset{OH}{\overset{}{C}H}-CH_3 \qquad CH_3-\underset{CH_3}{\overset{CH_3}{\underset{|}{\overset{|}{C}}}}-OH$$

正丙醇　　　　　　　异丙醇　　　　　　　叔丁醇　　　　　苯甲醇

2. 系统命名法　系统命名法适用于各类结构醇的命名，基本原则如下。

（1）饱和醇命名时，选择分子中连有羟基的最长碳链为主链，按主链上碳原子的数目称为"某醇"。从靠近羟基的一端给主链碳原子依次编号，羟基的位置用阿拉伯数字表示，放在"某醇"的前面，用短线隔开，再把取代基的位次、数目及名称写在母体名称前面，并用短线隔开。例如：

3-甲基-2-丁醇　　　　2,2,4-三甲基-3-戊醇　　　　2-甲基-3-乙基-3-己醇

（2）不饱和一元醇命名时，应选择分子中连有羟基的碳原子和不饱和键在内的最长碳链作为

主链，根据主链碳原子的数目称为"某烯（或某炔）醇"，从离羟基最近的一端开始编号，并分别在烯（或炔）、醇前面标明其位次。例如：

$$CH_2=CH-\underset{\underset{OH}{|}}{\overset{\overset{CH_3}{|}}{C}}H-CH_3 \qquad CH_3-\underset{\underset{OH}{|}}{\overset{\overset{CH_3}{|}}{C}}-CH=CH_2 \qquad HC\equiv C-\underset{\underset{CH_3}{|}}{\overset{\overset{H}{|}}{C}}-CH_2OH$$

3-甲基-3-丁烯-2-醇　　　　2-甲基-3-丁烯-2-醇　　　　2-甲基-3-戊炔-1-醇

（3）脂环醇命名时，应从连接羟基的环碳原子开始编号，并使环上取代基的位次尽可能小，依次写出取代基的位次、数目、名称及脂环烃基的名称，再加"醇"字。例如：

环己醇　　　　2-甲基环己醇　　　　3-甲基环戊醇

（4）芳香醇命名时，应以侧链的脂肪醇为母体，而将苯基作为取代基。例如：

2-苯基-1-丙醇

（5）多元醇命名时，应尽可能选择连有多个羟基的最长碳链作为主链，根据主链碳原子数目和羟基个数，称为"某几醇"，并在母体名称前面标明羟基的位次和数目。例如：

$$\underset{\underset{OH}{|}\ \underset{OH}{|}}{CH_2-CH_2} \qquad \underset{\underset{OH}{|}\ \underset{OH}{|}\ \underset{OH}{|}}{CH_2-CH-CH_2} \qquad \underset{\underset{OH}{|}\qquad\underset{OH}{|}}{CH_2CH_2CHCH_3} \qquad \underset{\underset{OHOH}{|\ |}}{CH_3CHCHCH_2CH_3}$$

乙二醇　　　　丙三醇（俗称甘油）　　　　1,3-丁二醇　　　　2,3-戊二醇

此外，根据醇的来源医药上还常用俗称。如乙醇俗称酒精，丙三醇俗称甘油，还有木糖醇、肌醇等。

二、醇的性质

（一）醇的物理性质

含有 1~4 个碳原子的低级醇为挥发性无色液体，易溶于水，具有酒味。含有 6~11 个碳原子的醇为油状黏稠液体，有臭味。含有 12 个碳原子以上的高级一元醇为无色蜡状固体。低级醇可与水形成氢键，甲醇、乙醇和丙醇能与水混溶。随着碳原子数目的增多，烃基的影响逐渐增大，醇的水溶性逐渐下降，高级醇几乎不溶于水。液态低级醇分子间能形成氢键，使分子缔合（如图 9-1），因此醇的沸点比相对分子质量接近的烷烃高。

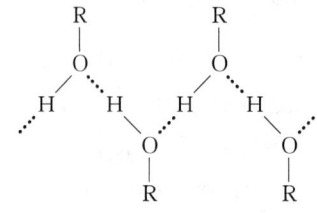

图 9-1　醇分子间氢键示意图

（二）醇的化学性质

醇的化学性质是由其官能团羟基决定的。由于氧的电负性较大，所以醇中的C—O键和O—H键均为极性键，容易断裂。因此，醇的主要化学反应都发生在羟基以及与羟基相连的碳原子上，即有两个反应中心，如图9-2所示。一种是整个羟基被取代，另一种是羟基上的氢原子被取代。另外，由于羟基是吸电子基，使得与羟基相连的碳原子上的氢原子（α-H）也具有一定的活泼性，可发生氧化反应和消除反应。

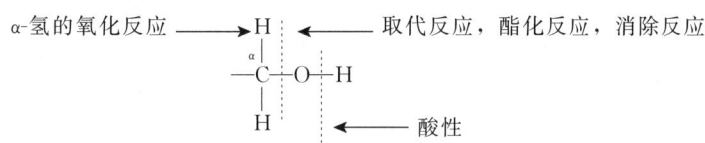

图 9-2　醇的结构与性质的关系

1. **与活泼金属反应**　醇与水相似，羟基上的氢原子可被活泼金属取代，生成醇的金属化合物，并放出氢气和一定热量，例如：

$$2CH_3CH_2OH + 2Na \Longrightarrow 2CH_3CH_2ONa + H_2\uparrow$$
$$\text{乙醇钠}$$
$$2HOH + 2Na \Longrightarrow 2NaOH + H_2\uparrow$$

该反应比水与金属钠的反应缓和得多，说明醇的酸性比水要弱。这是由于烃基的斥电子作用降低了醇中O—H键的极性，使醇羟基中氢原子的活性不如水分子中氢原子的活性大。利用这个性质可以清除残余的金属钠，而不至于发生燃烧和爆炸。不同类型的醇与金属反应时，α-碳原子所连烃基越多，羟基氧原子上的电子云密度越大，氢氧原子结合得越牢固，反应活泼性越低，反应活性顺序是：甲醇＞伯醇＞仲醇＞叔醇。

反应所生成的乙醇钠是白色固体，属于强碱，在水中不稳定，极易水解，遇水可水解为氢氧化钠和乙醇。

2. **与无机酸的反应**

（1）与氢卤酸的反应：醇与氢卤酸反应，生成卤代烃和水。

$$ROH + HX \Longleftrightarrow RX + H_2O$$

其中醇的反应活性顺序为：烯丙式醇＞叔醇＞仲醇＞伯醇＞甲醇。

氢卤酸（HX）的反应活性顺序为：HI＞HBr＞HCl。

盐酸与醇的反应比较困难，需要加无水氯化锌来催化该反应。无水氯化锌的浓盐酸溶液称为卢卡斯试剂（Lucas reagent）。实验室常用卢卡斯试剂来鉴别6个碳原子以下的伯醇、仲醇和叔醇。6个碳原子以下的醇可溶于卢卡斯试剂，而反应所生成的氯化物不溶于卢卡斯试剂，且不同种类的醇出现浑浊的时间不同。室温下，叔醇立刻出现浑浊，仲醇在5分钟内出现浑浊，伯醇数小时后都不发生反应，一般需加热才会出现浑浊。

$$R_1-CH_2-OH + HCl \xrightarrow{ZnCl_2} R_1-CH_2-Cl + H_2O \quad \text{慢}$$

$$\underset{R_2}{R_1-\underset{|}{CH}-OH} + HCl \xrightarrow{ZnCl_2} \underset{R_2}{R_1-\underset{|}{CH}-Cl} + H_2O \quad \text{较快}$$

$$\underset{R_2}{\overset{R_3}{R_1-\underset{|}{\overset{|}{C}}-OH}} + HCl \xrightarrow{ZnCl_2} \underset{R_2}{\overset{R_3}{R_1-\underset{|}{\overset{|}{C}}-Cl}} + H_2O \quad \text{快}$$

（R_1、R_2、R_3均为小于5个碳原子的烃基）

(2) 与无机含氧酸的反应：醇和酸作用脱水生成的物质称为酯，此类反应叫酯化反应（esterification）。在醇与无机含氧酸（如硫酸、硝酸、亚硝酸、磷酸等）的反应中，醇脱羟基（醇的 C—O 键断裂），酸脱氢，生成相应的无机酸酯。例如：

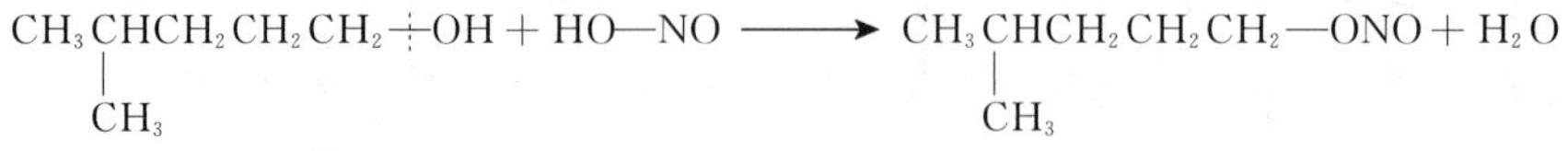

$$CH_3CHCH_2CH_2\!-\!\!OH + HO\!-\!NO \longrightarrow CH_3CHCH_2CH_2\!-\!ONO + H_2O$$
$$||$$
$$CH_3 CH_3$$

亚硝酸异戊酯

$$\begin{array}{c}CH_2\!-\!CH\!-\!CH_2\\|||\\OHOHOH\end{array} + 3HONO_2 \xrightarrow{98\%\ H_2SO_4} \begin{array}{c}CH_2\!-\!CH\!-\!CH_2\\|||\\ONO_2\ ONO_2\ ONO_2\end{array} + 3H_2O$$

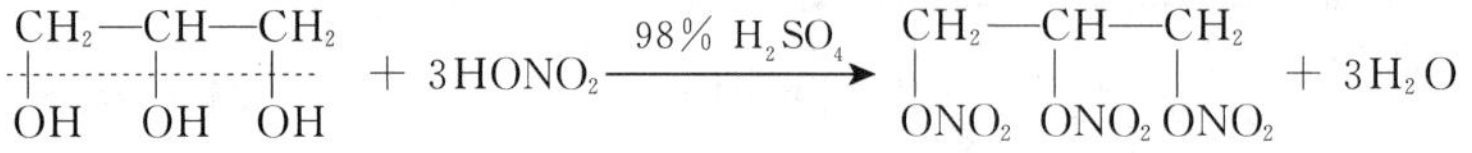

三硝酸甘油酯

亚硝酸异戊酯和三硝酸甘油酯（药物通用名为硝酸甘油）在临床上用作血管舒张药，可缓解心绞痛。尤其是硝酸甘油，起效快，不良反应小，在临床上是预防和治疗心绞痛急性发作的首选药。多数硝酸酯受热后因剧烈分解而爆炸，多元醇的硝酸酯是猛烈的炸药。醇的无机酸酯有重要作用，如存在于软骨中的硫酸软骨素中含有硫酸酯结构。甲醇（或乙醇）与硫酸生成的硫酸二甲酯（或硫酸二乙酯）是有机合成中常用的甲基化（或乙基化）试剂。

组成细胞的重要成分核酸、磷脂和供能物质腺苷三磷酸（ATP），以及一些重要的酶（如辅酶 A）都含有磷酸酯结构。体内的某些代谢过程也是通过形成磷酸酯结构的中间体完成的。

3. 脱水反应　醇的脱水有两种方式，一种是分子内脱水生成烯烃，另一种是分子间脱水生成醚。分子内脱水需要较高温度，而较低温有利于分子间脱水。常用的脱水剂有浓硫酸、无水氧化铝等。例如：

分子内脱水：$\begin{array}{c}CH_2CH_2\\||\\HOH\end{array} \xrightarrow[170℃]{H_2SO_4} H_2C\!=\!CH_2\uparrow + H_2O$

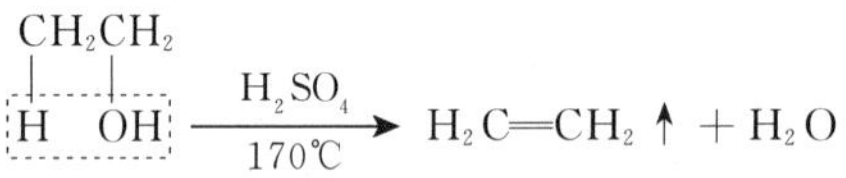

乙烯

分子间脱水：$CH_3CH_2\!-\!HO + HO\!-\!CH_2CH_3 \xrightarrow[140℃]{H_2SO_4} CH_3CH_2\!-\!O\!-\!CH_2CH_3 + H_2O$

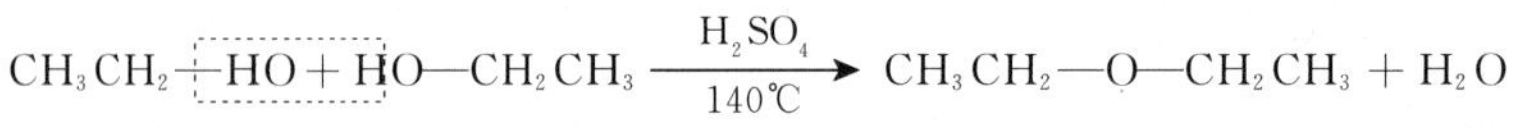

乙醚

有机化合物在适当条件下，从一个分子中脱去一个或几个小分子（如 H_2O、HX 等），生成不饱和化合物的反应称之为消除反应。醇分子内脱水生成烯烃的消除反应遵循札依采夫规则（Zaitsev rule），即主要产物是双键碳原子上连有较多烃基的烯烃。例如：

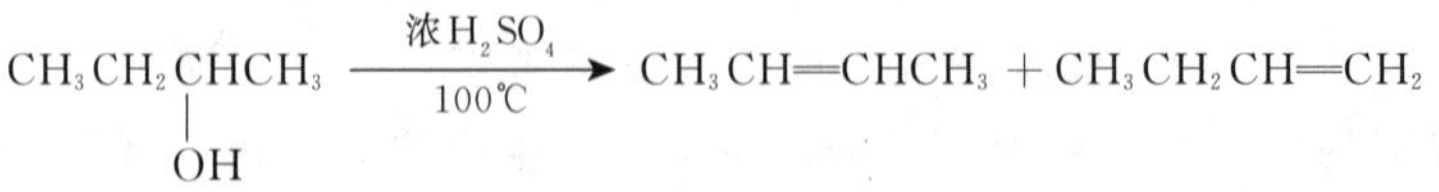

$$CH_3CH_2CHCH_3 \xrightarrow[100℃]{浓 H_2SO_4} CH_3CH\!=\!CHCH_3 + CH_3CH_2CH\!=\!CH_2$$
$$|$$
$$OH$$

（主要产物）　　（次要产物）

醇分子内脱水的反应活性顺序为：叔醇＞仲醇＞伯醇。醇分子内脱水也常发生在人体的代谢过程中，在酶的催化下，某些含羟基的化合物也会脱水生成含双键的化合物。

4. 氧化反应　在有机反应中，通常把有机物分子中加上氧原子或脱去氢原子的反应叫氧化反应，把加上氢原子或脱去氧原子的反应叫还原反应。

醇分子中与羟基相连的碳原子上的 α-H，由于羟基的影响比较活泼，易发生氧化反应。伯醇和仲醇分子中含有 α-H，很易被氧化。不同结构的醇氧化产物不同。伯醇被氧化生成醛，进一步氧化生成羧酸。仲醇被氧化生成酮。叔醇因分子中没有 α-H 一般不被氧化，常用氧化剂为重铬酸钾或高锰酸钾的硫酸溶液。利用该反应可将叔醇与伯醇、仲醇区别开。

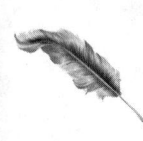

$$R-CH_2-OH \xrightarrow{[O]} \left[R-\overset{O-H}{\underset{H}{C}}-OH \right] \xrightarrow{-H_2O} R-\overset{O}{C}H \xrightarrow{[O]} R-\overset{O}{C}-OH$$

伯醇　　　　　　　　　　　　　　　醛　　　　羧酸

$$\overset{R}{\underset{R'}{>}}CH-OH \xrightarrow{[O]} \left[R-\overset{O-H}{\underset{R'}{C}}-OH \right] \xrightarrow{-H_2O} R-\overset{O}{C}-R'$$

仲醇　　　　　　　　　　　　　　　酮

在体内酶的催化下，某些含有羟基的化合物也能通过醇羟基脱氢氧化生成含羰基的化合物，这称为生物氧化。在人体内，乙醇主要在肝内脱氢酶作用下氧化生成乙醛，进一步氧化生成乙酸，供机体利用。但是肝处理乙醇的能力有限，过量饮用酒会造成酒精中毒。基于此反应原理，利用橙色的铬酸试剂与酒中的乙醇反应会转变为绿色（Cr^{3+}）的性质制作呼吸分析仪，可用于交通警察快速检查驾驶员是否酒后驾驶。

5. 邻二醇的特性　含有两个相邻羟基的醇称为邻二醇。由于羟基的相互影响，醇的活性更大，呈现弱酸性。邻二醇（如乙二醇、丙三醇）等能与新鲜配制的氢氧化铜（天蓝色）作用，生成深蓝色溶液。此反应可用于鉴别具有邻位羟基结构的多元醇。

$$\begin{matrix} CH_2-OH \\ | \\ CH-OH \\ | \\ CH_2-OH \end{matrix} + \overset{HO}{\underset{HO}{>}}Cu \longrightarrow \begin{matrix} CH_2-O \\ | \\ CH-O \\ | \\ CH_2-OH \end{matrix}\!\!\!\!\!\!\!\!\!\!\!\!\!\!Cu + 2H_2O$$

甘油铜（深蓝色）

三、重要的醇

（一）甲醇

甲醇（CH_3OH）是最简单的醇。因最初由木材经干馏得到，故又称木精或木醇。甲醇为无色易燃液体，有酒味，沸点为 64.7℃。甲醇的毒性很大，主要作用于神经系统，误服少量（10ml），可导致失明。甲醇还能使血氧浓度降低而引起代谢中毒，误服 30ml 可致死。工业乙醇中含有甲醇，决不能用来配制饮用酒。

甲醇是重要的化工原料和有机溶剂。

（二）乙醇

乙醇（CH_3CH_2OH）是无色透明的易挥发液体，是饮用酒的主要成分，俗称酒精。沸点为 78.5℃，易燃，能与水及大多数有机溶剂混溶。市售的医用酒精含乙醇 $\varphi=0.95$，φ 为 0.995 的乙醇称无水乙醇。乙醇能使蛋白质脱水变性凝固，具有杀菌作用。临床上，常用体积分数 φ 为 0.70～0.75 的乙醇溶液作为外用消毒剂，用于皮肤和器械消毒。利用乙醇挥发时能吸收热量的性质，临床上用 φ 为 0.25～0.50 的乙醇溶液给高热患者擦浴以降低体温。φ 为 0.50 的乙醇溶液具有收敛作用，并可促进血液循环，可用于预防压疮。乙醇是良好的有机溶剂，$\varphi=0.95$ 的乙醇溶液在制药上可用于配制酊剂、浸制药酒、配制消毒乙醇和擦浴乙醇等，也常用来提取某些中草药的有效成分。

乙醇是重要的化工原料。

乙醇是食用酒的主要成分，少量饮酒可使人精神愉快，有助于解除疲劳。过量饮酒则危害极大。乙醇作用于中枢神经系统，高浓度时，可使人运动失调，记忆缺失，量大时可干扰呼吸甚至致死。

(三) 丙三醇

丙三醇（CH₂(OH)—CH(OH)—CH₂(OH)）俗称甘油，为无色、无臭、黏稠、有甜味的液体，沸点为290℃，能与水和乙醇互溶。它可以用来润泽皮肤，但由于其吸湿性很强，会对皮肤产生刺激，故使用时应先用适量水稀释。甘油还常用作溶剂、赋形剂和润滑剂。临床上常用甘油栓或 φ 为 0.55 的甘油水溶液（开塞露）治疗便秘。

甘油在工业上主要用于制备炸药、合成树脂，也可在印刷、化妆品、烟草工业中作润湿剂。

第二节 酚

一、酚的结构、分类和命名

（一）酚的结构

芳香烃分子中苯环上的氢原子被羟基取代所生成的化合物称为酚（phenol）。酚的官能团（—OH）称为酚羟基。

（二）酚的分类和命名

根据分子中所含酚羟基数目的不同，酚可分为一元酚、二元酚和多元酚。根据芳香烃基的不同，酚又可分为苯酚、萘酚等。

一元酚命名时，在酚字前加上苯环的名称作为母体，从酚羟基所连的碳原子开始编号，母体前面再冠以取代基的位次、数目和名称。也可用邻、间、对来表示取代基与酚羟基的位置关系。对于结构复杂的酚，可以将酚羟基看作取代基来命名。例如：

苯酚　　　　　α-萘酚　　　　　β-萘酚

邻-甲酚　　　2,4-二甲基苯酚　　　间-硝基苯酚

多元酚命名时，需标明羟基的数目和相对位置，称为某二酚、某三酚。可用邻、间、对等字或阿拉伯数字表示羟基的相对位置。例如：

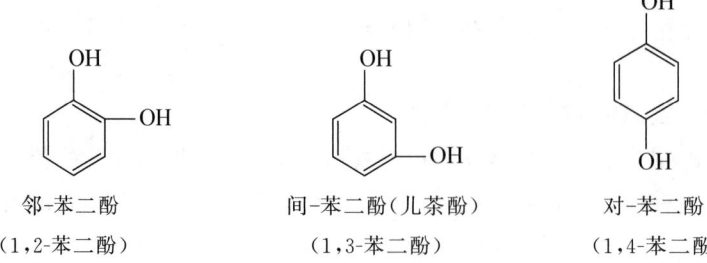

邻-苯二酚　　　间-苯二酚（儿茶酚）　　　对-苯二酚
（1,2-苯二酚）　　　（1,3-苯二酚）　　　（1,4-苯二酚）

偏-苯三酚　　　　　　　均-苯三酚
(1,2,4-苯三酚)　　　　(1,3,5-苯三酚)

二、酚的性质

常温下，多数酚为无色晶体，少数酚为高沸点的液体。由于在空气中易被氧化，所以酚常有不同程度的黄色或红色。酚类有特殊气味。由于酚分子间以及酚与水分子间能形成氢键，因此熔点、沸点比相对分子质量接近的芳烃和卤代芳烃高。常温下一元酚微溶，加热时易溶于水，多元酚易溶于水。酚能溶于有机溶剂。

酚类化合物的酚羟基直接连在苯环上，苯环是吸电子基。由于酚羟基与苯环形成 p-π 共轭体系（图 9-3），使酚羟基中 O—H 键的极性增大，有利于氢离子解离，因此酚显弱酸性。同时，p-π 共轭效应使得苯环上电子云密度增加，故苯环上的氢原子容易被取代，特别是酚羟基的邻位和对位碳上电子云增加较多，导致邻位和对位碳上的氢原子亲电子更容易。结构上的差异使酚与醇性质不同。

图 9-3　苯酚的结构（p-π 共轭效应）

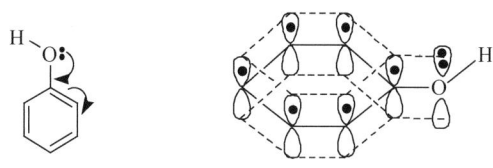

图 9-4　苯酚的结构与性质关系

（一）弱酸性

由于苯环与酚羟基的相互影响，酚具有弱酸性。酚能与碱金属作用，生成可溶性酚盐和氢气。酚还可以与强碱发生中和反应，生成可溶性酚盐，但醇与氢氧化钠不发生反应。例如：

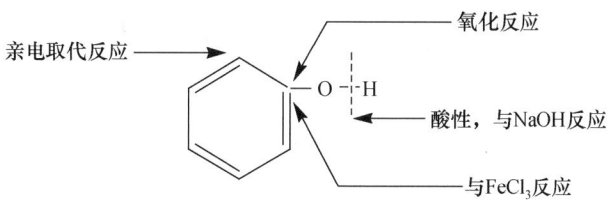

苯酚（$pK_a=10.0$）的酸性比醇强，但比碳酸（$pK_a=6.35$）弱，因此，苯酚只能溶于氢氧化钠或碳酸钠等强碱性溶液，而不溶于碳酸氢钠溶液，也不能使石蕊试纸变色。若向澄清的苯酚钠溶液中通入二氧化碳，可使难溶于水的苯酚游离析出，溶液变浑浊，利用酚的这一特性可分离提纯酚，也能用于区分酚与羧酸。

例如：

$$C_6H_5OH + Na_2CO_3 \longrightarrow C_6H_5ONa + NaHCO_3$$

$$\underset{\text{溶于水}}{C_6H_5ONa} + CO_2 + H_2O \longrightarrow \underset{\text{不溶于水}}{C_6H_5OH} + NaHCO_3$$

（二）与三氯化铁的显色反应

大多数含有烯醇式结构（羟基连在双键碳原子上）的化合物或通过分子内的互变异构作用能产生烯醇式结构的化合物，遇三氯化铁溶液发生显色反应。酚类化合物也含有烯醇式结构。多数酚能与三氯化铁溶液发生显色反应，一般认为不同的酚遇三氯化铁溶液由于生成了不同的配合物，故呈现颜色差异。例如：苯酚、间-苯二酚、1,3,5-苯三酚与三氯化铁溶液作用后显紫色，邻-苯二酚和对-苯二酚与三氯化铁溶液作用后显绿色，1,2,3-苯三酚与三氯化铁溶液作用后显红色，甲酚与三氯化铁溶液作用后显蓝色等。

$$—\overset{|}{C}=\overset{|}{C}—OH$$

图 9-5　烯醇式结构

醇羟基不发生此反应，利用该性质可鉴别酚类或具有烯醇式结构的化合物（图9-5）。

（三）苯环上的亲电取代反应

由于p-π的共轭效应使苯环活化，特别是酚羟基的邻、对位，故苯酚的邻位、对位很容易发生卤代、硝化和磺化等反应。

1. 卤代反应　苯酚与溴水在室温下立刻发生反应，苯环上邻位、对位的3个氢原子都被溴取代，生成不溶于水的2,4,6-三溴苯酚白色沉淀。此反应非常灵敏，极稀的溶液就能产生浑浊，常用于苯酚的定性鉴别和定量分析。

$$C_6H_5OH + 3Br_2 \longrightarrow \underset{2,4,6\text{-三溴苯酚}}{C_6H_2Br_3OH}\downarrow + 3HBr$$

除苯酚外，凡是酚羟基的邻位、对位上有氢原子的酚类化合物也都具有与溴水反应生成溴化物沉淀的性质。利用此性质可鉴别酚类化合物。

2. 硝化反应　苯酚与稀硝酸在室温下反应即可生成邻硝基苯酚和对硝基苯酚的混合物。由

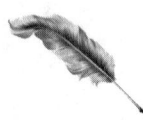

于邻硝基苯酚和对硝基苯酚的沸点不同,故可利用水蒸气蒸馏法分离。

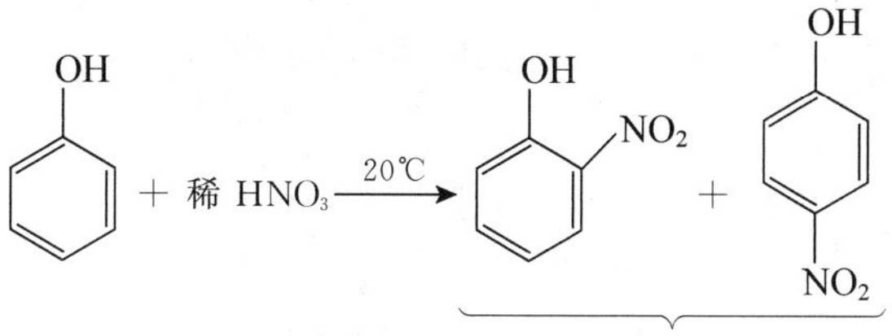

$$\text{C}_6\text{H}_5\text{OH} + 稀 \text{HNO}_3 \xrightarrow{20℃} 邻硝基苯酚 + 对硝基苯酚$$

（可用水蒸气蒸馏分离）

3. 磺化反应　酚类化合物的磺化反应较易进行。浓硫酸在室温下就可以使苯酚磺化,产物以邻羟基苯磺酸为主。在100℃时,磺化产物以对羟基苯磺酸为主。

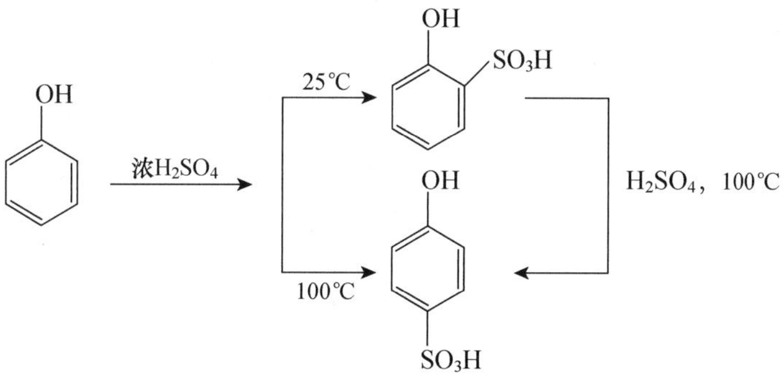

$$\text{C}_6\text{H}_5\text{OH} \xrightarrow{浓 \text{H}_2\text{SO}_4} \begin{cases} 25℃ \rightarrow 邻羟基苯磺酸 \\ 100℃ \rightarrow 对羟基苯磺酸 \end{cases}$$

磺化反应是一个可逆反应,磺酸基在受热时可以脱掉。因此,在有机合成上磺酸基可作为苯的保护基,将取代基引入到指定位置。

（四）氧化反应

酚类很容易被氧化,生成复杂的化合物。苯酚本身无色,在空气中被氧气而逐渐显红色或暗红色。以重铬酸钾的硫酸溶液为氧化剂时,苯酚能被氧化为黄色的对苯醌。

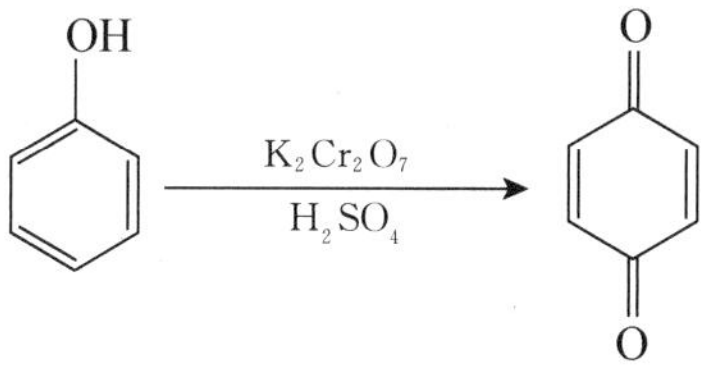

$$\text{C}_6\text{H}_5\text{OH} \xrightarrow[\text{H}_2\text{SO}_4]{\text{K}_2\text{Cr}_2\text{O}_7} 对苯醌$$

对苯醌（黄色）

多元酚更容易被氧化,如邻苯二酚、对苯二酚可被弱氧化剂氧化为邻苯二醌、对苯二醌。因此,酚类药物应尽可能不与空气接触,避光保存。

三、重要的酚

（一）苯酚

苯酚简称酚,最初从煤干馏后的煤焦油中得到,并具有弱酸性,俗称石炭酸。苯酚为无色结晶,具有特殊气味,常温时微溶于水,加热可完全溶解。苯酚易溶于乙醇、乙醚和苯等有机溶剂。苯酚的结构式为:

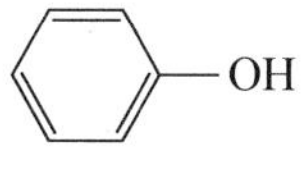

$$\text{C}_6\text{H}_5\text{—OH}$$

苯酚易被氧化,应密封避光保存于棕色玻璃试剂瓶内,使用时应避免与铁器接触。

苯酚能使蛋白质发生凝固和变性,具有杀菌作用,在医药上常用作消毒剂和防腐剂。但因苯

酚有毒，故不适宜作人体消毒剂。苯酚对皮肤有较强的腐蚀性和刺激性，穿透力强，当苯酚沾到皮肤上时须立即用乙醇冲洗。

此外，苯酚还是重要的化工原料，用于制造塑料、染料、药物和炸药。

（二）甲苯酚

甲苯酚简称甲酚，有三种同分异构体，因其来源于煤焦油，故又称为煤酚。

甲酚的沸点接近，不易分离，故常用其混合物。甲酚的杀菌能力比苯酚强，因其难溶于水而易溶于肥皂水中，所以常配成50%的肥皂溶液，称为煤酚皂溶液，俗称来苏。使用前需加水稀释，可用于皮肤、器具及环境等消毒。但甲酚对人体有毒性作用，又不易裂解，且对环境有害，目前已较少用作常规消毒，逐渐被其他消毒剂代替。

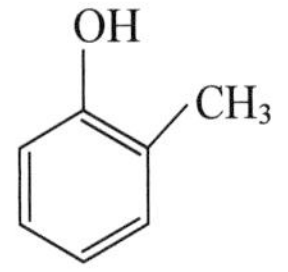

邻-甲酚
（沸点191℃）

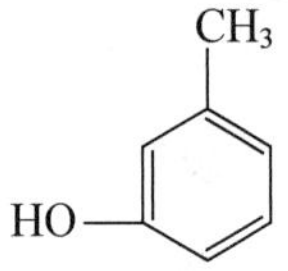

间-甲酚
（沸点203℃）

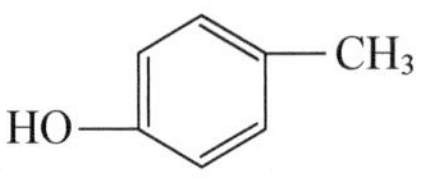

对-甲酚
（沸点202℃）

（三）苯二酚

苯二酚有三种同分异构体，邻-苯二酚俗名儿茶酚，间-苯二酚俗名雷琐辛，对-苯二酚俗名氢醌。

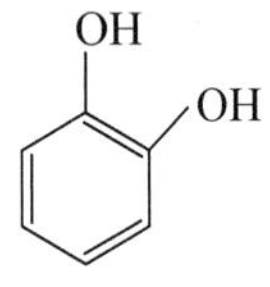

邻-苯二酚（沸点105℃）

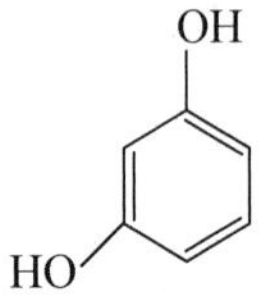

间-苯二酚（沸点110℃）

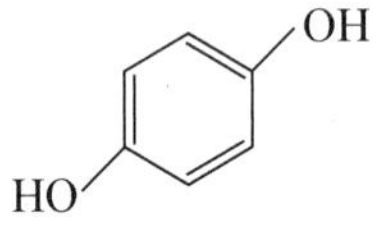

对-苯二酚（沸点170℃）

三种同分异构体均为无色结晶。邻-苯二酚、间-苯二酚易溶于水，对-苯二酚易溶于热水，其熔点最高。间-苯二酚具有杀灭细菌和真菌的能力，刺激性较小，其2%~10%油膏和洗剂可用于治疗皮肤病（如湿疹、癣等）。对-苯二酚和邻-苯二酚易被氧化，常作为还原剂和抗氧化剂。对-苯二酚和邻-苯二酚及其衍生物在化妆品中用作增白剂。在生物体内，它们则主要以衍生物形式存在。例如，人体代谢的中间产物3,4-二羟基苯丙氨酸（多巴）以及医学上常用的具有升压和平喘作用的肾上腺素中均有儿茶酚的结构。

（四）萘酚

萘酚有两种同分异构体：α-萘酚为黄色晶体，β-萘酚为无色晶体，它们均难溶于水，易溶于醇和醚。这两种化合物都是合成染料的原料。β-萘酚还具有抗细菌、真菌和寄生虫的作用。

第三节　醚

一、醚的结构、分类和命名

1. **结构**　由两个烃基通过一个氧原子连接起来的化合物称为醚（ether）。醚的官能团为醚键（C—O—C）。醚的通式为 R—O—R′。烃基可以是脂肪烃基、脂环烃基、芳香烃基。分子式相同的醚与醇互为同分异构体。

2. **分类** 根据烃基是否相同，醚可分为单醚和混醚。与氧原子相连的两个烃基相同的醚为简单醚，简称单醚。两个烃基不相同的醚称为混合醚，简称混醚。具有环状结构的醚称为环醚。两个烃基都是脂肪烃基的醚为脂肪醚，其中至少有1个烃基为芳香烃基的醚为芳香醚。

3. **命名** 结构简单的醚，采用普通命名法命名。单醚命名时，根据烃基的名称，通常省略"基"字，称为"二某醚"，若烃基为脂肪烃基，"二"字也常省略。脂肪混醚命名时，一般将简单烃基写在复杂烃基前面；若有芳香烃基，则将芳香烃基写在脂肪烃基前面，称为"某基某基醚"，简称为"某某醚"。例如：

单醚：CH_3-O-CH_3 二苯醚结构

　　　　二甲醚　　　　　　　　二苯醚

混醚：$CH_3-CH_2-O-CH_3$ 苯甲醚结构

　　　　甲乙醚　　　　　　　　苯甲醚

结构复杂的醚，采用系统命名法命名。以较大的烃基为母体，将氧与较小的烃基作为取代基（称烃氧基）。例如：

$CH_3OCH_2CH=CH_2$　　　$CH_3CHCH_2CH_3$（OCH_3、CH_3取代）　　　$CH_3CH_2-\text{苯环}-OCH_3$

甲基烯丙基醚　　　　3-甲基-2-甲氧基戊烷　　　　4-甲氧基乙苯

二、醚的性质

甲醚和乙醚常温下为气体，其余醚大多数为液体，有特殊气味，比水轻。醚的沸点与相对分子质量相近的烷烃接近，但比其同分异构体的醇要低。醚可溶于水形成氢键，故在水中的溶解度比烷烃大，与相应的醇相近。醚易溶于有机溶剂，也能溶解许多其他有机物，因此常用作有机溶剂。

醚的化学性质不活泼，常温下，对稀酸、稀碱、氧化剂和还原剂都很稳定。但在一定的条件下，醚也能发生反应。

（一）过氧化物的生成

醚长期与空气接触，α-C上的氢原子可被氧化，生成过氧化物。例如：

$$CH_3CH_2OCH_2CH_3 + O_2 \longrightarrow CH_3CHOCH_2CH_3$$
$$|$$
$$OOH$$

过氧化物不稳定，受热易分解爆炸，因此蒸馏放置过久的乙醚时，切记不能蒸干，以免发生意外。醚类化合物应保存在密闭的棕色瓶中，并加入少许抗氧化剂（如金属钠）。使用前，应检查是否有过氧化物，可用淀粉-碘化钾试纸，若试纸变蓝，则表明有过氧化物存在。也可用硫酸亚铁与硫氰化钾的混合溶液检查，如果溶液变成血红色，则说明有过氧化物存在。当有过氧化物存在时，可用还原剂硫酸亚铁、亚硫酸钠或碘化钠除去。

（二）䥺盐的形成

由于醚键上的氧原子具有未共用电子对，能接受质子，故能与强酸（如浓硫酸、浓盐酸等）发生反应，生成䥺盐。例如：

$$R-\ddot{O}-R' + HCl \longrightarrow [R-\overset{H}{\underset{}{\ddot{O}}}-R']^+ Cl^-$$

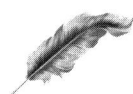

$$R-\ddot{O}-R' + H_2SO_4 \longrightarrow [R-\overset{H}{\ddot{O}}-R']^+ HSO_4^-$$

醚因为与强酸发生反应生成盐，故可溶于浓盐酸或浓硫酸中，而烷烃则不能。但醚的𬭩盐不稳定，遇水可分解，又恢复成原来的醚。利用这一性质可以区分醚与烷烃。

三、重要的醚

乙醚（$CH_3-CH_2-O-CH_2-CH_3$）是具有特殊气味的无色易挥发液体，沸点为 34.5℃，微溶于水。乙醚极易着火，乙醚的蒸气与空气达到一定比例时，遇火可引起爆炸，因此制备和使用乙醚时要特别小心，切记远离火源，并采取必要的安全措施。乙醚是一种应用广泛的有机溶剂，常用乙醚作为溶剂来提取中草药中某些脂溶性的有效成分。乙醚因作用于中枢神经系统而曾作为吸入麻醉药，但由于可引起恶心、呕吐等不良反应，现已被更好的麻醉药所代替，如氟烷和甲氧氟烷等作为新型的全身麻醉药已广泛应用于临床。无水乙醚可用于药物合成。

阅读材料

聚乙烯醇

聚乙烯醇是一种十分独特的水溶性高分子聚合物，它具有许多优异的基本性质，这使它在实际生活中具有十分广泛的用途。

聚乙烯醇具有较好的溶解性和黏度。它的水溶液透明，黏合力好。它不但能够溶于水，而且还能溶于含有羟基的极性溶液（如甘油、乙二醇、醋酸、乙醚等）。聚乙烯醇与淀粉、塑胶、合成树脂、纤维素的衍生物及各类表面活性剂均能相互混溶，并且有较好的稳定性。同时，聚乙烯醇可以看做是一种带有仲羟基的线性高分子聚合物，分子中的仲羟基具有较高的活性，能够进行低级醇类的典型化学反应（如酯化、醚化、缩醛化等），还可与许多无机化合物、有机化合物发生反应。这使聚乙烯醇能够广泛地用于造纸加工、黏合剂、涂料行业。

聚乙烯醇的一个重要特点就是它的环保性。美国、日本等国的许多研究机构曾对聚乙烯醇进行过相关范围的试验，结果证明了它的无毒性。除了不宜作为内服药品或食品直接进入人体外，它与皮肤的接触完全无害。聚乙烯醇可以作为化妆品、食品包装用黏合剂以及食品包装。

除去已经成熟的应用之外，聚乙烯醇新的用途还在不断扩展。例如，人们对各种生物降解高分子材料进行筛选研究之后的结果表明，在众多合成高分子化合物中，聚乙烯醇是唯一具有生物降解性能的材料。通过对聚乙烯醇进行改性或加入其他高分子材料后制备的医药器械、食品包装、办公用品及卫生材料等，能够在相应的条件下进行生物降解。这为聚乙烯醇在环保要求越来越高的21世纪，提供了更加广泛的应用市场，赢得了更多关注的目光。

由于聚乙烯醇具有十分独特的性质，人们对它的认识还在不断研究之中，许多用途尚待进一步开发。可以相信，在21世纪，聚乙烯醇将焕发出更加绚烂的光彩。

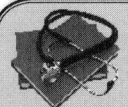

本章小结

1. 醇的定义及官能团：醇是脂肪烃、脂环烃分子中的氢原子或芳香烃分子中侧链上的氢原子被羟基取代后生成的化合物。羟基是醇的官能团，叫做醇羟基。

2. 醇的重要化学性质

(1) 伯醇、仲醇、叔醇与金属钠的反应活性顺序：甲醇＞伯醇＞仲醇＞叔醇。

(2) 伯醇、仲醇、叔醇与卢卡斯试剂的反应活性顺序：叔醇＞仲醇＞伯醇。

(3) 无机酸酯的生成：醇与无机含氧酸（如硝酸、磷酸等）反应时，脱去水分子生成无机酸酯。

(4) 醇的两种脱水方式：高温下发生分子内脱水生成烯烃；低温下发生分子间脱水生成醚。

(5) 醇的氧化反应：伯醇氧化或脱氢生成酸或醛；仲醇氧化或脱氢生成酮；叔醇无 α-H，一般不能被氧化。

(6) 邻二醇的特性：具有两个或两个以上相邻羟基的邻二醇能与新配制的氢氧化铜发生反应。

3. 酚的定义及结构特点：苯环上的氢原子被羟基取代后的化合物称为酚。苯环与羟基中氧原子的孤对 p 电子轨道发生重叠，形成 p-π 共轭体系。

4. 酚的重要化学性质

(1) 弱酸性：酚的酸性比醇强，但比碳酸弱，能与强碱氢氧化钠发生反应，而与碳酸氢钠不发生反应，可用于分离及提纯苯酚。

(2) 与三氯化铁溶液的显色反应（鉴别）：含酚羟基的化合物大多数都能与 $FeCl_3$ 溶液发生显色反应。

(3) 苯环上的亲电取代反应：苯酚苯环上的氢原子容易被取代而发生卤代、硝化、磺化等反应。

(4) 氧化反应：酚较苯更易被氧化，生成醌类。

5. 醚的定义：两个烃基通过氧原子连接起来的化合物称为醚。

6. 乙醚的化学性质比较稳定，常温下不易发生化学反应，常用作溶剂。

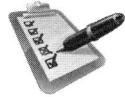

单元自测题

一、选择题

1. 下列物质氧化后能生成丙酮的是（　　）
   A. 丙醇　　　　B. 异丙醇　　　　C. 2-甲基丙醇　　　D. 丙烯

2. 下列化合物酸性最强的是（　　）
   A. 苄醇　　　　B. 苯酚　　　　　C. 水　　　　　　　D. 甲苯

3. 下列物质遇 $FeCl_3$ 溶液显紫色的是（　　）
   A. 苯酚　　　　B. 乙醇　　　　　C. 乙醚　　　　　　D. 甲苯

4. 下列用途错误的是（　　）
   A. 乙醚化学性质稳定，又能溶解许多物质，因而是常用的有机溶剂

B. 苯酚能凝固蛋白质,具有杀菌作用,在医药上常用作消毒剂和防腐剂
C. 乙醇具有杀菌作用,故临床上应用95%的乙醇作消毒剂
D. 临床上常用甘油栓或开塞露治疗便秘

5. 下列不能与金属钠发生反应的化合物是（　　）
   A. 苯酚　　　　　B. 苯甲醇　　　　　C. 苯甲醚　　　　　D. 甘油

6. 禁止用工业乙醇配制饮用酒,是因为工业乙醇中含有（　　）
   A. CH_3CH_2OH　　B. $C_6H_5CH_2OH$　　C. CH_3OH　　D. $CH_3CH_2OCH_2CH_3$

7. 下列化合物中能与 $NaHCO_3$ 反应的是（　　）

   A. 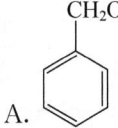　　B. 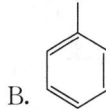　　C. 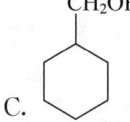　　D.

8. 下列化合物中不能使高锰酸钾水溶液褪色的是（　　）
   A. RCH_2OH　　B. R_2CHOH　　C. CH_3OH　　D. R_3COH

9. 下列物质中属于叔醇的是（　　）
   A. CH_3CH_2-OH　　　　　　　　B. $(CH_3CH_2)_3C-OH$
   C. C_6H_5-OH　　　　　　　　　D. $(CH_3CH_2)_2CH-OH$

10. 消毒灭菌剂"来苏儿"的主要组成为（　　）
    A. 邻甲酚的肥皂溶液　　　　　　B. 间甲酚的肥皂溶液
    C. 对甲酚的肥皂溶液　　　　　　D. 以上三种甲酚的肥皂溶液

二、写出下列化合物的结构简式或名称

1. CH_3CH_2OH

2. $CH_3-\underset{\underset{H}{|}}{\overset{\overset{OH}{|}}{C}}-CH_2-CH_3$

3. $CH_3-\underset{\underset{CH_3}{|}}{CH}-CH_2CH_2OH$

4. $C_6H_5-\underset{\underset{CH_3}{|}}{\overset{\overset{OH}{|}}{C}}-CH_2-CH_3$

5. $CH_3-\underset{\underset{CH_3}{|}}{\overset{\overset{OH}{|}}{C}}-CH_3$

6. $CH_3CH_2OCH_3$

7. 2-甲基-1-丙醇

8. $H_3C-\underset{\underset{OCH_3}{|}}{CH}-CH_2-CH_3$

9. 甘油

10. 2,4,6-三溴苯酚

11. 石炭酸

12. 乙醚

13. 苄醇

14. α-萘酚

三、完成下列反应式

1. $H_3C-CH_2-CH-OH + Na \longrightarrow$

2. $H_3C-\underset{\underset{CH_3}{|}}{CH}-\underset{\underset{OH}{|}}{CH}-CH_3 \xrightarrow[170℃]{H_2SO_4}$

3. $H_3C-\underset{\underset{CH_3}{|}}{CH}-\underset{\underset{OH}{|}}{CH}-CH_3 \xrightarrow[\triangle]{K_2Cr_2O_7-H_2SO_4}$

4. $CH_3-CH_2-CH + HO-CH_2-CH_3 \xrightarrow[170℃]{H_2SO_4}$

5. 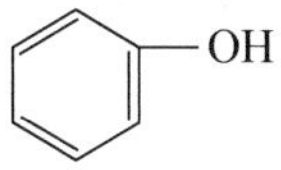 [phenol]$OH + Br_2 \longrightarrow$

6. 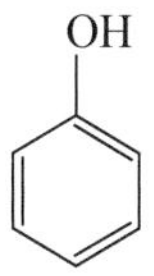 [phenol]$OH + NaOH \longrightarrow \xrightarrow{CO_2+H_2O}$

四、用简便的化学方法区别下列各组化合物

1. 乙醇、乙醚和甘油
2. 苯甲醇、苯酚和邻-苯二酚

五、推断题

1. 某有机化合物的分子式为 $C_6H_{14}O$，能发生下列反应：①与金属钠作用放出氢气；②被高锰酸钾酸性溶液氧化成生成酮；③与浓硫酸共热生成烯，若将生成的烯烃催化加氢，可得 2,2-二甲基丁烷。写出该化合物的结构简式和名称，并写出有关的化学方程式。

2. 分子式为 C_3H_8O 的三种有机物 A、B、C。A 与金属钠不发生反应，B 和 C 都能与金属钠发生反应放出氢气；B、C 与重铬酸钾的酸性溶液作用分别生成醛和酮。写出 A、B、C 的结构式。

（张运良）

第十章 醛和酮

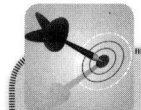
学习目标

1. 掌握醛、酮的结构特征、分类、命名方法及主要化学性质。
2. 熟悉醛、酮在氧化性能和加成反应难易程度上的差异。
3. 了解常见醛、酮的性质和用途。
4. 了解醛、酮鉴别的方法。

羰基（carbonyl）是由一个碳原子与一个氧原子以双键相连而形成的原子团（—$\overset{\overset{O}{\|}}{C}$—）。醛和酮分子中都含有羰基，统称为羰基化合物。醛和酮的化学性质有许多相似之处，可发生多种化学反应，尤其是羰基上的加成反应。醛和酮是一类很重要的化合物，在有机合成中有着广泛应用。它们不仅是药物合成的重要原料和中间体，而且许多药物本身就含有醛、酮的结构。例如，合成氯霉素的原料对硝基苯乙酮、抗菌药环丙沙星等都是酮类化合物，中药麝香的有效成分就是含15个碳原子的环酮，即麝香酮。目前，已有不少醛、酮应用于临床，如，水合三氯乙醛（药名为水合氯醛）是临床上常用的催眠药和抗惊厥药，用于治疗失眠、烦躁不安及惊厥。

一、醛和酮的结构、分类与命名

（一）醛和酮的结构

羰基与1个氢原子和1个烃基相连而成的化合物，称为醛（aldehyde），官能团为醛基（—$\overset{\overset{O}{\|}}{C}$—H），简写为—CHO。醛的结构通式为：(Ar)R—$\overset{\overset{O}{\|}}{C}$—H，简写为 (Ar)RCHO。其中，Ar 代表芳香烃基，R 代表烷基或氢原子。羰基与两个烃基相连形成的化合物称为酮，结构通式为：(Ar)R—$\overset{\overset{O}{\|}}{C}$—R′(Ar)′，简写为：(Ar)RCOR′(Ar′) 酮分子中的羰基又称为酮基，是酮的官能团。

从醛、酮的结构可以看出，在醛分子中，醛基一定在碳链的首端；而酮分子中，酮基在两个烃基之间。通常通式中的 R 和 R′代表烷基，Ar(Ar′) 代表芳香烃基，两者可以相同，也可以不同。若羰基两边均为氢原子，则是最简单的醛，即甲醛。

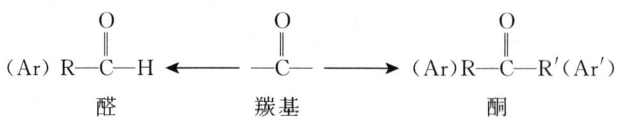

(二) 醛和酮的分类

1. 根据羰基所连接的烃基种类的不同，醛和酮可分为脂肪醛（酮）、脂环醛（酮）和芳香醛（酮）。

脂肪醛（酮）：
$$CH_3-\overset{\overset{O}{\|}}{C}-H \qquad CH_3-\overset{\overset{O}{\|}}{C}-CH_3$$

脂环醛（酮）：

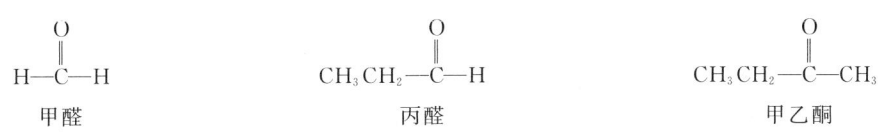（此处为环己基甲醛和环己酮结构）

芳香醛（酮）：

（苯甲醛和苯乙酮结构）

2. 根据烃基中是否含有不饱和键，醛和酮可分为饱和醛（酮）、不饱和醛（酮）。

饱和醛（酮）：
$$CH_3CH_2-\overset{\overset{O}{\|}}{C}-H \qquad CH_3-\overset{\overset{O}{\|}}{C}-CH_2CH_3$$

不饱和醛（酮）：
$$CH_3-\overset{\overset{O}{\|}}{C}-CH=CH_2 \qquad CH_3-\overset{\overset{O}{\|}}{C}-CH=CH_2$$

3. 根据羰基数目的不同，可分为一元醛（酮）、多元醛（酮）。

一元醛酮：
$$CH_3CH_2-\overset{\overset{O}{\|}}{C}-H \qquad CH_3CH_2-\overset{\overset{O}{\|}}{C}-CH_2CH_3$$

多元醛酮：
$$H-\overset{\overset{O}{\|}}{C}-\overset{\overset{O}{\|}}{C}-H \qquad CH_3-\overset{\overset{O}{\|}}{C}-CH_2-\overset{\overset{O}{\|}}{C}-CH_3$$

4. 根据酮分子中羰基所连的两个烃基是否相同，又可将一元酮分为简单酮和混合酮。两个烃基相同的称为简单酮；两个烃基不相同的称为混合酮。

简单酮：
$$CH_3-\overset{\overset{O}{\|}}{C}-CH_3$$

混合酮：
$$CH_3CH_2-\overset{\overset{O}{\|}}{C}-CH_3$$

饱和一元脂肪醛、酮的分子组成通式为 $C_nH_{2n}O$（醛的 $n\geq 1$，酮的 $n\geq 3$）。当 $n\geq 3$ 时，含有相同碳原子数的醛和酮互为同分异构体。例如 C_3H_6O 可代表两种物质，结构简式分别为：

$$CH_3CH_2-\overset{\overset{O}{\|}}{C}-H \qquad\qquad CH_3-\overset{\overset{O}{\|}}{C}-CH_3$$
$$\text{丙醛} \qquad\qquad\qquad \text{丙酮}$$

二、醛和酮的命名

(一) 脂肪醛、酮的命名

结构简单的脂肪醛常用普通命名法命名，按分子内所含碳原子数称为"某醛"。脂肪酮的普通命名法与醚相似，可按羰基所连的两个烃基命名为"某某酮"。例如：

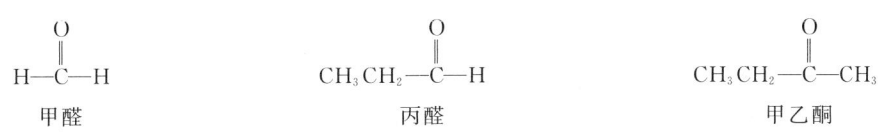

甲醛　　　　　　　丙醛　　　　　　　甲乙酮

对于结构复杂的脂肪醛、酮,应采取系统命名法命名。命名原则如下:

(1) 选择含有羰基在内的最长碳链作为主链,根据主链碳原子数称为"某醛"或"某酮"。

(2) 醛的编号从醛基碳原子开始,不用标明其位置。酮的编号从靠近酮基的一端开始,酮基的位置写在"某酮"的前面,中间用短线隔开。

(3) 将取代基的位置、数目、名称写在醛、酮名称的前面,中间用短线隔开。

(4) 不饱和醛酮命名时,应使羰基的位次尽可能小,并标明不饱和键的位置。

$$\overset{4}{C}H_3\overset{3}{C}H_2\overset{2}{C}H_2—\overset{1}{C}HO$$

丁醛

$$\overset{4}{C}H_2=\overset{3}{C}H—\overset{2}{C}H—\overset{1}{C}HO \\ \qquad\qquad\quad | \\ \qquad\qquad\; CH_3$$

2-甲基-3-丁烯醛

$$\overset{3}{C}H_3\overset{2}{C}H_2-\overset{\overset{O}{\|}}{\underset{1}{C}}-\overset{1}{C}H_3$$

2-丁酮

$$\overset{5}{C}H_3\overset{4}{C}HCH_2-\overset{\overset{O}{\|}}{\underset{2}{C}}-\overset{1}{C}H_3 \\ \quad\;\; | \\ \quad\; CH_3$$

4-甲基-2-戊酮

碳原子的编号也可用希腊字母表示,与官能团相连的第一个碳原子称为α碳,第二个碳原子称为β碳,其他依此类推。例如:

$$\underset{\delta}{\overset{5}{C}H_3}\underset{\gamma}{\overset{4}{C}H_2}\underset{\beta}{\overset{3}{C}H}\underset{\alpha}{\overset{2}{C}H}\overset{1}{C}HO \\ \qquad\;\;\; |\;\; | \\ \qquad\;\; CH_3\,CH_3$$

2,3-二甲基戊醛(α,β-二甲基戊醛)

(二) 脂环酮的命名

脂环酮的命名类似于脂肪酮,从酮基碳原子开始,向使取代基的位次尽可能小的方向编号,将酮基碳原子作为碳环的组成原子,根据构成环的碳原子总数,在名称字前加"环"字,称为"环某酮",把取代基的位次、数目、名称写在"环某酮"的前面。例如:

3-甲基-环己酮

(三) 芳香醛、酮的命名

芳香醛、酮命名时,以脂肪醛、酮为母体,把芳香烃基作为取代基命名。例如:

2-苯基丙醛

3-苯基-2-丙酮

(四) 多元醛和酮命名

多元醛、酮命名时需标明羰基的数目。例如:

$$\overset{5}{C}H_3-\overset{\overset{O}{\|}}{\underset{4}{C}}-\overset{3}{C}H_2-\overset{\overset{O}{\|}}{\underset{2}{C}}-\overset{1}{C}H_3$$

2,4-戊二酮

有些醛还可由它最初的来源或氧化后生成的酸的俗名来命名,如蚁醛、腊醛、月桂醛,硬脂

醛等。

三、醛和酮的性质

室温下，甲醛为气体，12个碳原子以下的脂肪醛、酮为液体，高级脂肪醛、酮和芳香酮多为固体。许多低级醛、酮有刺鼻臭味，某些天然醛、酮有特殊芳香气味。醛、酮的沸点比相对分子质量相近的醇低，而比相应的烷烃和醚都要高。醛和酮羰基上的氧原子能与水分子形成氢键，故低级醛、酮易溶于水，但随着碳原子数的增加，醛、酮的水溶性迅速降低。醛和酮一般易溶于乙醚、苯、甲苯、四氯化碳等有机溶剂。醛和酮的密度均小于1，比水轻。

醛、酮都含有羰基，羰基上氧原子的电负性比碳原子大，使得π电子云偏向氧原子，使氧原子带部分负电荷，而碳原子带部分正电荷，因此，醛和酮的化学性质较活泼。它们具有很多相似的化学性质，如能发生α-H上的卤代反应、羰基上的亲核加成反应及还原反应等。但由于醛中的羰基与氢原子相连，而酮中的羰基与两个烃基相连，因此醛、酮的化学性质又存在明显的差异。下面仅讨论几种与医学有关的重要化学性质。

（一）醛和酮的相似性质

1. 加成反应　醛和酮分子中的羰基与碳碳双键类似，也是由1个σ键和1个π键组成的，因此容易和一些试剂发生加成反应。碳氧双键中，带部分正电荷的碳原子比带部分负电荷的氧原子有更大的活性，容易与带有负电荷或孤对电子的试剂发生加成反应。醛、酮的结构与性质的关系如图10-1所示。

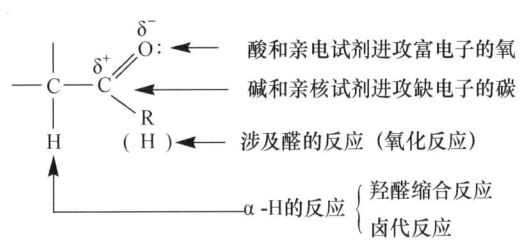

图10-1　醛、酮的结构与性质的关系

（1）与醇的加成：醇是较弱的亲核试剂，在干燥的氯化氢催化下，1分子醛能与1分子醇发生亲核加成反应，生成半缩醛（hemiacetal）。半缩醛分子中新生成的羟基与原来的醇羟基不同，它的化学活泼性较高，称为半缩醛羟基。半缩醛在一般条件下不稳定，还能继续与另1分子的醇作用，失去1分子水，生成稳定的缩醛（acetal）。

$$R\text{—}\underset{H}{C}\!=\!O + H\text{—}O\text{—}R_1 \underset{}{\overset{\text{干燥HCl}}{\rightleftharpoons}} R\text{—}\underset{OR_1}{\overset{H}{C}}\text{—}OH \underset{R_1OH}{\overset{\text{干燥HCl}}{\rightleftharpoons}} R\text{—}\underset{OR_1}{\overset{H}{C}}\text{—}OR_1$$

（半缩醛羟基）

缩醛在碱性溶液中相对较稳定，但遇到稀酸会水解，又生成原来的醛和醇，故在有机合成中，可利用这一性质保护活泼的醛基。在相同条件下，酮也能发生类似的反应，生成半缩酮和缩酮，但是比醛的反应要困难，反应缓慢得多。

在1个分子中若同时含有羰基和羟基，则有可能发生分子内的醇羟基和羰基的加成反应，生成稳定的环状半缩醛（酮），糖类化合物的环状结构就属于这类半缩醛（酮）。

（2）与氨的衍生物加成：氨分子中的氢原子被其他原子或原子团取代后生成的产物称为氨的

衍生物（用通式 H_2N-Y 表示）。醛、酮能和许多氨的衍生物（如羟胺、肼、苯肼和 2,4-二硝基苯肼等）发生亲核加成反应，生成的产物不稳定，会继续脱去 1 分子水，形成稳定的含碳氮双键（$\diagdown C=N-$）的化合物。其反应过程可表示如下：

$$\diagdown C=O + :NH-Y \longrightarrow \left[\begin{array}{c} OH\ H \\ -C-N-Y \end{array} \right] \xrightarrow{-H_2O} \diagdown C=N-Y$$

也可直接写为：

$$\begin{array}{c} R \\ R'(H) \end{array} C=O + H_2N-Y \xrightarrow{-H_2O} \begin{array}{c} R \\ R'(H) \end{array} C=N-Y$$

例如：

$$\begin{array}{c} H_3C \\ H_3C \end{array} C=O + H_2N-NH-\underset{NO_2}{\underset{|}{\bigcirc}}-NO_2 \xrightarrow{-H_2O} \begin{array}{c} H_3C \\ H_3C \end{array} C=N-NH-\underset{NO_2}{\underset{|}{\bigcirc}}-NO_2 \downarrow + H_2O$$

丙酮　　　　2,4-二硝基苯肼　　　　　2,4-二硝基苯腙

氨的衍生物与醛、酮反应的产物大多为晶体，具有固定的晶形和熔点，通过测定其熔点可初步判断它是由哪一种醛、酮生成的。通常把这些氨的衍生物称为羰基试剂（carbonyl reagent）。2,4-二硝基苯肼几乎能与所有的醛、酮迅速发生该反应，生成橙黄色或橙红色的 2,4-二硝基苯腙晶体，易于观察，常用于醛、酮的鉴别，临床上常用于组织器官转氨酶的活性测定。此外，肟、腙等在稀酸的作用下可水解为原来的醛、酮，可利用此性质可分离和提纯醛、酮。

2. 卤仿反应　由于羰基的吸电子效应，使得醛、酮 α-碳上的 C—H 键极性增强，α-H 变得异常活泼，很容易发生反应，把 α-碳上的氢原子称为 α-活泼氢原子。若碳原子上连有 3 个活泼氢原子，则称为活泼甲基。醛、酮的 α-H 在碱或酸催化下，易被卤素（Cl_2、Br_2、I_2）取代，生成 α-卤代醛、酮。例如：

$$R-CH_2-\overset{O}{\underset{\|}{C}}-H + 2Cl_2 \xrightarrow{NaOH} R-CCl_2-\overset{O}{\underset{\|}{C}}-H + 2HCl$$

含有活泼甲基的羰基化合物（如乙醛和甲基酮等）分子中的 3 个 α-H 可全部被卤素取代，生成三卤代物。但是生成的三卤代物在碱性溶液中很不稳定，可立即分解为三卤甲烷（卤仿）和羧酸盐。将乙醛或甲基酮与卤素的氢氧化钠溶液作用生成卤仿的反应称为卤仿反应（haloform reaction）。卤仿中的氯仿和溴仿是无色油状液体，而碘仿是难溶于水的黄色固体，并有特殊气味，易于观察。因此，实验室常用碘的氢氧化钠溶液（$I_2/NaOH$）来鉴别含有活泼甲基的醛、酮，其产物为碘仿（CHI_3）。该反应称为碘仿反应（iodoform reaction），反应过程如下：

$$(R)H-\overset{O}{\underset{\|}{C}}-CH_3 \xrightarrow{X_2+NaOH} (R)H-\overset{O}{\underset{\|}{C}}-CX_3 \xrightarrow{OH^-} CHX_3 \downarrow + (R)H-\overset{O}{\underset{\|}{C}}-ONa$$

其中：　　　　　　　　$X_2 + 2NaOH \longrightarrow NaXO + NaX + H_2O$

例如：　　　　　　　　$I_2 + 2NaOH \longrightarrow NaIO + NaI + H_2O$

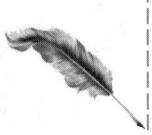

$$CH_3-\overset{O}{\underset{\|}{C}}-H(R) + 3NaIO \longrightarrow CI_3-\overset{O}{\underset{\|}{C}}-H(R) + 3NaOH$$

$$CI_3-\overset{O}{\underset{\|}{C}}-H(R) + NaOH \longrightarrow (H)R-\overset{O}{\underset{\|}{C}}-ONa + CHI_3\downarrow$$

上述碘仿反应的过程，可用总反应方程式表示为：

$$CH_3-\overset{O}{\underset{\|}{C}}-H(R) + 4NaOH + 3I_2 \longrightarrow CHI_3\downarrow + (R)H-\overset{O}{\underset{\|}{C}}-ONa + 3NaI + 3H_2O$$

因为碘和氢氧化钠溶液发生反应所生成的次碘酸钠（NaIO）具有氧化性，能将具有

$CH_3-\overset{OH}{\underset{|}{C}H}-R(H)$ 结构的 α-甲基醇氧化生成乙醛或 α-甲基酮，所以这类醇也能发生碘仿反应。因此，碘仿反应也可以用来鉴别具有 $CH_3CHOH(H)R$ 结构的醇。能发生碘仿反应的有机物主要有：

$$CH_3-\overset{O}{\underset{\|}{C}}-H \quad 或 \quad CH_3-\overset{O}{\underset{\|}{C}}-R \qquad CH_3-\overset{OH}{\underset{|}{\underset{H}{C}}}-H \quad 或 \quad CH_3-\overset{OH}{\underset{|}{\underset{H}{C}}}-R$$

乙醛或甲基酮　　　　　　　　　　　α-甲基醇

卤仿反应得到的羧酸比原来的醇、醛、酮少一个碳原子，这是缩短碳链的一种重要方法。

3. 还原反应　醛、酮在催化剂（Pt、Pd、Ni 等）作用下，其羰基可催化加氢还原为羟基，生成相应的醇，此反应称为催化氢化。醛被还原为伯醇，酮被还原为仲醇。反应通式为：

$$R-\overset{O}{\underset{\|}{C}}-H + H_2 \xrightarrow{Ni} R-CH_2-OH$$
醛　　　　　　　　　　　　伯醇

$$R-\overset{O}{\underset{\|}{C}}-R' + H_2 \xrightarrow{Ni} R-\overset{OH}{\underset{|}{\underset{R'}{C}}}-H$$
酮　　　　　　　　　　　　仲醇

（二）醛的特性

1. 氧化反应　在醛分子中，醛基上的氢原子由于受羰基的影响而比较活泼，很容易被氧化。醛具有较强的还原性，不但能被强氧化剂（如 $KMnO_4$）氧化，还能被某些弱氧化剂氧化，生成碳原子数相同的羧酸。酮分子中羰基碳原子上没有活泼的氢原子，不能被弱氧化剂氧化。利用这一性质，可选择合适的弱氧化剂来鉴别醛和酮。常用的弱氧化剂有托伦斯试剂（Tollens reagent）、费林试剂（Fehling reagent）和本尼迪克特试剂（Benedict reagent）

（1）与托伦斯试剂的反应：托伦斯试剂是逐滴将 $AgNO_3$ 溶液滴加到氨水中，直至产生的沉淀刚好消失所得到一种无色透明的溶液，也称银氨溶液，其中起氧化作用的是银氨配离子 $[Ag(NH_3)_2]^+$。托伦斯试剂与醛作用时，醛被氧化为羧酸，试剂中的银离子被还原成金属银，当反应器壁光滑、洁净时可形成光亮的银镜，故该反应称为银镜反应（silver mirror reaction）。例如：

$$(Ar)R-CHO + [Ag(NH_3)_2]OH \xrightarrow{\triangle} (Ar)R-COONH_4 + Ag\downarrow + NH_3\uparrow + H_2O$$
醛　　　　　　　　　　　　　　　　羧酸铵盐　　银镜

$$CH_3-CHO + [Ag(NH_3)_2]OH \xrightarrow{\triangle} CH_3-COONH_4 + Ag\downarrow + NH_3\uparrow + H_2O$$

所有的醛都能发生银镜反应，而酮则不能发生，故可用托伦斯试剂鉴别醛与酮。

（2）与费林试剂的反应：费林试剂是由硫酸铜溶液（费林试剂甲）和酒石酸钾钠的氢氧化钠溶液（费林试剂乙）按1∶1体积混合而成的深蓝色溶液，其主要成分是铜配离子。所有的脂肪醛均能与费林试剂发生反应被氧化为羧酸，Cu^{2+}被还原为砖红色的氧化亚铜（Cu_2O）沉淀，而芳香醛和酮都不与费林试剂发生反应。利用该反应可以鉴别脂肪醛与芳香醛。

例如：

$$R-CHO+Cu^{2+} \xrightarrow[\triangle]{碱性溶液} R-COONa+Cu_2O\downarrow+H_2O$$

$$CH_3-CHO+Cu^{2+} \xrightarrow[\triangle]{碱性溶液} CH_3-COONa+Cu_2O\downarrow+H_2O$$

（3）与本尼迪克特试剂的反应：本尼迪克特试剂（曾称班氏试剂）是硫酸铜溶液、碳酸钠溶液和枸橼酸钠溶液的混合溶液，其主要成分是铜配离子。醛与本尼迪克特试剂发生反应也被氧化为羧酸，Cu^{2+}被还原为砖红色的氧化亚铜（Cu_2O）沉淀。例如：

$$R-CHO+Cu^{2+} \xrightarrow[\triangle]{碱性溶液} R-COONa+Cu_2O\downarrow+H_2O$$

$$CH_3CH_2-CHO+Cu^{2+} \xrightarrow[\triangle]{碱性溶液} CH_3CH_2-COONa+Cu_2O\downarrow+H_2O$$

所有的脂肪醛都能与本尼迪克特试剂发生反应，但酮、芳香醛不与本尼迪克特试剂发生反应，利用此性质可鉴别醛和酮、脂肪醛和芳香醛。临床上常用本尼迪克特试剂检查糖尿病患者尿液中的葡萄糖。

酮虽然不能被托伦斯试剂和费林试剂氧化，但能被一些强氧化剂（如高锰酸钾、硝酸等）氧化，并使碳链断裂，生成多种分子量较小的羧酸混合物。

2. 与品红亚硫酸试剂的显色反应　品红亚硫酸试剂又称希夫试剂（Schiff's reagent）。品红是一种红色染料，将二氧化硫通入品红水溶液中，品红的红色褪去后得到的无色溶液称为品红亚硫酸试剂。醛与品红亚硫酸试剂作用显紫红色，而酮不显色，这一显色反应非常灵敏，因此利用此性质可鉴别醛和酮。但是要注意在使用该方法时，溶液中不能有碱性物质和氧化剂，也不能加热，否则会消耗亚硫酸，使溶液恢复品红的红色，出现假阳性，影响鉴别。

甲醛与品红亚硫酸试剂作用生成紫红色物质，向该紫红色溶液中加入硫酸后，紫红色仍不消失，而向其他醛与品红亚硫酸试剂作用生成的紫红色溶液中加入硫酸后，紫红色会褪去。利用该方法可鉴别甲醛与其他醛。

四、重要的醛和酮

1. 甲醛　甲醛（$H-\overset{\overset{O}{\|}}{C}-H$）是最简单的醛，俗名蚁醛，是具有强烈刺激性气味的无色气体，沸点$-21℃$，易溶于水，水溶液中甲醛的最高含量可达55%。甲醛能使蛋白质变性、凝固，具有强的杀菌、防腐能力，对真菌、乙型肝炎病毒和细菌等都有较好的杀灭能力，同时还具有硬化组织的作用。因此，甲醛常用作消毒剂和防腐剂。例如医药上把35%～40%的甲醛溶液俗称为福尔马林，常用作保存标本的防腐剂以及临床上外科器械、手套和污染物等的消毒剂。

甲醛分子中的羰基与两个氢原子相连，因此化学性质比其他醛活泼，容易被氧化，极易发生聚合反应，生成多聚甲醛固体。向甲醛溶液中加少量甲醇可防止甲醛聚合。福尔马林长期存放易形成白色多聚甲醛沉淀。多聚甲醛加热到160～200℃，可以解聚重新生成甲醛。多聚甲醛是气态甲醛的方便来源，因此多聚甲醛可用作仓库的熏蒸剂，用于消毒、杀菌。

甲醛与氨水共同蒸发，可生成一种有吸湿性的白色晶体——环六亚甲基四胺［$(CH_2)_6N_4$］，

药名为乌洛托品（urotropine），为白色结晶粉末，熔点为263℃，易溶于水，在医药上用作利尿药和尿道消毒剂。

2. 乙醛　乙醛（$CH_3CH_2—CHO$）是无色、有刺激性气味、易挥发的液体，沸点为21℃，能溶于水、乙醇、乙醚等溶剂。乙醛是重要的化工原料之一，可用于制造乙酸、乙醇等。在乙醛中通入氯气，可生成三氯乙醛（$CCl_3—CHO$）。三氯乙醛是具有刺激性气味的无色液体，能与水发生加成反应，生成水合三氯乙醛（$CCl_3—CHO·H_2O$）。

水合三氯乙醛是无色晶体，有刺激性气味，味略苦，易溶于水、乙醇及乙醚。水合三氯乙醛的药名为水合氯醛（chloral hydrate），是临床上常用的催眠药和抗惊厥药，用于治疗失眠、烦躁不安及惊厥。它使用安全，不易引起蓄积中毒，但对胃有一定的刺激性。

3. 苯甲醛　苯甲醛（ $\underset{}{\bigcirc}$—CHO ）是最简单的芳香醛，常以结合状态存在于杏、桃、梅子的核仁中。苯甲醛是具有苦杏仁味的无色液体，又叫苦杏仁精（油），沸点为179℃，难溶于水，易溶于乙醇和乙醚。苯甲醛易被空气氧化成白色的苯甲酸晶体，因此保存苯甲醛时常需加入少量的对-苯二酚作为抗氧剂。苯甲醛是一种重要的化工原料，可用于制备药物、染料、香料和调料等。

4. 丙酮　丙酮（$CH_3—\overset{O}{\underset{\|}{C}}—CH_3$）是最简单的酮，是无色、具有特殊气味、易挥发、易燃烧的液体，沸点56.5℃。丙酮能和水、乙醚、乙醇、氯仿等混溶，能溶解多种有机物，是一种常用的有机溶剂。丙酮还是重要的有机合成原料，用来合成有机玻璃、环氧树脂等，还可用来制备氯仿和碘仿。

丙酮是人体内脂肪代谢的中间产物，正常情况下，人体血液中丙酮的浓度很低。患糖尿病时，由于机体代谢紊乱，常有过量的丙酮产生，并随尿液排出或通过呼吸排出。临床上监测患者尿中丙酮时，可用亚硝酰铁氰化钠（$Na_2[Fe(CN)_5]NO$）的氢氧化钠溶液，如有丙酮存在，尿液就呈鲜红色。也可用碘仿反应来检查，如有丙酮存在，加碘的氢氧化钠溶液于尿液中，则有黄色沉淀析出。

5. 樟脑　樟脑是一种脂环族酮类化合物，学名2-莰酮，存在于樟脑树中。樟脑是我国特产，产量居世界第一。樟脑为无色半透明固体，具有特殊的芳香气味，熔点为176～177℃，在常温下就能挥发，不溶于水，能溶于有机溶剂和油脂中。樟脑在医药上用途甚广，有兴奋血管中枢、呼吸中枢和心肌的功效。$100g·L^{-1}$的樟脑乙醇溶液称为樟脑酊，有良好的止咳功效。中成药清凉油、十滴水等均含有樟脑。樟脑还可用作驱虫防蛀剂。

阅读材料

甲醛的功能与毒性

甲醛是由甲醇催化氧化生成的。常温下，甲醛是一种具有强烈刺激性气味的无色气体，易溶于水。35%～40%的甲醛溶液称为福尔马林，通常向其中加入8%～15%的甲醇，以防止甲醛聚合。甲醛水溶液和气体均具有广谱杀菌作用，对细菌繁殖体、结核分枝杆菌、乙型肝炎病毒和真菌等都具有较强的杀灭作用。特别适用于忌热、忌湿物品和塑料及皮革等制品的消毒，不适用于食品消毒。甲醛也是保存解剖标本的防腐剂。

甲醛对人体有一定的毒性和刺激性。室内甲醛浓度不同时，对人的影响也不同。当室内甲醛含量为$0.5mg·m^{-3}$时，可刺激眼睛，引起流泪；甲醛含量为$0.6mg·m^{-3}$时，可引起咽喉不适或疼痛；浓度再高，则可引起恶心、呕吐、咳嗽、胸闷、气喘等症状；当空气中甲醛含量达到 230mg·m^{-3} 时，可致人死亡。生产胶合板、纤维板、油漆和贴墙纸等使用的胶黏剂（如脲醛树脂类）中夹杂有未反应的残留甲醛，这是室内空气中甲醛的主要来源，其残留甲醛含量的多少取决于装饰材料质量的优劣。我国《居室空气中甲醛的卫生标准》规定：居室空气中甲醛的最高允许浓度为 0.08mg·m^{-3}。甲醛为较高毒性的物质，已被世界卫生组织认定为致癌和致畸物质。因此，在使用甲醛时需要加倍小心和注意防护。

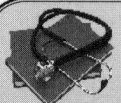

本章小结

一、醛、酮的结构比较

项目	醛	酮	说明
定义	烃分子中的氢原子被醛基取代后生成的化合物	烃分子中的氢原子被酮基取代后生成的化合物	都含有羰基
通式	$(Ar)R-\overset{O}{\overset{\|}{C}}-H$	$(Ar)R-\overset{O}{\overset{\|}{C}}-R'(Ar)'$	醛、酮都含有相同的羰基结构 ($-\overset{O}{\overset{\|}{C}}-$)
官能团	$-\overset{O}{\overset{\|}{C}}-H$	$-\overset{O}{\overset{\|}{C}}-$	醛、酮的官能团分别为醛基和酮基
分类	脂肪醛、脂环醛、饱和醛、不饱和醛、芳香醛等	脂肪酮、脂环酮、饱和酮、不饱和酮、芳香酮等	

二、醛、酮的化学主要性质对比

对比项目		醛	酮	说明
主要化学性质	羰基的亲核加成反应	氨及其衍生物	能发生	能发生	醛和酮都能与羰基试剂发生反应，生成物大多为固体，有固定晶形和熔点
		加醇（干 HCl）	能发生	难进行	需在干燥 HCl 条件下进行
	α-氢的反应	卤代反应	能发生	能发生	乙醛、甲基酮及具有 α-甲基醇 CH$_3$-CH(OH)R 结构的醇都可以发生卤仿反应
	还原反应	催化氢化	生成伯醇	生成仲醇	醛、酮的性质差别
	氧化反应	与托伦斯试剂的反应	能发生	不能发生	能反应的则试管内壁上有光亮的银镜产生
		与费林试剂的反应	脂肪醛能发生 芳香醛不发生	不能发生	能反应的生成砖红色沉淀
		与希夫试剂的反应	能发生	不能发生	现象：溶液显紫红色
重要化合物		甲醛、乙醛、肉桂醛	丙酮、樟脑	

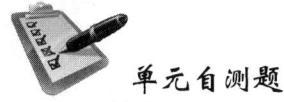

单元自测题

一、单项选择题

1. 既能与希夫试剂作用,又能与氢加成的是（　　）
   A. 丙醛　　　　B. 丙酮　　　　C. 丙烯　　　　D. 苯

2. 既能发生碘仿反应,又能与氨的衍生物发生反应的是（　　）
   A. 苯甲醛　　　B. 乙醇　　　　C. 乙醛　　　　D. 丙醛

3. 能鉴别乙醛和苯乙醛的试剂是（　　）
   A. 托伦斯试剂　B. 本尼迪克特试剂　C. 希夫试剂　　D. 三氯化铁溶液

4. 下列哪种化合物不能发生碘仿反应（　　）
   A. 异丙醇　　　B. 丙酮　　　　C. 3-己酮　　　D. 乙醛

5. 不能被费林试剂氧化的化合物是（　　）
   A. 乙醛　　　　B. 甲醛　　　　C. 丙烯醛　　　D. 苯甲醛

6. 鉴别醛和酮常用的试剂是（　　）
   A. 2,4-二硝基苯肼　　　　　　B. 托伦斯试剂
   C. 氨的衍生物　　　　　　　　D. 碘和氢氧化钠溶液

7. 生物标本防腐剂福尔马林的成分是（　　）
   A. 40%的乙醇溶液　　　　　　B. 40%的苯甲醇溶液
   C. 40%的甲醛溶液　　　　　　D. 40%的丙酮溶液

8. 不属于丙酮的性质的是（　　）
   A. 与碘的氢氧化钠溶液发生反应,有黄色的碘仿析出
   B. 与 2,4-二硝基苯肼发生反应能生成黄色沉淀
   C. 与亚硝酰铁氰化钠的碱溶液发生反应可呈现鲜红色
   D. 与托伦斯试剂发生反应可产生银镜

二、命名下列化合物或写出结构简式

(1) $CH_3CHCH_2CH_2CHO$
       $|$
       CH_3

(2) $CH_3\overset{O}{\underset{\|}{C}}CH_2CH_3$

(3) $CH_3CHCH_2\overset{O}{\underset{\|}{C}}CH_3$
         $|$
         CH_3

(4) 苯-CHO

(5) 苯-$\overset{O}{\underset{\|}{C}}CH_2CH_3$

(6) 对羟基苯乙酮

(7) 2-苯基丙醛

(8) 丙酮

(9) 对-甲氧基苯甲醛

(10) 3-甲基-2-乙基戊醛

三、完成下列反应式

1. $CH_3CHO + I_2 + NaOH \longrightarrow$

2. $CH_3-\overset{O}{\underset{\|}{C}}-CH_2-CH_3 + H_2 \xrightarrow[\triangle]{Ni}$

3. $CH_3CH_2CHO + 2Ag[(NH_3)_2]OH \xrightarrow{\triangle}$

4. $CH_3CH_2CH_2CHO + Cu^{2+} \xrightarrow{\triangle}$

5. 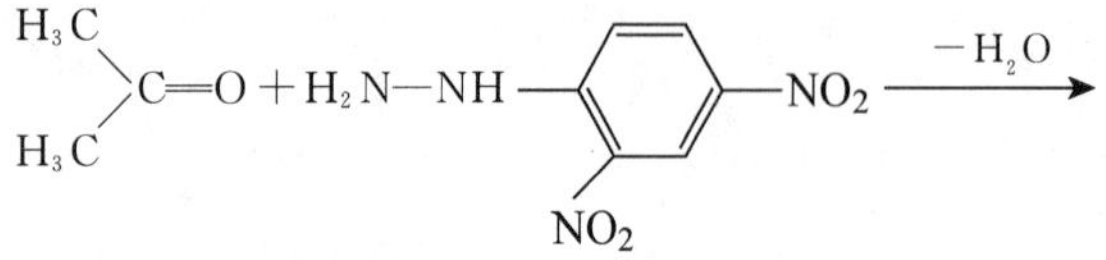 $\begin{array}{c}H_3C\\H_3C\end{array}\!\!>\!\!C\!=\!\!O + H_2N\!-\!NH\!-\!\!\!\bigcirc\!\!\!\begin{array}{c}NO_2\\NO_2\end{array} \xrightarrow{-H_2O}$

四、用化学方法鉴别下列各组化合物

1. 丙醛、丙醇和丙酮
2. 甲醛、乙醛和丙酮
3. 甲醛、乙醛和苯甲醛

五、推断题

现有三种有机化合物 A、B、C 的分子式均为 C_4H_8O，均无侧链。其中，A、B 可以和苯肼发生反应生成黄色结晶，而 C 不能；A 可以与托伦斯试剂发生反应，而 B、C 不能；B、C 能发生碘仿反应，而 A 不能。试写出 A、B、C 的结构式。

（张运良）

第十一章 有机酸

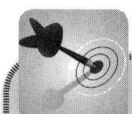

学习目标

1. 掌握羧酸的结构、分类、命名及理化性质。
2. 熟悉羟基酸和酮酸的结构、分类、命名及理化性质。
3. 了解重要的羧酸、羟基酸和酮酸在医学中的意义。

有机酸分子中一般含有羧基（—COOH），从结构上又可分为羧酸和取代羧酸。自然界中，它们常以游离状态、盐或酯的形式广泛存在于动、植物体中。许多有机酸是生物代谢的重要物质，一些有机酸对某些疾病具有治疗作用。因此，这类化合物对医药及生命科学具有重要意义。本章重点讨论羧酸与取代羧酸的结构特点、命名和主要化学性质，同时介绍对映异构现象。

第一节 羧 酸

羧酸（carboxylic acid）可以被看做是烃分子中的氢原子被羧基取代后生成的化合物。羧基是羧酸的官能团。一元羧酸的结构通式可表示为：

$$(Ar)R-\overset{O}{\underset{}{C}}-OH \text{ 或简写成 } (Ar)R-COOH$$

一、羧酸的分类和命名

（一）羧酸的分类

根据羧酸分子中烃基的结构不同，可将其分为脂肪酸、脂环酸和芳香酸；脂肪酸可分为饱和脂肪酸和不饱和脂肪酸。根据分子中所含羧基的数目，又可分为一元羧酸和多元羧酸。链状羧酸通常称为脂肪酸。

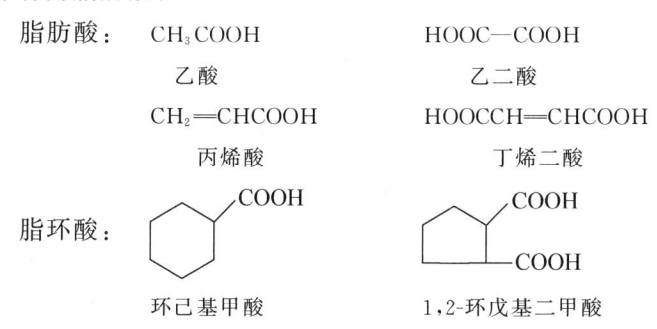

脂肪酸：　CH₃COOH　　　　　　HOOC—COOH
　　　　　　乙酸　　　　　　　　　　乙二酸
　　　　　CH₂=CHCOOH　　　　HOOCCH=CHCOOH
　　　　　　丙烯酸　　　　　　　　　丁烯二酸

脂环酸：　环己基甲酸　　　　　1,2-环戊基二甲酸

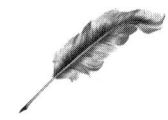

芳香酸:

苯甲酸　　　　邻苯二甲酸

(二) 羧酸的命名

羧酸的系统命名法与醛的命名相似，只需相应地将"醛"字改成"酸"字。

1. 饱和脂肪酸的命名　选择包括羧基在内的最长碳链作为主链，根据主链碳原子数，称为"某酸"，从羧基碳原子开始编号，确定支链或其他取代基的位次。主链碳原子的编号也可用希腊字母 α、β、γ、δ、ω 等表示。与羧基直接相连的第一个碳原子叫做 α 碳，其他碳原子依次称为 β、γ……ω 碳。例如：

$$CH_3CH_2CH_2COOH \qquad\qquad CH_3CH_2CHCHCH_2COOH$$
$$\qquad\qquad\qquad\qquad\qquad\qquad\qquad\quad\; |\;\;\; |$$
$$\qquad\qquad\qquad\qquad\qquad\qquad\qquad H_3C\;\; CH_3$$

丁酸　　　　　　　　　　3,4-二甲基己酸（β,γ-二甲基己酸）

2. 不饱和脂肪酸的命名　选择包括羧基和不饱和键在内的最长碳链为主链，称为"某烯酸"，注明双键的位置。当主链碳原子数大于10时，应在中文数字之后加一个"碳"字。例如：

$$\qquad\quad CH_3$$
$$\qquad\quad\;\;|$$
$$CH_3—CH—CH=CH—COOH \qquad\qquad CH_3(CH_2)_7CH=CH(CH_2)_7COOH$$

4-甲基-2-戊烯酸　　　　　　　　　　　9-十八碳烯酸

3. 脂环酸和芳香酸的命名　以脂肪酸为母体，将脂环烃基和芳香烃基作为取代基。例如：

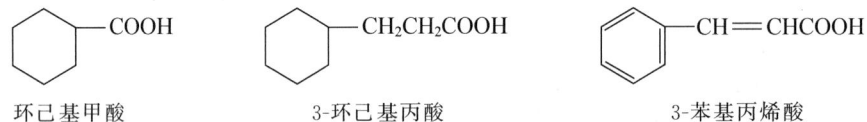

环己基甲酸　　　　　　3-环己基丙酸　　　　　　3-苯基丙烯酸

4. 二元羧酸的命名　选择包括两个羧基在内的最长碳链作为主链，按主链的碳原子数称为"某二酸"。例如：

$$HOOCCH_2COOH \qquad HOOCCH_2CH_2COOH \qquad HOOCCH=CHCOOH$$

丙二酸　　　　　　　丁二酸　　　　　　　　丁烯二酸

$$HOOCCH_2CHCH_2CHCOOH$$
$$\qquad\qquad\;\;|\qquad\;\;|$$
$$\qquad\qquad C_2H_5\;\; CH_3$$

2-甲基-4-乙基己二酸

许多羧酸可以从天然产物中获得，因此常根据它们最初的来源而用俗名，如甲酸俗称蚁酸，乙酸俗称醋酸，乙二酸俗称草酸，十六酸通用名为软脂酸，十八酸通用名为硬脂酸等。

二、羧酸的性质

饱和一元脂肪酸中，甲酸、乙酸、丙酸都是具有强烈刺激性气味的液体。含 4~9 个碳原子的羧酸是具有腐败恶臭气味的油状液体，含 10 个碳原子以上的羧酸是蜡状无味的固体，其挥发性很低，二元脂肪族羧酸和芳香族羧酸都是结晶性固体。一元脂肪族羧酸随碳原子数增加，水溶性降低。低级羧酸可与水混溶，高级一元酸不溶于水，但能溶于有机溶剂，多元酸的水溶性大于相同碳原子的一元酸。

羧酸的沸点高于相对分子质量相近的醇。例如，甲酸（HCOOH）的沸点为 100.5℃，乙醇（CH_3CH_2OH）的沸点为 78.5℃。这是因为一对羧酸分子间能以 2 个氢键形成二聚体或多聚体，羧酸分子间的氢键比醇分子间的氢键更稳定。低级羧酸即使在气态下，也是以二聚体的形式存在

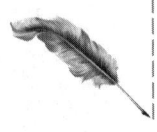

的，其结构如下：

$$\begin{matrix} & O \cdots H-O & \\ R-C & & C-R \\ & O-H \cdots O & \end{matrix}$$

饱和脂肪酸的熔点随着分子中碳原子数的增加呈锯齿形变化，含偶数碳原子的羧酸熔点比其相邻的两个含奇数碳原子羧酸的熔点高。

羧酸的化学性质主要表现在羧基的酸性、羟基的取代、脱羧反应等方面。

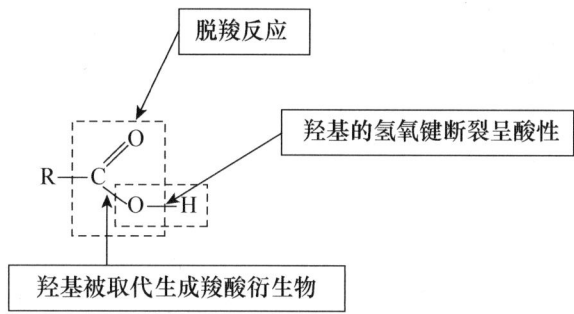

（一）羧酸的酸性

羧酸分子中的羧基可以被看做由 C═O（羰基）和—OH（羟基）两部分组成，其性质是这两部分互相影响的结果。在羧基中，由于羰基的影响，增加了羟基中的 O—H 键的极性，有利于氢的解离，故羧酸表现出明显的酸性，其酸性远强于醇。羧酸在水中即可解离出质子，pK_a 值一般为 3～5。

$$RCOOH \rightleftharpoons RCOO^- + H^+$$

羧酸的酸性强于碳酸（$pK_a = 6.5$），它能分解碳酸盐和碳酸氢盐，放出二氧化碳，此反应可用于羧酸与酚的鉴别。

$$2RCOOH + Na_2CO_3 \longrightarrow 2RCOONa + CO_2\uparrow + H_2O$$
$$RCOOH + NaHCO_3 \longrightarrow RCOONa + CO_2\uparrow + H_2O$$

羧酸、碳酸、酚和醇的酸性由强到弱依次为：

$$RCOOH > H_2CO_3 > C_6H_5OH > H_2O > C_2H_5OH$$
$$pK_a \quad 4\sim5 \quad\quad 6.5 \quad\quad 10 \quad\quad 15.7 \quad\quad 17$$

羧酸的钾盐、钠盐及铵盐易溶于水，故医药上常将一些水溶性差的含羧基药物制成羧酸盐，以增加其在水中的溶解度，便于临床使用。

（二）羧酸中羟基被取代的反应

羧酸分子中羧基上的羟基被其他原子或原子团取代所生成的化合物称为羧酸衍生物。如羧酸酯、酰卤、酸酐、酰胺等。

羧酸分子中去掉羧基上的羟基后剩余的基团（RCO—）称为酰基（acyl group）。

1. 酯化反应 羧酸与醇作用生成酯和水的反应称为酯化反应（esterification）。

$$R-\overset{O}{\overset{\|}{C}}-OH + HO-R \underset{}{\overset{H^+}{\rightleftharpoons}} R-\overset{O}{\overset{\|}{C}}-O-R + H_2O$$

羧酸与醇的酯化反应是可逆的，而且反应速率很慢，需用酸作催化剂。例如：

$$CH_3-\overset{O}{\underset{\|}{C}}-\boxed{OH+H}O-C_2H_5 \underset{}{\overset{H^+}{\rightleftharpoons}} CH_3-\overset{O}{\underset{\|}{C}}-O-C_2H_5+H_2O$$

乙酸　　　乙醇　　　　　　乙酸乙酯

2. **酰卤的生成**　羧酸分子中羧基上的羟基被卤素原子取代所生成的化合物叫做酰卤（acyl halide）。羧酸（除甲酸外）能与三卤化磷、五卤化磷或亚硫酰氯（$SOCl_2$）反应，生成相应的酰卤。用 $SOCl_2$ 制备酰卤时，副产物都是气体，便于处理及提纯。例如：

$$R-\overset{O}{\underset{\|}{C}}-OH+PCl_3 \longrightarrow R-\overset{O}{\underset{\|}{C}}-Cl+H_3PO_3$$

$$R-\overset{O}{\underset{\|}{C}}-OH+PCl_5 \longrightarrow R-\overset{O}{\underset{\|}{C}}-Cl+POCl_3+HCl\uparrow$$

$$R-\overset{O}{\underset{\|}{C}}-OH+SOCl_2 \longrightarrow R-\overset{O}{\underset{\|}{C}}-Cl+SO_2\uparrow+HCl\uparrow$$

3. **酸酐的生成**　一元羧酸（除甲酸外）与脱水剂（如 P_2O_5）共热时，2 分子羧酸可脱去 1 分子水，生成酸酐（acid anhydride）。

$$R-\overset{O}{\underset{\|}{C}}-\boxed{OH+HO}-\overset{O}{\underset{\|}{C}}-R \xrightarrow[\Delta]{P_2O_5} R-\overset{O}{\underset{\|}{C}}-O-\overset{O}{\underset{\|}{C}}-R+H_2O$$

酸酐

4. **酰胺的生成**　羧酸分子中羧基上的羟基被氨基（$-NH_2$）取代所生成的化合物叫做酰胺（amide）。在羧酸中通入氨气或加入碳酸铵得到羧酸的铵盐，铵盐加热后分子内失水即生成酰胺。

$$R-\overset{O}{\underset{\|}{C}}-OH \xrightarrow{NH_3} R-\overset{O}{\underset{\|}{C}}-ONH_4 \xrightarrow{-H_2O} R-\overset{O}{\underset{\|}{C}}-NH_2$$

羧酸　　　　　　羧酸铵　　　　　　酰胺

（三）脱羧反应

羧酸分子脱去羧基放出 CO_2 的反应叫做脱羧反应（decarboxylation）。

$$R-\boxed{\overset{O}{\underset{\|}{C}}\underset{O-H}{}} \xrightarrow{\Delta} RH+CO_2\uparrow$$

除甲酸外，一元羧酸性质通常较稳定，直接加热时难以脱羧，但在特殊条件下，可脱羧生成比原羧酸少一个碳原子的烃。例如：

$$CH_3COONa+NaOH \xrightarrow[\Delta]{NaOH+CaO} CH_4\uparrow+Na_2CO_3$$

生物体内发生的许多重要脱羧反应是在脱羧酶的作用下进行的。

（四）二元羧酸的特性

二元羧酸具有一元羧酸的所有化学通性。以外，二元羧酸对热不稳定，并且随着两个羧基间的距离不同，所发生的反应不同，生成的产物也不相同。

1. 乙二酸或丙二酸受热时可发生脱羧反应，生成一元羧酸。例如：

$$HOOC-COOH \xrightarrow{\triangle} HCOOH + CO_2\uparrow$$

$$HOOC-CH_2-COOH \xrightarrow{\triangle} CH_3-COOH + CO_2\uparrow$$

2. 丁二酸、戊二酸及邻苯二甲酸等二元羧酸与脱水剂共热时，发生分子内失水反应，生成环状酸酐。例如：

$$\begin{array}{c}CH_2COOH\\|\\CH_2COOH\end{array} \xrightarrow{\triangle} \begin{array}{c}CH_2-C\\|\quad\quad\diagdown\\\quad\quad\quad O\\|\quad\quad\diagup\\CH_2-C\end{array} + H_2O$$

3. 己二酸、庚二酸与氢氧化钡共热时，分子内既失水又脱羧，生成环酮。例如：

$$\begin{array}{c}CH_2CH_2COOH\\|\\CH_2CH_2COOH\end{array} \xrightarrow{\triangle} \bigcirc\!\!=\!\!O + CO_2\uparrow + H_2O$$

4. 含有7个碳原子以上的直链二元羧酸受热时可发生分子内脱水反应，生成链状高分子聚酸酐。

三、重要的羧酸

1. **甲酸** 甲酸（HCOOH）最初是从蚂蚁体内发现的，故俗称蚁酸。它存在于许多昆虫的毒液中，是无色有刺激性气味的液体，沸点为100.5℃，可与水混溶。甲酸的腐蚀性很强，被蚂蚁或蜂类蜇伤引起皮肤红、肿和疼痛，就是因甲酸刺激所致。甲酸溶液在医药上可用于治疗风湿病。

甲酸的结构比较特殊，分子中的羧基与氢原子相连，既具有羧基的结构，又有醛基的结构：

醛基 → $\boxed{H-\overset{O}{\underset{\|}{C}}-OH}$ ← 羧基

因而，甲酸既有羧酸的性质，又有醛的某些性质。例如，甲酸具有较强的酸性，且其酸性强于其他羧酸。此外，甲酸还具有还原性，能发生银镜反应或使高锰酸钾溶液褪色。

另外，甲酸与浓硫酸共热时可分解生成一氧化碳和水，实验室中常用此反应制备一氧化碳。

$$HCOOH \xrightarrow[\text{加热}]{\text{浓}H_2SO_4} CO + H_2O$$

2. **乙酸** 乙酸（CH_3COOH）是食醋的主要成分，俗名醋酸，为无色有刺激性气味的液体，易溶于水，熔点为16.6℃，沸点为118℃。乙酸在16.6℃以下能凝结成冰状固体，所以常将无水乙酸称为冰醋酸。

乙酸是人类最早使用的一种酸，是重要的化工原料，可以合成许多有机物，如醋酸纤维、乙酐、乙酸乙酯等。乙酸还广泛用作溶剂。

3. **乙二酸** 乙二酸（HOOC—COOH）俗称草酸，是无色晶体，常以盐的形式存在于草本植物中。乙二酸的熔点为189℃，加热到150℃即可分解生成甲酸及二氧化碳。

$$HOOC-COOH \xrightarrow[\triangle]{150℃} HCOOH + CO_2\uparrow$$

乙二酸具有还原性，能使高锰酸钾溶液褪色，据此可鉴别乙二酸。在分析化学中常用来标定$KMnO_4$溶液的浓度，反应式如下：

$$5H_2C_2O_4 + 2KMnO_4 + 3H_2SO_4 \longrightarrow 2MnSO_4 + K_2SO_4 + 10CO_2\uparrow + 8H_2O$$

4. 苯甲酸 苯甲酸（C_6H_5COOH）俗称安息香酸，是最简单的芳香酸，为白色固体，熔点为121.7℃，微溶于水，受热易升华。苯甲酸钠盐有抑菌、防腐作用，可作为防腐剂。

第二节 羟基酸和酮酸

羧酸分子中烃基上的氢原子被其他官能团取代后所生成的化合物称为取代羧酸。根据取代官能团的不同，取代羧酸可分为卤代酸、羟基酸、酮酸和氨基酸。取代羧酸分子中既含有羧基，又含有其他官能团，具有羧基和其他官能团的一些典型性质，并且由于官能团之间的相互影响，使其还具有一些特殊的性质。它们在生物体内都十分重要。本节主要讨论羟基酸和酮酸。

一、羟基酸

（一）羟基酸的结构、分类和命名

羧酸分子中烃基上的氢原子被羟基取代后生成的化合物叫做羟基酸（hydroxy acid）。根据羟基所连的烃基不同，可分为醇酸和酚酸。羟基连接在脂肪烃基上的羟基酸叫醇酸，羟基连接在苯环上的羟基酸叫酚酸。如：

CH₃CHCOOH	⬡—COOH
OH	OH
醇酸：2-羟基丙酸（乳酸）	酚酸：邻羟基苯甲酸（水杨酸）

羟基酸的命名以羧酸为母体，羟基作为取代基，羟基的位置用阿拉伯数字或希腊字母表示，酚酸还可用邻、间、对来表示羟基的位置。由于许多羟基酸源于天然产物，因此多用俗名。例如：

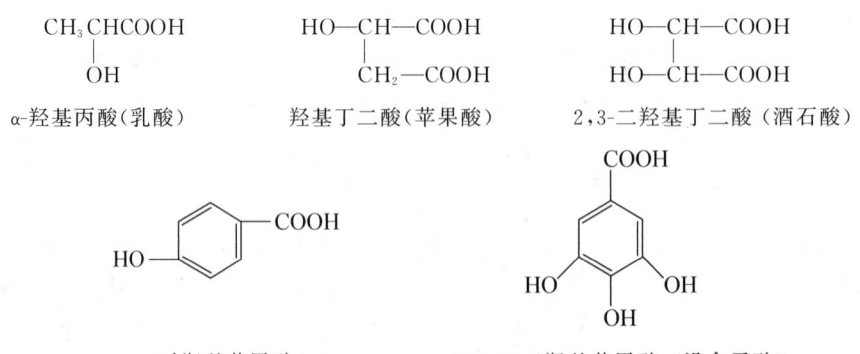

α-羟基丙酸（乳酸）　　羟基丁二酸（苹果酸）　　2,3-二羟基丁二酸（酒石酸）

对羟基苯甲酸　　3,4,5-三羟基苯甲酸（没食子酸）

（二）羟基酸的性质

醇酸一般是黏稠的液体或晶体，易溶于水，其溶解度通常大于相应的脂肪酸。醇酸不易挥发，在常压下蒸馏时会发生分解。

酚酸大多为晶体，其熔点比相应的芳香酸高。有些酚酸易溶于水，如没食子酸；有的微溶于水，如水杨酸。

1. 酸性 在醇酸中，由于羟基的影响，增强了羧基的酸性。羟基的位置也对酸性产生一定的影响，例如：

$$\underset{\underset{H}{|}}{CH_3CHCOOH} \qquad \underset{\underset{OH}{|}}{CH_3CHCOOH} \qquad \underset{\underset{OH}{|}}{CH_2CHCOOH}$$

pK_a 4.78   3.86   4.51

在酚酸中，羧基的酸性减弱，羟基在苯环上的位置对羧基的酸性也有一定的影响。

2. 氧化反应 羟基酸能与氧化剂反应，根据羟基所连的碳原子不同，反应产物不同。若羟基连接在伯碳原子上，氧化产物为二元酸；若羟基连接在仲碳原子上，氧化产物是酮酸。

例如：

$$\underset{\underset{OH}{|}}{CH_2CH_2COOH} \xrightarrow{[O]} HOOCCH_2COOH$$

         β-羟基丙酸   丙二酸

$$\underset{\underset{OH}{|}}{CH_3CHCH_2COOH} \xrightarrow{[O]} \underset{\underset{O}{\|}}{CH_3CCH_2COOH}$$

         β-羟基丁酸   β-丁酮酸

生物体在代谢过程中也产生羟基酸，它们在酶作用下发生脱氢氧化。例如，苹果酸是糖代谢的中间产物，在酶的催化下也可脱氢生成草酰乙酸。

$$\underset{\underset{OH}{|}}{HOOCCHCH_2COOH} \xrightarrow[\text{酶}]{-2H} \underset{\underset{O}{\|}}{HOOCCCH_2COOH}$$

3. 脱水反应

(1) α-羟基酸受热时发生分子间的脱水反应，生成环状交酯。

$$\begin{array}{c}R-CH-C-OH \quad HO\\ | \qquad \| \qquad \quad |\\ OH \quad O \qquad HO-C-CH-R\\ \qquad\qquad\qquad\qquad \|\\ \qquad\qquad\qquad\qquad O\end{array} \xrightarrow{\triangle} \text{环状交酯} + 2H_2O$$

(2) β-羟基酸受热时发生分子内脱水反应，羟基与α-H结合脱去1分子水生成α,β-烯酸。

例如：

$$\underset{\underset{OH}{|}}{CH_3CHCH_2COOH} \xrightarrow{\triangle} CH_3CH=CHCOOH + H_2O$$

$$\underset{\underset{OH}{|}}{HOOCCHCH_2COOH} \xrightarrow{\triangle} \underset{HOOC}{\overset{H}{\underset{}{}}}C=C\underset{H}{\overset{COOH}{}} + H_2O$$

(3) γ、δ-羟基酸受热时，发生分子内的酯化反应，生成五元或六元环状内酯。

$$\begin{array}{c}CH_2-COOH\\ |\\ CH_2-CH_2-OH\end{array} \xrightarrow{\triangle} \text{γ-丁内酯} + H_2O$$

     γ-羟基丁酸   γ-丁内酯

$$\underset{\delta\text{-羟基戊酸}}{\text{CH}_2\text{-COOH} \atop \text{CH}_2 \quad\quad\quad \text{OH} \atop \text{CH}_2\text{-CH}_2} \xrightarrow{\triangle} \underset{\delta\text{-戊内酯}}{\bigcirc\!\!=\!\!\bigcirc} + H_2O$$

二、酮酸

（一）酮酸的结构、分类和命名

分子中含有羧基和酮基两种官能团的化合物称为酮酸（keto acid）。根据酮基和羧基的相对位置不同，可将酮酸分为 α-酮酸、β-酮酸、γ-酮酸等。最简单的酮酸是丙酮酸。

$$\underset{\text{丙酮酸}}{\text{CH}_3-\overset{\text{O}}{\underset{\|}{\text{C}}}-\text{COOH}}$$

酮酸的命名以羧酸为母体，选择包括羧基和酮基在内的最长碳链作为主链，称为"某酮酸"，酮基的位置用阿拉伯数字或希腊字母标出。例如：

$$\underset{\text{α-丁酮酸}}{\text{CH}_3-\text{CH}_2-\overset{\text{O}}{\underset{\|}{\text{C}}}-\text{COOH}} \quad\quad \underset{\text{β-丁酮酸}}{\text{CH}_3-\overset{\text{O}}{\underset{\|}{\text{C}}}-\text{CH}_2-\text{COOH}}$$

$$\underset{\text{α-酮丁二酸（草酰乙酸）}}{\text{HOOCCH}_2\text{COCOOH}} \quad\quad \underset{\text{α-酮戊二酸}}{\text{HOOCCH}_2\text{CH}_2\text{COCOOH}}$$

（二）酮酸的性质

酮酸具有羧酸的基本性质，如呈酸性，可生成酯、酰卤等，其酸性强于相应的醇酸，更强于相应的羧酸。此外，酮酸分子中的酮基可以被还原而发生还原反应。受酮基的影响，酮酸易发生脱羧反应。

1. 还原反应 酮酸都能发生加氢还原反应，生成羟基酸。例如：

$$\underset{\text{丙酮酸}}{\text{CH}_3-\overset{\text{O}}{\underset{\|}{\text{C}}}-\text{COOH}} \xrightarrow{[H]} \underset{\text{乳酸}}{\text{CH}_3-\overset{\text{OH}}{\underset{|}{\text{CH}}}-\text{COOH}}$$

$$\underset{\text{β-丁酮酸}}{\text{CH}_3\overset{\text{O}}{\underset{\|}{\text{C}}}\text{CH}_2\text{COOH}} \xrightarrow{[H]} \underset{\text{β-羟丁酸}}{\text{CH}_3\overset{\text{OH}}{\underset{|}{\text{CH}}}\text{CH}_2\text{COOH}}$$

2. 脱羧反应 α-酮酸与稀硫酸共热时发生脱羧反应，主要产物是少一个碳原子的醛。β-酮酸更易脱羧，稍微受热时便发生脱羧反应，生成酮，并放出 CO_2。

$$\text{R}-\overset{\text{O}}{\underset{\|}{\text{C}}}-\text{COOH} \xrightarrow[150℃]{\text{稀 H}_2\text{SO}_4} \text{RCHO} + CO_2\uparrow$$

$$\text{CH}_3\overset{\text{O}}{\underset{\|}{\text{C}}}\text{CH}_2\text{COOH} \xrightarrow{\triangle} \text{CH}_3\overset{\text{O}}{\underset{\|}{\text{C}}}\text{CH}_3 + CO_2\uparrow$$

三、重要的羟基酸和酮酸

1. 乳酸 乳酸（$\text{CH}_3-\underset{\underset{\text{OH}}{|}}{\text{CH}}-\text{COOH}$）存在于酸牛奶中，也是肌肉中糖原的代谢产物。纯

净的乳酸是无色或淡黄色黏稠液体，熔点为18℃，有强吸水性，可溶于水、乙醇和乙醚。乳酸的用途极广泛，可用于空气消毒，其钙盐用于治疗佝偻病，钠盐用于解除酸中毒。

2. β-羟丁酸　β-羟丁酸（ $\mathrm{CH_3CHCH_2COOH} \atop \quad\ \ |\ \ \atop \quad\ \ OH$ ）是无色晶体，熔点为49～50℃，吸湿性强，一般为黏稠状，易溶于水、乙醇和乙醚，不溶于苯。它是人体内脂肪酸代谢的中间产物，易氧化为乙酰乙酸。受热时脱水生成α,β-丁烯酸。

3. 酒石酸　酒石酸（ $\mathrm{HO-CH-COOH} \atop \mathrm{HO-CH-COOH}$ ）的化学名称为2,3-二羟基丁二酸，存在于各种水果中，葡萄中含量较多。从自然界得到的酒石酸是无色晶体，熔点为170℃，易溶于水。酒石酸锑钾可用于治疗血吸虫病，酒石酸钾钠可用于配制费林试剂。

4. 柠檬酸　柠檬酸（ $\mathrm{CH_2COOH} \atop \mathrm{HO-C-COOH} \atop \mathrm{CH_2COOH}$ ）通用名为枸橼酸。其化学名称为3-羟基-3-羧基戊二酸，存在于柑橘类果实中。柠檬酸为无色透明晶体，熔点为153℃，易溶于水、乙醇和乙醚。柠檬酸是糖代谢的中间产物，常用于配制饮料。其钠盐为抗凝血药，枸橼酸铁铵可用于治疗儿童缺铁性贫血。

5. 水杨酸　水杨酸（邻羟基苯甲酸结构）的化学名称为邻羟基苯甲酸，又名柳酸，主要存在于柳树或水杨树皮中。水杨酸为白色针状结晶，熔点为159℃，微溶于水，易溶于乙醇和乙醚，79℃时可升华，加热易发生脱羧反应生成苯酚。水杨酸的钠盐有抑制结核分枝杆菌的作用。乙酰水杨酸药品名为阿司匹林，具有解热、镇痛、抗血栓形成及抗风湿作用，刺激性较水杨酸小，常作为口服解热镇痛药。

6. 丙酮酸　丙酮酸（$\mathrm{CH_3COCOOH}$）是无色、具有刺激性臭味的液体，沸点为167℃，能与水混溶，酸性强于丙酸及乳酸。它是人体糖代谢的重要中间产物，在酶的作用下，可被还原为乳酸，也可以脱羧为乙醛。

7. 乙酰乙酸　乙酰乙酸（ $\mathrm{CH_3-\overset{O}{\overset{\|}{C}}-CH_2-COOH}$ ）的化学名称为β-丁酮酸，是无色黏稠液体，不稳定，容易脱羧生成丙酮，也能被还原为β-羟丁酸。β-丁酮酸、β-羟丁酸及丙酮三者合称为酮体（ketone body），是脂肪酸在人体内不完全氧化的中间产物。正常情况下，人体血液中酮体的含量很少（0.8～5mg/100ml），每昼夜随尿液排出约40mg。饥饿、糖尿病等可使血液中酮体的含量增加，导致血液pH值下降，甚至引起酸中毒。

8. 草酰乙酸　草酰乙酸（ $\mathrm{HOOC-\overset{O}{\overset{\|}{C}}-CH_2-COOH}$ ）的化学名称为α-酮丁二酸，是能溶于水的晶体，具有一般二元酸及酮的性质。它是人体内糖代谢的中间产物，存在酮式-烯醇式互变异构：

$$\mathrm{HOOC-\overset{O}{\overset{\|}{C}}-CH_2-COOH \ \rightleftharpoons \ HOOC-\overset{OH}{\overset{|}{C}}=CH-COOH}$$

第三节　对映异构

在有机化合物中存在着十分普遍的同分异构现象，包括构造异构和立体异构两大类：

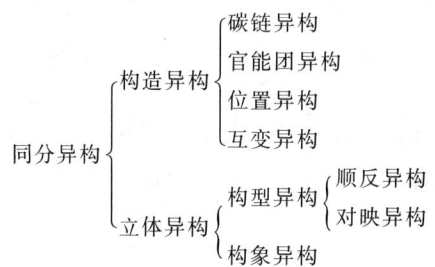

由分子的构造不同所引起的异构现象叫做构造异构。由于构造相同的分子中的原子或官能团在空间的排列不同而产生的异构现象叫做立体异构。对映异构又称旋光异构，属于立体异构。

一、偏振光和旋光性

（一）偏振光

光波是一种电磁波，其在空间的振动方向与传播方向垂直。普通光源所产生的光线可在垂直于其传播方向的各个平面上振动（图11-1所示）。

当一束单色光通过尼科耳棱镜（Nicol prism）时，由于尼科耳棱镜只允许在与其晶轴相平行的平面内振动的光线通过，因而通过尼科耳棱镜的光线，只在一个平面上振动，如图11-1所示，这种只在一个平面上振动的光线称为平面偏振光，简称偏振光（polarized light）。

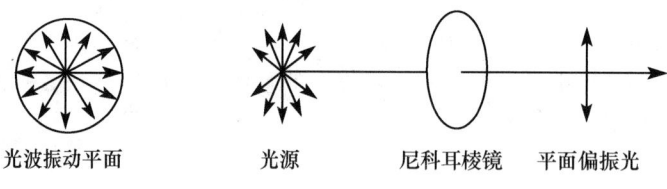

图11-1　平面偏振光的形成

（二）旋光性

有些物质能使偏振光的振动平面发生偏转，如乳酸及葡萄糖的溶液。物质能使偏振光的振动平面发生偏转的性质称为旋光性，该物质叫做旋光性物质，不能使偏振光振动平面发生偏转的物质称为非旋光性物质。

当偏振光通过旋光性物质的溶液时（图11-2），能使偏振光的振动平面向左旋转一定角度的物质称为左旋体，以"－"表示；能使偏振光的振动平面向右旋转一定角度的物质称为右旋体，以"＋"表示。将同一物质的左旋体和右旋体等量混合，其旋光性相互抵消，该混合物称为外消旋体（racemic body），以"±"表示。

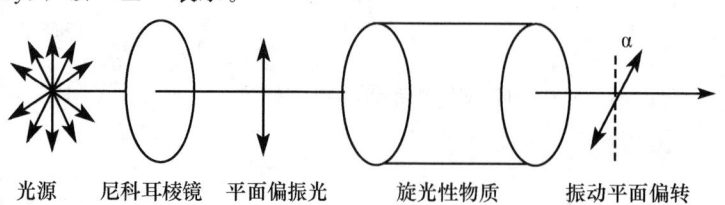

图11-2　物质使偏振光的振动平面发生旋转示意图

二、旋光度与比旋光度

旋光性物质使偏振光的振动平面偏转的角度称为旋光度，用 α 表示。旋光性物质的旋光度的大小和方向可用旋光仪来测定。

如将两个尼科耳棱镜平行放置，并在两个棱镜之间放一种溶液，在第一个棱镜（起偏镜）前放置单色可见光源，在第二个棱镜（检偏镜）后进行观察（图11-3）。由于葡萄糖是旋光性物质，可使偏振光的振动平面向右或向左偏转一定的角度，要观察到最大亮度，必须把检偏镜向右或向左转动同一角度，这一角度就是旋光性物质使偏振光振动平面发生偏转的角度，即旋光度。

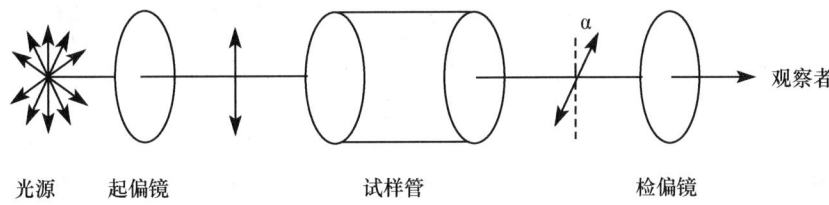

图 11-3 旋光度测定示意图

每一种旋光性物质在一定条件下都有一定的旋光度。但因测定旋光度时，溶液的浓度、盛液管的长度、光波的波长及测定时的温度等都会影响旋光度 α 的数值，所以为了能比较物质的旋光性能，通常把被测物质溶液的浓度规定为 $1g \cdot ml^{-1}$，盛液管的长度规定为 1dm，则在温度和光波的波长一定时所测得的旋光度 α 称为该物质的比旋度，通常用 [α] 表示。比旋度与测得的旋光度（α）的关系如下：

$$[\alpha]_\lambda^t = \frac{\alpha}{l \cdot c}$$

式中 λ 表示测定时所用单色光的波长，通常用 D 钠光光源（λ＝589nm）；t 为测定时溶液的温度；c 表示溶液浓度（$g \cdot ml^{-1}$）；l 为盛液管的长度（dm）。

比旋度是旋光性物质的一种物理常数，每种旋光性物质的比旋度是固定不变的，许多物质的比旋度都已被测定并编入手册。因此，利用比旋度值和上面的公式可以测定物质的浓度和鉴定物质的纯度。

三、旋光性与分子结构的关系

（一）对映异构现象

人体中肌肉运动时产生的乳酸，其 $[\alpha]_D^{20}$ 为 +3.82°（水）；用左旋乳酸杆菌使牛乳发酵所得的乳酸，$[\alpha]_D^{20}$ 为 -3.82°（水）。两种乳酸的结构式相同，但它们的旋光性不同，其他物理、化学性质都一样（表 11-1）。

表 11-1 三种乳酸性质的比较

乳酸	$[\alpha]_D^{20}$（水）	熔点（℃）	pK_a
（＋）-乳酸	+3.82°	28	3.79
（－）-乳酸	-3.82°	28	3.79
（±）-乳酸	0	18	3.79

乳酸分子中的一个 C 原子同时与四个不同的原子和原子团相连：—H、—CH₃、—OH、—COOH。它存在两种立体结构不同的乳酸分子，这两种分子结构的立体模型如图 11-4 所示。

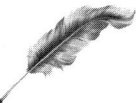

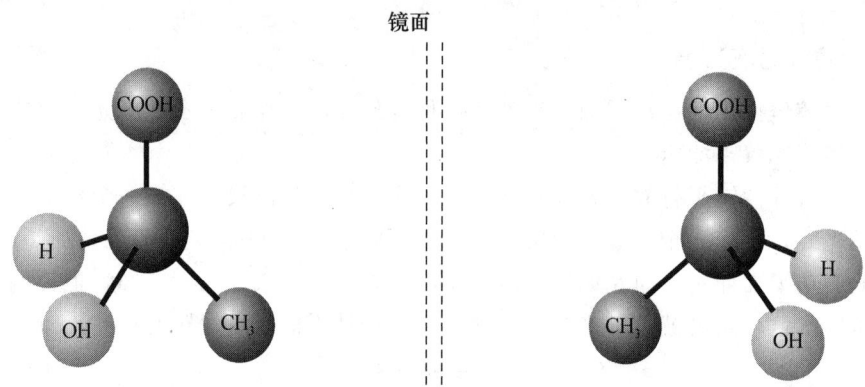

图 11-4 (十)-乳酸及 (一)-乳酸的立体结构模型

从模型可以看出，左旋乳酸与右旋乳酸的分子结构的关系如同物体与镜像的关系，二者相似而不能重合，如同人的左手与右手。像这种互呈物体与镜像关系，相似而不能重合的异构体称为对映异构体（enantiomers），简称对映体。这种立体异构现象称为对映异构现象（enantiomerism）。

(二) 手性分子和手性碳原子

分子结构与其镜像之间的关系好比人的左手与右手的关系，相互不能重合，物质的这种分子与其镜像不能重合的性质称为手性。具有手性的分子称为手性分子（chiarl molecule）。凡是手性分子都有旋光性。能够与其镜像重合的分子，称为非手性分子，非手性分子没有旋光性。

分子是否具有手性是由其分子结构决定的。常见的手性分子一般含有手性碳原子。所谓手性碳原子（chiral carbon atom），是指连有四个不同原子或原子团的碳原子，常以"*"标示。例如，乳酸分子中只有第二位上的 C 原子是手性碳原子。

$$CH_3\overset{*}{C}HCOOH$$
$$|$$
$$OH$$

除上述乳酸外，甘油醛、2-羟基丁二酸等均只含有一个手性碳原子。

$$\begin{array}{c} CHO \\ | \\ H-\overset{*}{C}-OH \\ | \\ CH_2OH \end{array} \qquad \begin{array}{c} COOH \\ | \\ H-\overset{*}{C}-OH \\ | \\ CH_2COOH \end{array}$$

甘油醛　　　　　　　2-羟基丁二酸

它们的分子与其镜像都不能重合，是手性分子，各有一对对映异构体：

甘油醛

2-羟基丁二酸

含一个手性碳原子的化合物分子必然是手性分子，其对映异构体具有旋光性。含多个手性碳原子的分子情况比较复杂。

四、费歇尔投影式

对映异构体在结构上的区别仅在于基团在空间上的排布方式不同，即构型不同。分子的构型常用模型、透视式和费歇尔投影式（Fischer projection）表示。目前普遍用费歇尔投影式来表示对映体的立体构型。费歇尔投影式的投影方法是：

1. 把含有手性碳原子的主链直立，编号最小的基团放在上端。
2. 用十字交叉点代表手性碳原子。
3. 手性碳原子的两个横键所连的原子或原子团，表示伸向纸平面的前方，两个竖键所连的原子或原子团，表示伸向纸平面的后方。

按照上面的规定，将甘油醛的模型投影到纸平面，便得到相应的费歇尔投影式：

$$\begin{array}{c} \text{CHO} \\ \text{H}\!\!-\!\!\!\!-\!\!\text{OH} \\ \text{CH}_2\text{OH} \end{array} \quad \bigg| \text{镜面} \quad \begin{array}{c} \text{CHO} \\ \text{HO}\!\!-\!\!\!\!-\!\!\text{H} \\ \text{CH}_2\text{OH} \end{array}$$

费歇尔投影式是以平面式代表三维空间的立体结构。在表示投影式时，必须严格按照其规定来表示分子构型的立体概念。在使用投影式时，只能在纸面上旋转180°，才不会改变原来构型。如果旋转了90°或270°，或者投影式脱离纸面旋转，原来构型都会发生改变，得到的便是其对映体的投影式。

五、D/L 构型标记法

在 1951 年以前，人们还不能测定分子的绝对构型（真正的构型），就将甘油醛作为其他旋光性物质构型的比较标准，并人为规定，在费歇尔投影式中，手性碳原子上的羟基排在横键右端的为 D 构型，手性碳原子上的羟基排在横键左端的为 L 构型，这样确定出来的构型称为相对构型。

$$\begin{array}{c} \text{CHO} \\ \text{H}\!\!-\!\!\!\!-\!\!\text{OH} \\ \text{CH}_2\text{OH} \end{array} \quad \bigg| \text{镜面} \quad \begin{array}{c} \text{CHO} \\ \text{HO}\!\!-\!\!\!\!-\!\!\text{H} \\ \text{CH}_2\text{OH} \end{array}$$

D-(＋)-甘油醛　　　　L-(－)-甘油醛

直到 1951 年才有人证明 D-(＋)-甘油醛的真正构型与原来人为假定的是一致的。这样，各种旋光性物质的相对构型也都是绝对构型了。一些化合物（如糖类及 α-氨基酸）的构型常用 D/L 构型表示法标记。

需要注意的是，物质的构型与旋光性之间没有必然的联系，物质的旋光性必须通过实验测定。

六、光学活性物质在医学中的意义

生物体内存在许多手性化合物。例如，生物体中普遍存在的 α-氨基酸主要是 L-型，从天然产物中得到的单糖多为 D-型。大多数旋光异构体的生理活性是不同的。例如，作为血浆代用品的葡萄糖酐一定要用右旋糖酐，因为其左旋体会给患者带来较大的危害；右旋维生素 C 具有抗维生素 C 缺乏病作用，而其对映体则没有；左旋氯霉素是抗生素，右旋氯霉素几乎无抗感染作用。

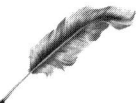

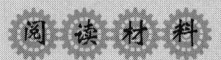

花生四烯酸

1962年瑞典生物化学家本格特·萨米尔松（Bengt Ingemar Samuelsson）阐明了花生四烯酸和前列腺素的代谢，并澄清了其化学过程的形成和代谢的各种化合物系统。1966年英国科学家约翰·罗伯特·范恩（John Robert Vane）发现乙酰水杨酸等能抑制花生四烯酸合成前列腺素的第一步催化剂环加氧酶的活性，使前列腺素G_2（PGG_2）不能生成，从而切断前列腺素的合成。随后Vane和Samuelsson又发现了前列腺素I_2（PGI_2），他们因此而获得1982年诺贝尔生理学或医学奖。

花生四烯酸（arachidonic acid，AA）全名为5,8,11,14-二十碳四烯酸。其结构简式为：

$$CH_3(CH_2)_4(CH=CHCH_2)_4(CH_2)_2COOH$$

花生四烯酸是人体内一种含量丰富、活跃的必需不饱和脂肪酸。它是细胞膜的组成成分，是大脑和神经系统、免疫系统、心血管系统及皮肤必不可少的物质。

花生四烯酸及其相关化合物是合成前列腺素和血栓素的前体，由花生四烯酸合成的前列腺素-2（PG_2）系列前列腺素具有调节下丘脑功能的作用，可刺激垂体释放生长激素，调节垂体促肾上腺皮质激素的释放，提高甲状腺组织对促肾上腺激素的反应以及促进性激素释放，从而影响婴幼儿的生长发育。

花生四烯酸由特殊菌丝培养提取而得，可作为营养增强剂添加进儿童的食品。花生四烯酸的应用越来越广，已经可以添加进不同的产品中，如保健品、化妆品、药品和化学产品等。

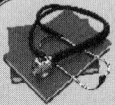

本章小结

一、羧酸、羟基酸、酮酸的比较

	羧酸	羟基酸	酮酸
定义	烃分子中的氢原子被羧基取代后生成的化合物	羧酸分子中烃基上的氢原子被羟基取代后生成的化合物	羧酸分子中烃基上的两个氢原子被氧原子取代后生成的含酮基的化合物
官能团	—COOH	—COOH　—OH	—COOH　—CO—
分类	脂肪酸　脂环酸　芳香酸	醇酸　酚酸	α-酮酸　β-酮酸　γ-酮酸
主要化学性质	酸性 生成羧酸衍生物： 　酯、酰卤、酸酐、酰胺	酸性 氧化反应 脱水反应	酸性 还原反应 脱羧反应
重要化合物	甲酸、乙酸、乙二酸、苯甲酸	乳酸、β-羟丁酸、酒石酸、柠檬酸、水杨酸	丙酮酸、乙酰乙酸、草酰乙酸

二、几个重要的概念

1. 羧酸：羧酸可以看作是烃分子中的氢原子被羧基取代后生成的化合物。
2. 取代羧酸：羧酸分子中烃基上的氢原子被其他官能团取代后生成的化合物称为取代羧酸。
3. 酯化反应：羧酸与醇作用生成酯和水的反应称为酯化反应。
4. 脱羧反应：羧酸分子脱去羧基放出 CO_2 的反应叫做脱羧反应。
5. 酮体：β-丁酮酸、β-羟丁酸及丙酮三者合称为酮体。

单元自测题

一、选择题

1. 下列化合物能加氢还原生成羟基酸的是（　　）
   A. 乳酸　　　　B. 乙酰乙酸　　　　C. 丙烯酸　　　　D. 水杨酸

2. 下列化合物不属于羧酸衍生物的是（　　）

   A. $CH_3-\overset{\overset{O}{\|}}{C}-O-C_2H_5$　　　　B. 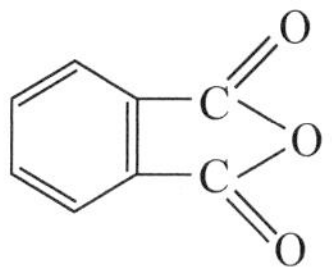 邻苯二甲酸酐结构

   C. 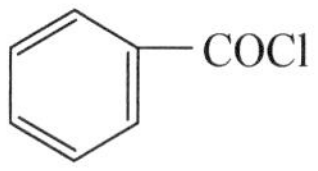 苯甲酰氯（C_6H_5COCl）　　　　D. 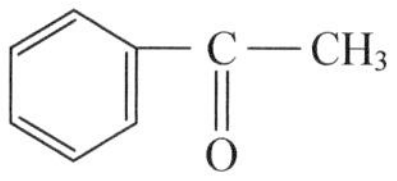 苯乙酮（$C_6H_5COCH_3$）

3. 羧酸衍生物水解的共同产物是（　　）
   A. 羧酸　　　　B. 醇　　　　C. 氨气　　　　D. 水

4. 下列化合物酸性最强的是（　　）
   A. 苯甲酸　　　　B. 苯酚　　　　C. 碳酸　　　　D. 苯甲醇

5. 下列有机酸酸性最强的是（　　）
   A. 丙酸　　　　B. 乳酸　　　　C. 3-羟基丙酸　　　　D. 草酸

6. 下列化合物加热易脱羧生成酮的是（　　）

   A. $CH_3CH_2\underset{\underset{OH}{|}}{CH}COOH$　　　　B. $CH_3\overset{\overset{O}{\|}}{C}CH_2COOH$

   C. 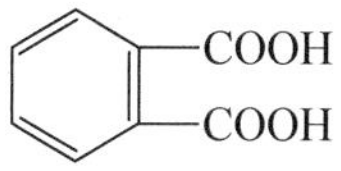 邻苯二甲酸（苯环上邻位双COOH）　　　　D. $HOOCCH_2COOH$

7. 下列化合物属于取代羧酸的是（　　）

   A. $CH_3\underset{\underset{Br}{|}}{CH}COOH$　　　　B. $CH_3\underset{\underset{Cl}{|}}{CH}COOC_2H_5$

   C. 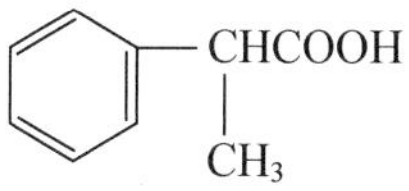 $C_6H_5\underset{\underset{CH_3}{|}}{CH}COOH$　　　　D. $CH_3\overset{\overset{O}{\|}}{C}CH_3$

8. 下列化合物属于不饱和羧酸的是（　　）

A. HOOC—CH=CH—COOH B. $CH_3COCOOH$

C. CH_2CH_2COOH
     |
     OH

D. HOOC—CH—CH_2COOH
        |
        OH

二、名词解释

1. 脱羧反应 2. 酯化反应 3. 酮体 4. 羟基酸 5. 酮酸

三、命名或写出结构式

1. 用系统命名法命名下列化合物

(1) CH_3CHCH_2COOH
        |
        CH_3

(2) $CH_3CHCOOH$
        |
        OH

(3) CH_3CCH_2COOH
        ‖
        O

(4) $HOOCCH_2CH_2COOH$

(5) 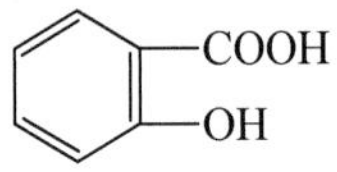 邻羟基苯甲酸（COOH, OH）

(6) 对苯二甲酸（HOOC—C6H4—COOH）

(7) C6H5—CH_2CH_2COOH

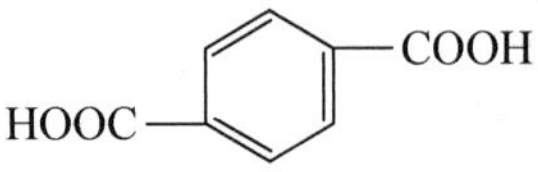

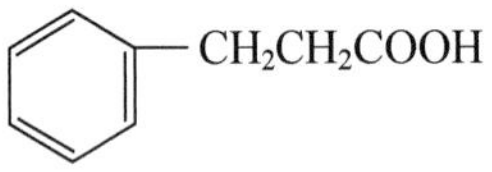

(8) C6H5—$COOCH_3$

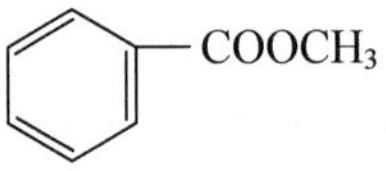

(9) $(CH_3CO)_2O$

(10) CH_3COCl

2. 写出下列化合物的结构式

(1) 草酸 (2) 乙酰水杨酸 (3) 草酰乙酸 (4) 甲酸乙酯

四、完成下列反应式

1. 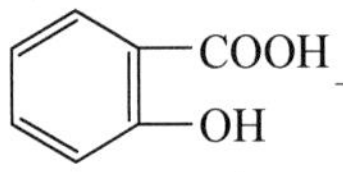 （邻羟基苯甲酸）COOH, OH + $NaHCO_3$ ⟶

2. $HOOCCHCOOH$ $\xrightarrow{\triangle}$
        |
        CH_3

3. 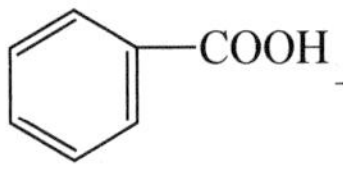 C6H5—COOH + CH_3CH_2OH $\xrightarrow[\triangle]{H^+}$

4. CH_3CHCH_2COOH $\xrightarrow{[O]}$
        |
        OH

5. CH_3COCH_2COOH $\xrightarrow{[H]}$

6. CH_3COCH_2COOH $\xrightarrow{\triangle}$

五、用简便的化学方法鉴别下列各组化合物

1. 甲酸、乙酸和甲醛   2. 乙醇、乙醛和乙酸

（李杰红）

第十二章 酯和脂类

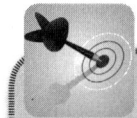

学习目标

1. 掌握酯的结构、命名和性质，油脂的结构、组成和理化性质。
2. 熟悉磷脂的结构、性质及其生理意义。
3. 了解甾族化合物的基本结构，常见甾族化合物的结构和生理功能。

酯（ester）由含氧无机酸或有机酸与醇进行酯化反应脱水而成，是羧酸的一类衍生物，广泛存在于自然界。如植物果实的香气成分、动物体内的脂肪和有些中草药的有效成分等都属于酯类化合物。

脂类主要分为油脂（grease）和类脂（lipid）两大类。其中，油脂是由高级脂肪酸和甘油形成的酯，类脂是指结构或性质与油脂类似的物质，包括磷脂、甾醇等。不同的脂类化合物在提供和储存能量、调节人体电解质和糖代谢平衡、参与脂肪代谢和合成甾体激素等方面都具有重要的意义。

第一节 酯

一、酯的结构和命名

（一）酯的结构

酯的分子通式为 R—COO—R′（R 为烃基或氢原子，而 R′只能为烃基），它的基本结构为：
$$R-\overset{O}{\underset{\|}{C}}-O-R'$$，其官能团为：$-\overset{O}{\underset{\|}{C}}-O-$。

（二）酯的命名

酯是根据构成它的酸和醇来命名的。其中，命名一元羧酸和一元醇生成的酯的顺序是先酸后酯，即称为"某酸某醇酯"，通常"醇"字省略。例如：

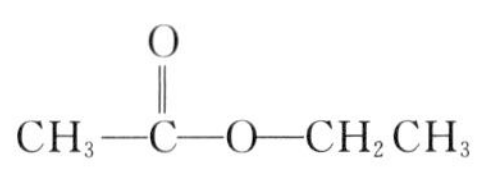

$$CH_3-\overset{O}{\underset{\|}{C}}-O-CH_2CH_3 \qquad CH_3-\overset{O}{\underset{\|}{C}}-O-CH_2CH_2-\phi$$

乙酸乙酯 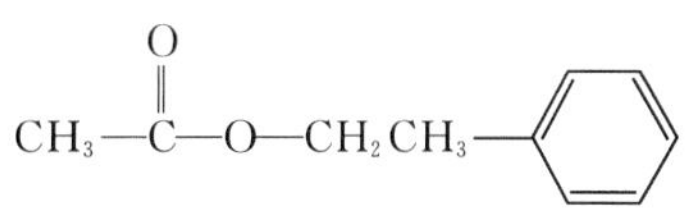   乙酸苯乙酯

内酯的命名是将其相应的"酸"字变为"内酯"，用希腊字母 γ 或 δ 标明原羟基的位置。例如：

δ-己内酯

二元羧酸和一元醇生成的酯命名为"某二酸某酯"。例如：

$$\begin{matrix}COOC_2H_5\\|\\COOC_2H_5\end{matrix} \qquad \begin{matrix}COOCH_3\\|\\COOC_2H_5\end{matrix}$$

乙二酸二乙酯　　　　　　乙二酸甲乙酯

二、酯的性质

（一）酯的物理性质

低级酯是无色、易挥发、具有芳香气味的液体，高级饱和脂肪酸酯为无色、无味的蜡状固体。酯的熔点和沸点要比相应的羧酸低。酯类都难溶于水，易溶于乙醇和乙醚等有机溶剂，密度一般小于1。

（二）酯的化学性质

1. **水解反应**　酯的水解是酯化反应的逆反应。通常情况下，需要在碱或无机酸催化并加热（内酯除外）的条件下才能发生反应。酸性条件下水解反应不完全，而在碱性条件下水解时，生成的羧酸可与碱作用生成盐，当有足量碱存在时，水解可进行到底。例如：

$$CH_3-\underset{O}{\underset{\|}{C}}-O-CH_2CH_3 + H_2O \xrightarrow[\triangle]{HCl} CH_3-\underset{O}{\underset{\|}{C}}-O-H + CH_3CH_2OH$$

乙酸乙酯　　　　　　　　　　　乙酸　　　　乙醇

$$CH_3CH_2-\underset{O}{\underset{\|}{C}}-O-CH_2CH_3 + NaOH/H_2O \longrightarrow CH_3CH_2-\underset{O}{\underset{\|}{C}}-ONa + CH_3CH_2OH$$

丙酸乙酯　　　　　　　　　　　　丙酸钠　　　乙醇

2. **醇解反应**　酯与醇在无机酸催化下，可生成另一种醇和另一种酯，这个反应称为酯交换反应。酯交换反应是可逆的，故所加的醇必须过量，才能使反应向生成新酯的方向进行。例如：

$$CH_3-\underset{O}{\underset{\|}{C}}-O-CH_2CH_3 + CH_3OH \underset{}{\overset{HCl}{\rightleftharpoons}} CH_3-\underset{O}{\underset{\|}{C}}-O-CH_3 + CH_3CH_2OH$$

乙酸乙酯　　　甲醇　　　　　　乙酸甲酯　　　乙醇

3. **氨解反应**　酯可以与氨发生氨解反应，生成酰胺和醇。反应式如下：

$$R-\underset{O}{\underset{\|}{C}}-OR + NH_3 \xrightarrow{HCl} R-\underset{O}{\underset{\|}{C}}-NH_2 + HOR'$$

酯　　　　　　　　　酰胺　　　醇

第二节　油　脂

油脂是油和脂肪的总称。通常把来源于植物，常温下呈液态的油脂称为油，如芝麻油、花生

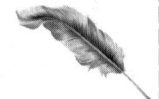

油等；把来源于动物，常温下呈固态、半固态的油脂称为脂肪，如牛脂、羊脂等。

一、油脂的组成和结构

天然油脂是混合物，主要是由三分子高级脂肪酸和一分子甘油组成的酯，称为三酰甘油，医学上常称为甘油三酯。天然油脂的结构通式如下：

$$\begin{array}{c} \quad\quad\quad\quad O \\ \quad\quad\quad\quad \| \\ \quad\quad\quad CH_2-O-C-R_1 \\ O \quad\quad | \\ \| \quad\quad\quad | \\ R_2-C-O-CH \quad\quad O \\ \quad\quad\quad | \quad\quad \| \\ \quad\quad\quad CH_2-O-C-R_3 \end{array}$$

式中 R_1、R_2、R_3 分别代表脂肪酸的烃基，它们可以相同，也可以不同。如果 R_1、R_2、R_3 相同，组成的油脂称为单三酰甘油（单甘油酯）；如果 R_1、R_2、R_3 不同，组成的油脂称为混三酰甘油（混甘油酯）。

天然油脂大多是混甘油酯形成的混合物。组成油脂的天然脂肪酸一般都是含偶数碳原子的直链羧酸，其中以含 16 个或 18 个碳原子的高级脂肪酸最为常见。油中含不饱和脂肪酸甘油酯较多；脂肪中含饱和脂肪酸甘油酯较多。油脂组成中常见的饱和脂肪酸，以软脂酸分布最广，其次是月桂酸、豆蔻酸和硬脂酸；油脂中常见的不饱和脂肪酸是烯酸，以油酸分布最广，其次是亚油酸和桐油酸。在人体中组成脂肪的脂肪酸，主要是软脂酸和油酸。油脂中常见的重要脂肪酸见表 12-1。

表 12-1 油脂中常见的重要脂肪酸

类别	名称	结构式
饱和脂肪酸	月桂酸（十二碳酸）	$CH_3(CH_2)_{10}COOH$
	豆蔻酸（十四碳酸）	$CH_3(CH_2)_{12}COOH$
	软脂酸（十六碳酸）	$CH_3(CH_2)_{14}COOH$
	硬脂酸（十八碳酸）	$CH_3(CH_2)_{16}COOH$
	花生四烯酸（二十碳酸）	$CH_3(CH_2)_{18}COOH$
不饱和脂肪酸	棕榈油酸（9-十六碳烯酸）	$CH_3(CH_2)_5CH=CH(CH_2)_7COOH$
	油酸（9-十八碳烯酸）	$CH_3(CH_2)_7CH=CH(CH_2)_7COOH$
	亚油酸（9,12-十八碳二烯酸）	$CH_3(CH_2)_4CH=CHCH_2CH=CH(CH_2)_7COOH$
	亚麻酸（9,12,15-十八碳三烯酸）	$CH_3CH_2CH=CHCH_2CH=CHCH_2CH=CH(CH_2)_7COOH$
	花生四烯酸（5,8,11,14-二十碳四烯酸）	$CH_3(CH_2)_4(CH=CHCH_2)_4(CH_2)_2COOH$
	桐油酸（9,11,13-十八碳三烯酸）	$CH_3(CH_2)_3(CH=CH)_3(CH_2)_7COOH$

多数脂肪酸在人体内均能合成，只有亚油酸、亚麻酸、花生四烯酸等含多双键的不饱和脂肪酸是人体内不能合成的，必须由食物供给，称为营养必需脂肪酸。

二、油脂的性质

(一) 油脂的物理性质

天然油脂是一种含有色素和维生素的混合物，通常有颜色和气味，而纯净的油脂是无色、无臭、无味的。由于天然油脂中不饱和脂肪酸的熔点比相应的饱和脂肪酸低，因此不饱和脂肪酸含量较高的甘油酯在室温下是液体（如棉籽油），饱和脂肪酸的含量较高的甘油酯在室温下是固体

(如牛油)。因为天然油脂是混合物，所以没有固定的熔点和沸点。油脂密度小于1，难溶于水，易溶于有机溶剂（如乙醚、四氯化碳、苯及热乙醇等）。

(二) 油脂的化学性质

1. 水解反应 油脂在酸、碱或酶的作用下发生水解反应，生成1分子甘油和3分子脂肪酸。如果在碱性溶液中使油脂发生水解反应，则产物是甘油和高级脂肪酸盐（肥皂）。油脂在碱性溶液中的水解叫做皂化（saponification）。例如：

$$\begin{array}{c} \text{CH}_2\text{—O—C—R}_1 \\ | \\ \text{R}_3\text{—C—O—CH} \\ | \\ \text{CH}_2\text{—O—C—R}_3 \end{array} + 3\text{KOH} \xrightarrow{\triangle} \begin{array}{c} \text{CH}_2\text{—OH} \\ | \\ \text{CH—OH} \\ | \\ \text{CH}_2\text{—OH} \end{array} + \begin{array}{c} \text{R}_1\text{COOK} \\ \text{R}_2\text{COOK} \\ \text{R}_3\text{COOK} \end{array}$$

油脂经氢氧化钾皂化所得的高级脂肪酸钾盐质软，称软皂，医学上常用于清洁皮肤。"来苏儿"就是由煤酚和软皂制成的。普通肥皂是各种高级脂肪酸钠盐的混合物。

1g油脂完全皂化时所需氢氧化钾的毫克数称为皂化值（saponification number）。皂化值与油脂的相对分子质量呈反比。从皂化值的大小，可推知油脂相对分子质量的高低，并可表明将一定量的油脂转化为肥皂所需的碱量。皂化值是衡量油脂质量的指标之一。常见油脂的皂化值见表12-2。

表12-2 常见油脂中脂肪酸的含量（%）、皂化值和碘值

油脂名称	软脂酸	硬脂酸	油酸	亚油酸	皂化值	碘值
牛油	24～32	14～32	35～48	2～4	190～200	30～48
猪油	28～30	12～18	41～46	3～8	195～208	46～70
花生油	6～9	2～6	50～57	13～26	185～195	83～105
大豆油	6～10	2～4	21～29	54～59	189～194	127～138

2. 加成反应 含有不饱和脂肪酸的油脂，分子中的不饱和键可以和氢、卤素等发生加成反应。

(1) 加氢：含有较多不饱和脂肪酸的油脂，因其分子中含有碳碳双键可催化加氢，这种加氢反应可使液态油变成固态脂肪，称为油脂的硬化，食用的人造黄油就是硬化油。硬化了的油脂提高了油脂的熔点，不易变质，便于贮存和运输，也可作为生产肥皂的原料。

(2) 加碘：油脂的不饱和程度可用碘值来定量衡量。100g油脂所能吸收的碘的克数称为碘值（iodine number）。碘值与油脂的不饱和程度呈正比，碘值越大，油脂的不饱和程度也越大。常见天然油脂的碘值见表12-2。

长期食用饱和脂肪酸含量高（碘值低）的食物可致动脉硬化和心脏疾病，所以提倡食用不饱和脂肪酸含量高的花生油、豆油等。

3. 酸败 油脂在空气中放置过久会发生变质，产生难闻的气味，这种现象称为酸败（rancidify）。酸败是由空气中氧、水分、微生物的作用引起的。油脂中不饱和脂肪酸的双键受到氧气作用，生成过氧化物，过氧化物继续分解或氧化，形成具有难闻气味的低级醛和羧酸等。其反应如下：

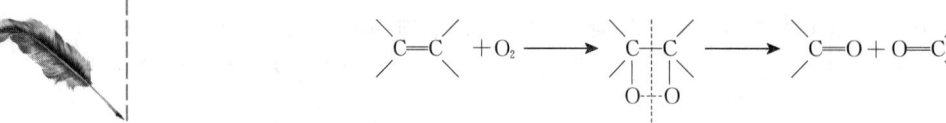

中和1g油脂中的游离脂肪酸所需氢氧化钾的毫克数称为油脂的酸值（acid value）。酸值表示油脂酸败程度，油脂酸败的产物有毒性和刺激性，酸值大于6.0的油脂不宜食用。油脂宜贮存于密闭、阴凉、干燥的地方。

三、磷脂

磷脂（phospholipid）是一类含磷酸基团的脂类化合物，广泛存在于动、植物组织中，是细胞原生质的固定组成部分。在动物中多存在于脑、神经组织、脊髓、肝等器官中，蛋黄、植物种子（如大豆）和胚芽也都含有丰富的磷脂。

磷脂可分为甘油磷脂（glycerophosphatide）和鞘磷脂（sphingomyelin）（又叫神经磷脂）。其中在人体中含量最多的是甘油磷脂。

（一）甘油磷脂

甘油磷脂又称磷酸甘油脂，是磷脂酸的衍生物。磷脂酸是由1分子甘油、1分子磷酸和2分子高级脂肪酸通过酯键结合成的化合物。磷脂酸的结构式如下：

$$\begin{array}{l} CH_2-O-\overset{O}{\underset{\parallel}{C}}-R_1 \\ CH-O-\overset{O}{\underset{\parallel}{C}}-R_2 \\ CH_2-O-\overset{}{\underset{\parallel}{P}}-OH \\ \quad\quad\quad\quad OH \end{array}$$

磷脂酸

在天然甘油磷脂中，2分子脂肪酸通常与甘油分子中2个相邻的羟基结合。磷脂酸与其他醇羟基化合物连接，即可组成不同的磷脂，甘油磷脂 R_1 位脂肪酸通常是饱和脂肪酸，R_2 位是不饱和脂肪酸。甘油磷脂中最常见的是磷脂酰胆碱和脑磷脂。

1. **磷脂酰胆碱（phosphatidylcholine，PC）** 磷脂酰胆碱又称卵磷脂（lecithin），是由磷脂酸分子中的磷酸基与胆碱中的羟基酯化而成的化合物。其结构式如下：

$$R_1-\overset{O}{\underset{\parallel}{C}}-O-CH_2 \\ R_2-\overset{O}{\underset{\parallel}{C}}-O-CH \quad\quad O^- \\ \quad\quad\quad\quad O-CH_2-O-\overset{}{\underset{\parallel}{P}}-O-CH_2-CH_2-\overset{+}{N}(CH_3)_3 \\ \quad\quad\quad\quad\quad\quad\quad\quad O$$

卵磷脂

纯的磷脂酰胆碱是白色蜡状物质，易溶于乙醚、乙醇及氯仿，不溶于水及丙酮，因含有不饱和脂肪酸，所以在空气中易被氧化成黄色或棕色。磷脂酰胆碱在脑、神经组织、肝、肾上腺及红细胞中含量较多，蛋黄中含量最多（占8%~10%）。磷脂酰胆碱经水解后得到甘油、脂肪酸、磷酸和胆碱。

磷脂酰胆碱是一种乳化剂，可在体内促进脂肪的消化、吸收，并加速脂肪代谢，防止脂肪肝的形成，故常作为保肝药物。

2. **脑磷脂** 脑磷脂（cephalin）现指磷脂酰乙醇胺和磷脂酰丝氨酸的统称。磷脂酰乙醇胺是由磷脂酸分子中的磷酸基与胆胺（乙醇胺）中的羟基酯化而成的化合物。结构式如下：

$$R_1-C(=O)-O-CH_2$$
$$R_2-C(=O)-O-CH$$
$$CH_2-O-P(=O)(O^-)-O-CH_2-CH_2-NH_3^+$$

磷脂酸乙醇胺

脑磷脂存在于脑、神经组织和许多组织器官中，其水解后生成的脂肪酸通常有软脂酸、硬脂酸、油酸及少量花生四烯酸等。脑磷脂易溶于乙醚，难溶于乙醇，不溶于丙酮。在空气中易被氧化而成棕黑色。

脑磷脂与血液凝固有关。凝血激酶是由脑磷脂与蛋白质组成的，它存在于血小板内，能促使血液凝固。

(二) 鞘磷脂

鞘磷脂由鞘氨醇与脂肪酸、磷酸和胆碱组成。人体内含量最多的鞘磷脂是神经鞘磷脂，其结构表示如下：

$$\underbrace{CH_3-(CH_2)_{12}-CH=CH-\underset{OH}{CH}-\underset{NH}{CH}-CH_2}_{\text{N-脂酰鞘氨醇部分}}-O-\underset{O^-}{\overset{O}{P}}-O-CH_2-CH_2-N^+(CH_3)_3OH^-$$

（鞘氨醇部分；磷酸部分；胆碱部分；脂肪酸部分 C=O / R）

鞘磷脂是构成细胞膜的主要成分之一，有300种以上的鞘磷脂已在哺乳动物的细胞膜中被检测出。

在生理环境中，磷脂中的磷酸残基为亲水基团，脂肪酸的烃基则为疏水基团，所以磷脂类化合物是具有生理活性的表面活性剂和良好的乳化剂。它既是生物膜的组分，又参与脂蛋白的组成与转运，在机体中有重要的作用。

第三节 甾族化合物

甾族化合物（steroid）是广泛存在于动、植物中的重要天然产物，一般分为甾醇类、胆甾酸类、甾体激素等。

一、甾族化合物的基本结构

甾族化合物都含有一个基本骨架——环戊烷多氢化菲，此基本骨架又称为甾环或甾烷。这个骨架是甾族化合物的母核，其中的4个环分别用 A、B、C、D 表示，环上的17个碳原子按特定顺序编号。大多数甾族化合物在环戊烷多氢化菲的母核上还有3个侧链，其中在 C_{10}、C_{13} 上各有1个甲基，常称为角甲基，在 C_{17} 上连有一个取代基，这样就构成了甾族化合物的基本结构。甾

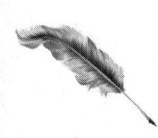

族化合物中"甾"字形象地表示了此类化合物的基本结构特征。

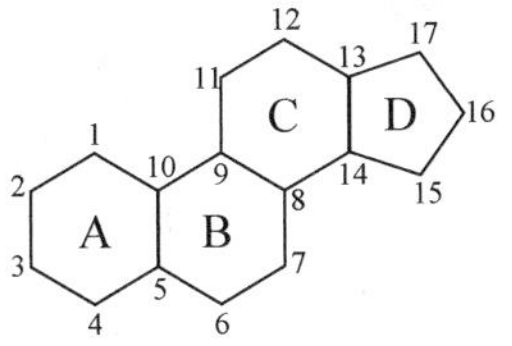

环戊烷多氢化菲 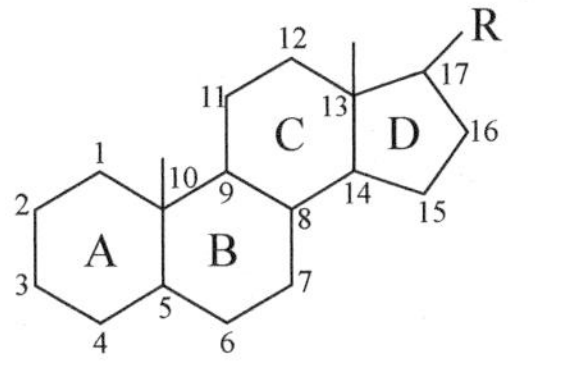　　　　　甾族化合物基本结构

（一）甾醇类

甾醇（sterol）又称为固醇，基本结构是胆甾烷，C_3 上有 1 个羟基，常以游离状态或高级脂肪酸酯的形式存在于动、植物体内。甾醇根据它的来源可分为动物甾醇和植物甾醇两大类。

1. 胆固醇　胆固醇（cholesterol）又称胆甾醇，因为是从胆结石中发现的固体状醇而得名。其分子式是 $C_{27}H_{46}O$，分子结构 C_3 上连有一个羟基、C_5 和 C_6 间为碳碳双键、C_{17} 上连有一个含 8 个碳原子的侧链，其结构式如下：

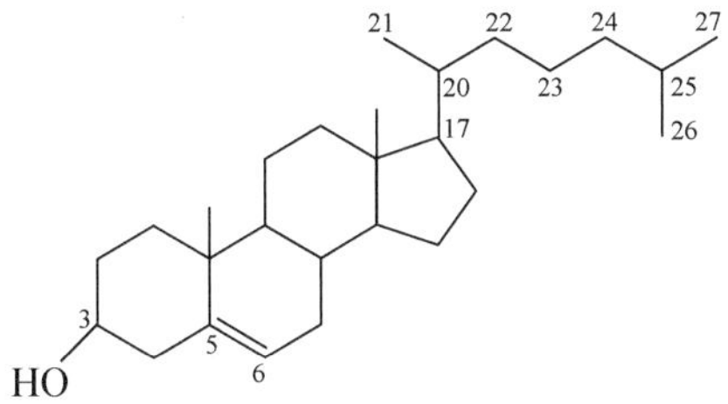

胆固醇

胆固醇为无色或带黄色的结晶，熔点为 148℃，难溶于水，易溶于乙醚、氯仿、热乙醇等有机溶剂。

胆固醇存在于人和动物的血液、脂肪、脑髓以及神经组织中。人体中的胆固醇一部分从食物中摄取，一部分由体内组织细胞自身合成。正常人血液中胆固醇的含量为 2.82～5.95mmol/L。当人体内胆固醇代谢发生障碍时，血液中胆固醇的含量就会增多，并从血清中析出，引起血管变窄、血液流速减慢，造成高血压、动脉硬化。在胆汁中，若有胆固醇沉积，则可形成胆结石。

2. 7-脱氢胆固醇　7-脱氢胆固醇（7-dehydrocholesterol）结构与胆固醇的不同之处在于 C_7 和 C_8 间为双键。7-脱氢胆固醇存在于人体皮肤中，当受到紫外线照射时，B 环开环而转变为维生素 D_3。因此多晒太阳是获得维生素 D_3 最简单的方法。

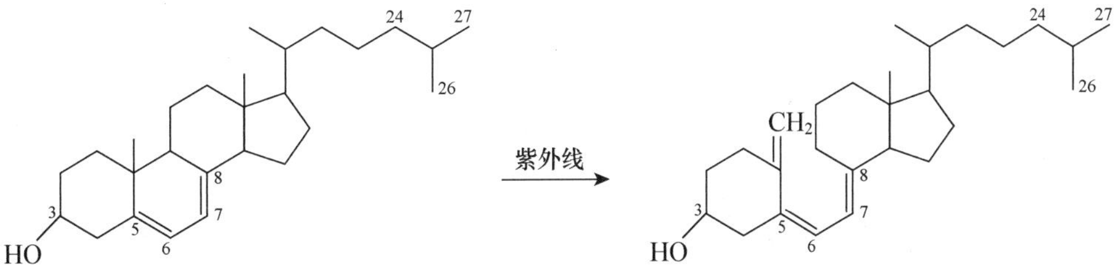

7-脱氢胆固醇　　　　　　维生素 D_3

3. 麦角固醇　麦角固醇（ergosterol）结构上比 7-脱氢胆固醇在 C_{17} 的侧链上多一个甲基和一个双键。麦角固醇存在于酵母及某些植物中，属于植物固醇。麦角固醇在紫外线照射下，B 环开环而形成维生素 D_2。

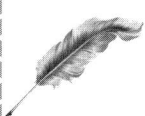

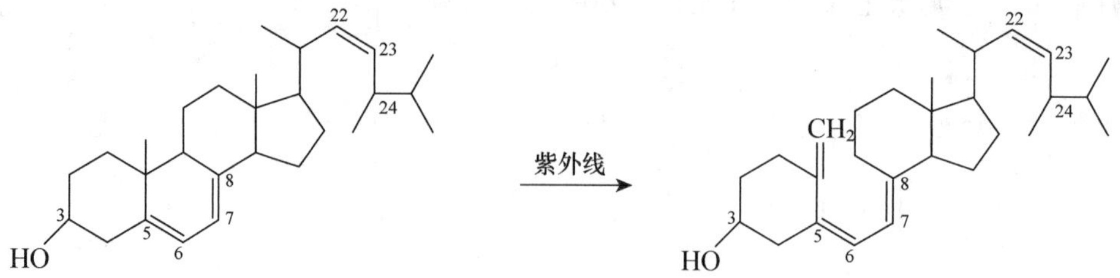

麦角甾醇 —紫外线→ 维生素D₂

维生素 D 又称为抗佝偻病维生素。维生素 D 广泛存在于动物体中,含量最多的是鱼肝油,也存在于牛乳、蛋黄中。维生素 D 是脂溶性维生素,对热和空气中的氧都比较稳定。

由于维生素 D 能促进肠道对钙、磷的吸收,使血液中钙、磷浓度增加,有利于新骨的形成和钙化,所以能防治佝偻病和软骨病。

(二)胆甾酸

在人和动物的胆汁中,含有几种结构与胆固醇类似的酸,称为胆甾酸。胆甾酸包括胆酸、脱氧胆酸、鹅脱氧胆酸和石胆酸等,其中在人体内重要的是胆酸、脱氧胆酸,它们的结构特征是 C_{17} 的侧链较短,只有 5 个碳原子,末端有一个羧基,分子中没有双键。胆酸、脱氧胆酸的结构式如下:

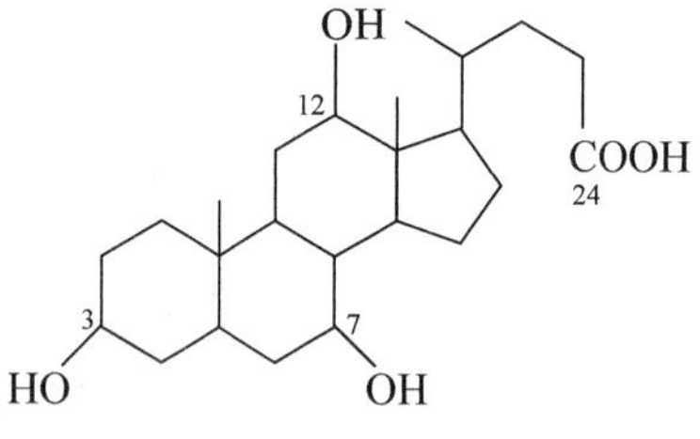

胆酸 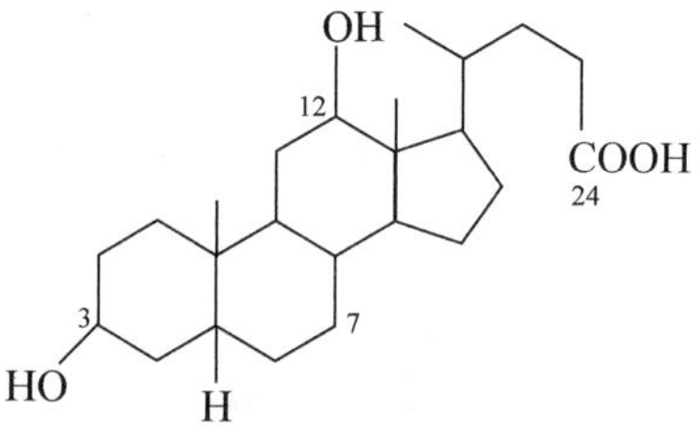　　　　　　　　　脱氧胆酸

在胆汁中,胆甾酸分别与甘氨酸(H_2NCH_2COOH)、牛磺酸($H_2NCH_2CH_2SO_3H$)以酰胺方式结合形成甘氨胆酸、牛磺胆酸,它们总称为胆汁酸。甘氨胆酸、牛磺胆酸的结构式如下:

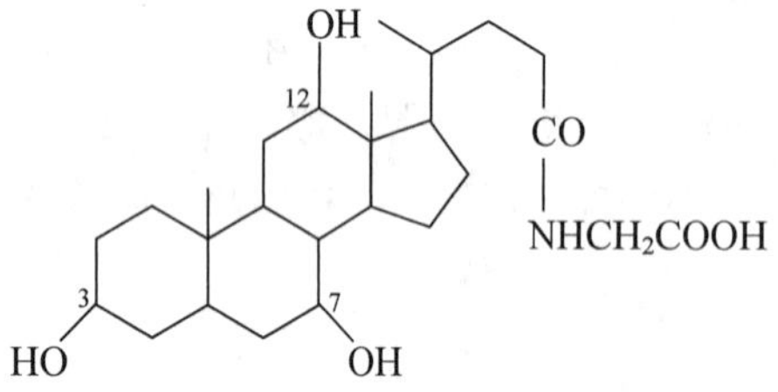

甘氨胆酸 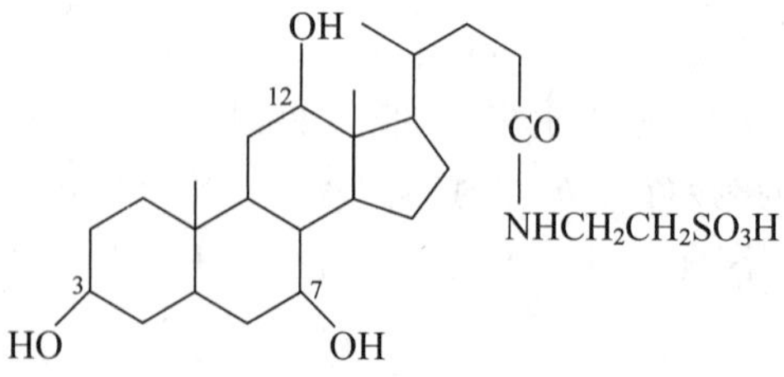　　　　　　　　　牛磺胆酸

在机体中,胆汁酸以钠盐或钾盐的形式存在。胆汁酸盐是一种乳化剂,可使脂肪乳化为微粒并稳定地分散于消化液中,增加了脂肪与脂肪酶的接触机会,从而加速脂肪的水解,以利于脂肪的消化、吸收。乳化的脂肪不仅容易被消化,而且一部分高度乳化的脂肪微粒,可不经消化而直接被肠黏膜吸收。

(三)甾体激素

激素是由人和动物体内各种内分泌腺分泌的一类化学活性物质,具有调节机体代谢等生理功能。激素分为两大类,一类是含氮激素,如肾上腺素、甲状腺素和胰岛素等;另一类是甾体激素(steroid hormone)。甾体激素根据来源又可分性激素和肾上腺皮质激素两类。甾体激素具有极重要的医药价值,在维持生命、调节性功能、免疫、皮肤疾病治疗及生育控制方面有明显的作用。

1. **性激素** 性激素（sex hormone）可分为雄激素（androgen）和雌激素（estrogen）两类。它们分别是主要由睾丸和卵巢分泌的物质，对生育功能及副性征（如声音、体形）的改变都有决定性作用。

（1）雄激素：是由睾丸所分泌的一类激素，肾上腺皮质也可分泌少量的雄激素。它们的结构特征是 C_3 为酮基，$C_4 \sim C_5$ 之间为双键，C_{17} 上连有羟基或酮基。雄激素能促进雄性器官的生长、发育，副性征的生长、发育以及维持雄性特征的作用。雄性激素睾酮在消化道内容易被破坏，口服无效，多制成油剂经肌内注射，但作用不持久，临床上一般采用其衍生物，如甲基睾丸素（甲睾酮）、睾丸素丙酸酯等（睾酮）。

（2）雌激素：雌激素主要由卵巢分泌，包括雌激素和孕酮。雌激素的结构特征是 A 环为苯环，C_3 上连有酚羟基，C_{10} 上无角甲基，C_{17} 上连有羟基。活性最强的雌激素雌二醇能促进雌性副性征发育和性器官最后形成，临床上用于治疗卵巢功能不全引起的疾病（如子宫发育不全、月经失调等）。孕酮的结构特征是 C_3 为酮基，$C_4 \sim C_5$ 之间为双键，C_{17} 上连有 β-乙酰基。其生理作用是抑制排卵，并使受精卵在子宫内正常发育，临床上用于治疗先兆流产、习惯性流产、子宫功能性出血和月经失调等。

睾酮、雌二醇和孕酮的结构式如下：

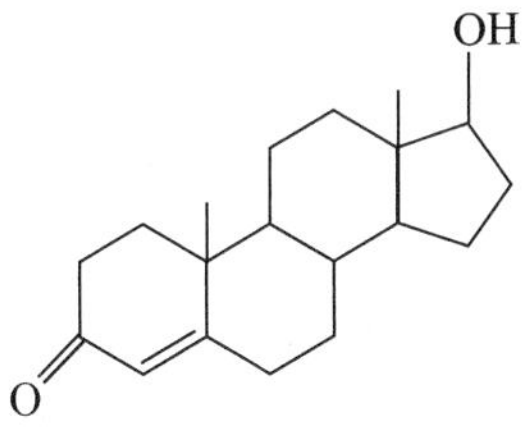

睾酮 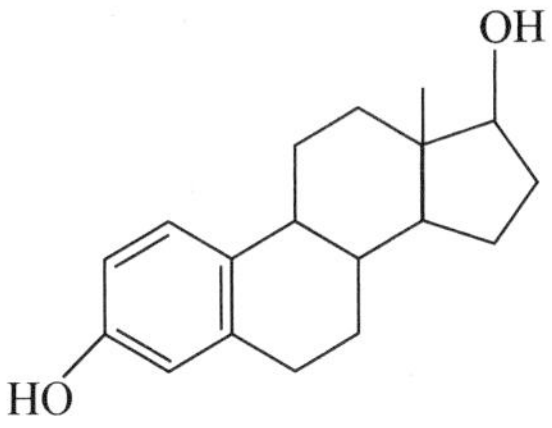　　　　　雌二醇 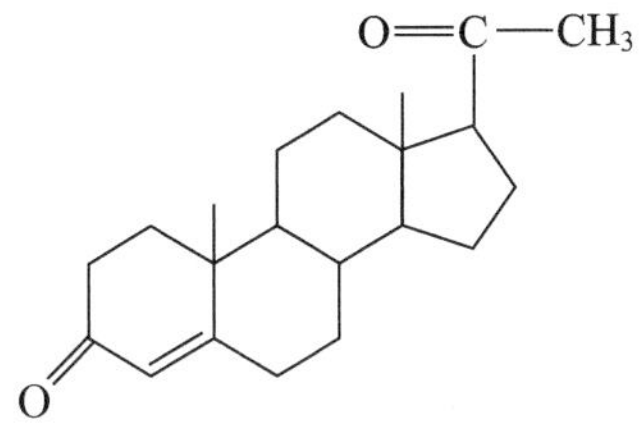　　　　　孕酮

2. **肾上腺皮质激素** 肾上腺皮质激素（adrenal cortical hormone）是肾上腺皮质的分泌物，其结构是在甾环 C_3 上有酮基，$C_4 \sim C_5$ 之间为双键，C_{17} 上连有 1 个 2-羟基乙酰基。肾上腺皮质激素包括盐皮质激素和糖皮质激素。盐皮质激素具有调节糖或无机盐代谢等功能，如醛固酮、皮质酮等。糖皮质激素具有调节糖、脂肪和蛋白质代谢的功能，并具有抗炎症、抗过敏、抗病毒、抗休克等作用，如可的松。醛固酮、皮质酮和可的松的结构式如下：

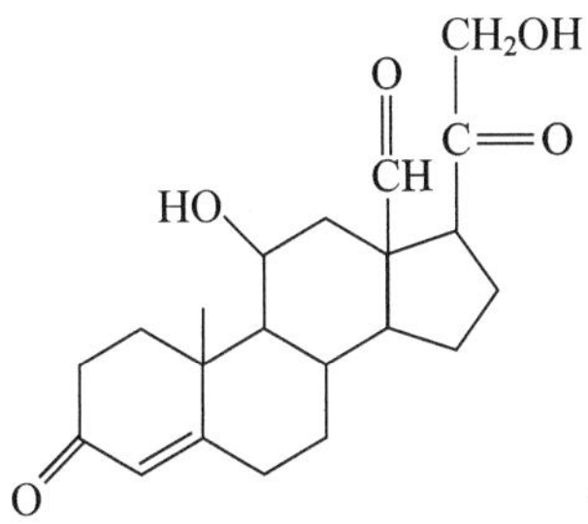

醛固酮 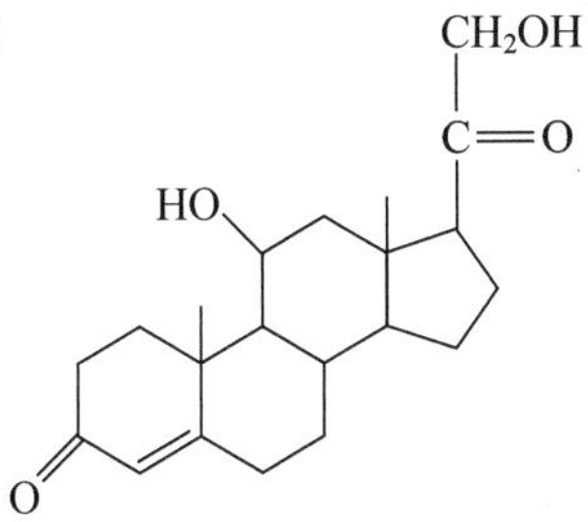　　　　　皮质酮 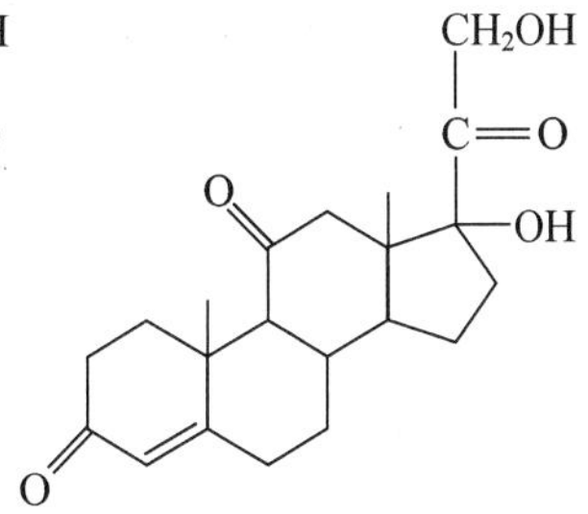　　　　　可的松

阅读材料

胆固醇与动脉粥样硬化

早在18世纪,人们就已经从胆结石中发现了胆固醇,1816年化学家本歇尔将这种具脂类性质的物质命名为胆固醇。胆固醇又称胆甾醇,是一种环戊烷多氢菲的衍生物。英文名称:cholesterol;分子式:$C_{27}H_{46}O$;结构式:

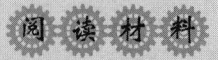

胆固醇相对分子质量为386.66,密度为$1.06g/cm^3$,熔点为147~150℃;沸点为360℃。其溶解性与脂肪类似,不溶于水,易溶于乙醚、氯仿等溶剂。

胆固醇广泛存在于动物体内,尤以脑及神经组织中最为丰富,在肾、脾、皮肤、肝和胆汁中含量也高。胆固醇是动物组织细胞所不可缺少的重要物质,它不仅参与形成细胞膜,而且是合成胆汁酸、维生素D以及甾体激素的原料。

胆固醇是机体内的一种脂质,无法直接溶于血液,必须与脂蛋白结合以后才能运送到全身。运载胆固醇的脂蛋白,主要分为低密度脂蛋白(LDL)和高密度脂蛋白(HDL)两种。由于载体不同,胆固醇也分为低密度脂蛋白胆固醇(LDL-C)和高密度脂蛋白胆固醇(HDL-C)。LDL的工作是将胆固醇运送到全身,为多种组织提供原料,而HDL则将多余的胆固醇回收后送回至肝,将其分解并排出体外。若二者比例失调,则LDL-C增加过多,HDL-C不能及时、有效地被回收,剩余的胆固醇就会附着在血管壁上。血液中的其他物质也将黏附在凹凸不平的血管壁上,累积于内的钙质会造成粥样斑块变硬,引发动脉硬化,医学上把这个过程称为动脉粥样硬化。

对于总胆固醇和LDL-C长期高于正常值者,应及时服用相关的药物进行治疗。近20年的临床研究显示,他汀类药物是降低胆固醇,预防心肌梗死和脑血栓最有效的药物。他汀类药物能显著降低LDL-C,同时也降低三酰甘油,并且轻度升高HDL-C。降胆固醇治疗时间越长,预防动脉硬化的益处越大。所以,对于血脂异常者来说,在医生的指导下,长期坚持服用降胆固醇药物是非常有必要的。

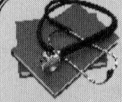 **本章小结**

酯由含氧无机酸或有机酸与醇进行酯化反应脱水而成,是羧酸的一类衍生物。其基本结构式为:$R-\overset{O}{\underset{}{C}}-O-R'$(R为烃基或氢原子,而R'只能为烃基)。酯的命名是根据形成它的酸和醇命名为"某酸某酯"。

低级一元酸酯经酸或碱催化，在水中能缓慢水解成羧酸（羧酸盐）和醇。酯的醇解反应又称为酯交换反应，即在酸或碱催化条件下，酯中的烷氧基被另一种醇的烷氧基置换，此反应常用于从一类酯转变成另一类酯。酯可以与氨发生氨解反应，生成酰胺和醇。

油脂是油和脂肪的总称，主要由1分子甘油和3分子高级脂肪酸合成。其中构成油脂的脂肪酸有饱和脂肪酸和不饱和脂肪酸。油脂具有酯的一般性质，能发生水解、加成和氧化（酸败）反应等。

皂化值、碘值、酸值是油脂分析中的三个重要理化指标。其中，皂化值可以反映油脂相对分子质量的大小，碘值可以反映油脂的饱和程度，酸值可用于判断油脂的酸败程度。

磷脂是类似于油脂的一类化合物，可分为甘油磷脂和鞘磷脂，最常见的甘油磷脂是磷脂酰胆碱（卵磷脂）和脑磷脂，可以利用它们在乙醇中溶解性的不同，将它们分离。另外，磷脂类化合物在结构上具有疏水基团和亲水基团，在细胞膜的结构和功能方面发挥着重要的作用。

甾族化合物广泛存在于动、植物组织中，其分子结构中含有环戊烷多氢化菲的碳骨架，环上的碳原子有固定的编号顺序。多数甾族化合物在 C_{10}、C_{13} 上各有1个角甲基，在 C_{17} 上连有一个取代基。重要的甾族化合物有甾醇、胆甾酸、甾体激素等。

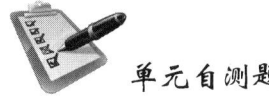

单元自测题

一、选择题

1. 区别三油酸甘油酯与三硬脂酸甘油酯可用（　　）
   A. NaOH　　　　B. $CuSO_4$　　　　C. Br_2　　　　D. CCl_4

2. 乙酸乙酯在KOH溶液催化下水解得到的产物是（　　）
   A. 乙酸和乙醇　　B. 甲酸和乙醇　　C. 乙酸和甲醇　　D. 甲酸和甲醇

3. 甲酸甲酯在盐酸作用下与乙醇反应生成的产物是（　　）
   A. 乙酸甲酯和甲醇　B. 甲酸乙酯和甲醇　C. 乙酸乙酯和甲醇　D. 以上都正确

4. 软脂酸的系统命名为（　　）
   A. 十六碳酸　　　B. 十七碳酸　　　C. 十八碳酸　　　D. 顺-△-十八碳酸烯酸

5. 下列物质属于人体必需脂肪酸的是（　　）
   A. 软脂酸　　　　　　　　　　　　B. 亚油酸
   C. 亚油酸、亚麻酸、花生四烯酸　　D. 油酸

6. 下列关于油脂中脂肪酸描述不正确的是（　　）
   A. 碳链多为线状，少有支链　　　　B. 脂肪酸的不饱和程度越大，熔点越低
   C. 碳原子数多为奇数　　　　　　　D. 不饱和酸绝大多为顺式构型

7. 测定油脂的不饱和程度，常采用的方法是（　　）
   A. 加氯　　　　　B. 加氢　　　　　C. 加氢氧化钠　　D. 加碘

8. 下列化合物经紫外线照射后，能转变成维生素 D_3 的是（　　）
   A. 麦角固醇　　　B. 胆酸　　　　　C. 7-脱氢胆固醇　D. 胆固醇

9. 下列物质不是脑磷脂水解可得到的产物是（　　）
   A. 甘油　　　　　B. 胆碱　　　　　C. 磷酸　　　　　D. 脂肪酸

10. 甾族化合物的基本结构是（　　）

    A. 萘   B. 蒽   C. 苯   D. 环戊烷多氢化菲

二、判断题

1. 酯中含有不饱和键时，在氢化铝锂作用下发生还原反应，其不饱和键可被还原。（　　）
2. 油脂不是醇，甘油不是油。（　　）
3. 油脂的碘值越大，不饱和程度反而越小。（　　）
4. 甾体化合物的基本骨架是一个由五个环组成的结构。（　　）
5. 皂化值的大小与油脂的平均分子量呈反比。（　　）

三、填空题

1. 酯是由＿＿＿＿＿和＿＿＿＿＿发生反应所生成的一类有机化合物。
2. 油脂是＿＿＿＿和＿＿＿＿的总称，在化学组成上它们的主要成分是＿＿＿＿与＿＿＿＿生成的酯，把常温下为液态的叫做＿＿＿＿，在常温下为固态或半固态的则称为＿＿＿＿。
3. 磷脂是一类含＿＿＿＿＿的脂类化合物，广泛存在于动、植物组织中。磷脂可分为＿＿＿＿和＿＿＿＿。
4. 甾族化合物广泛存在于动、植物体的组织中，这类化合物都含有一个由3个＿＿＿＿和1个＿＿＿＿＿（也称甾烷）的基本结构。根据甾族化合物的来源或生理作用的不同可分为＿＿＿＿、＿＿＿＿、＿＿＿＿等。

四、简答题

1. 什么是油脂？油脂的基本结构是什么？
2. 什么是皂化值？皂化值的含义是什么？
3. 什么是碘值？碘值的含义是什么？
4. 什么是酸败？什么是酸值？酸值的含义是什么？

五、推断题

一化合物分子式为 $C_3H_6O_2$，有三个异构体 A、B 和 C，其中 A 能与碳酸氢钠作用放出二氧化碳，B 和 C 则不能。B、C 在氢氧化钠溶液中加热均可发生水解，B 的水溶液蒸馏出的液体能发生碘仿反应，C 则不能。试推测 A、B、C 的结构式。

（郝　治）

第十三章 糖 类

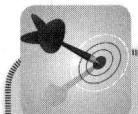

学习目标

1. 掌握单糖的开链结构、环状结构和化学性质。
2. 熟悉麦芽糖、蔗糖、淀粉、糖原与纤维素的结构特点和主要性质。
3. 了解糖类的存在和用途。

糖类（saccharide）是自然界分布最广泛、含量最多的一类有机化合物，是生物体维持生命活动所需能量的主要来源。植物的根、茎、果实、种子中，哺乳动物的乳汁中，动物体血液、肝、肌肉中都含有糖类化合物。

糖类化合物是指多羟基醛或酮，或能水解产生多羟基醛或酮的化合物。早期发现，糖类化合物中碳、氢、氧的比例为 $C_m(H_2O)_n$，所以糖类又称为碳水化合物（carbohydrate）。随着科学的发展，人们逐渐认识到有些化合物（如乳酸、乙酸等）的分子组成符合通式 $C_m(H_2O)_n$，但从结构和性质上却不属于糖类化合物；而有些糖类化合物（如鼠李糖 $C_6H_{12}O_5$、脱氧核糖 $C_5H_{10}O_4$），分子组成却不符合通式 $C_m(H_2O)_n$。所以，把糖类化合物称为碳水化合物是不确切的，也不能反映糖类化合物的结构特点，只是由于历史的原因还沿用着。

根据糖类化合物的水解情况，可将其分为单糖、二糖、寡糖和多糖。单糖是不能再被水解成更小分子的糖，如葡萄糖、果糖等。水解后产生两分子单糖者称为二糖，又称双糖，如麦芽糖、乳糖、蔗糖等。水解生成 3 到 10 个单糖分子的糖称为寡糖（又称低聚糖）。完全水解后产生 10 个以上单糖分子的称多糖，如淀粉、纤维素、糖原等。

第一节 单 糖

一、单糖的分类

单糖一般是含 3～6 个碳原子的多羟基醛或多羟基酮。根据单糖分子中含有醛基和酮基的不同，可分为醛糖和酮糖；根据单糖分子中碳原子数目多少，可分为丙糖、丁糖、戊糖和己糖。这两种分类方法常常结合使用，如戊醛糖、己酮糖等。最简单的醛糖是甘油醛，最简单的酮糖是 1,3-二羟基丙酮。有些糖的羟基可被氢原子或氨基取代，它们分别被称为脱氧糖和氨基糖，如 2-脱氧核糖、2-氨基葡萄糖。

二、单糖的结构

单糖分子的构型习惯上采用 D、L 构型标记法，以 D-甘油醛和 L-甘油醛为标准。分子中编号

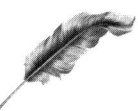

最大的手性碳原子上的羟基在右侧的称为 D-型,在左侧的称为 L-型。

$$\begin{array}{cc} \text{CHO} & \text{CHO} \\ \text{H}\text{—}\text{—}\text{OH} & \text{HO}\text{—}\text{—}\text{H} \\ \text{CH}_2\text{OH} & \text{CH}_2\text{OH} \\ \text{D-(+)-甘油醛} & \text{L-(-)-甘油醛} \end{array}$$

(一) 葡萄糖的开链结构

葡萄糖分子式为 $C_6H_{12}O_6$,化学名为 2,3,4,5,6-五羟基己醛。此结构式中有 4 个手性碳 (C_2、C_3、C_4、C_5),应有 2^4 个旋光异构体。葡萄糖分子中距离羰基最远的手性碳原子 C_5 上的羟基在右侧,故为 D-型。D-葡萄糖的费歇尔投影式表示如下:

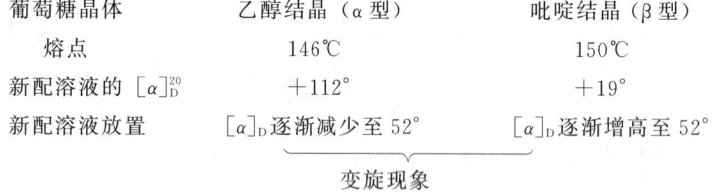

D-葡萄糖

自然界中存在的单糖几乎都是 D-型的。

(二) 葡萄糖的变旋现象与环状结构

葡萄糖的开链结构含有醛基,但却不能发生醛的某些反应,如葡萄糖不能与亚硫酸氢钠加成,也不能与希夫试剂发生显色反应等。

葡萄糖有两种不同的结晶。其水溶液的比旋度自行发生变化的现象称为变旋现象,如:

葡萄糖晶体	乙醇结晶(α 型)	吡啶结晶(β 型)
熔点	146℃	150℃
新配溶液的 $[\alpha]_D^{20}$	+112°	+19°
新配溶液放置	$[\alpha]_D$ 逐渐减少至 52°	$[\alpha]_D$ 逐渐增高至 52°

变旋现象

由变旋现象说明,单糖并不仅以开链式存在,还有其他的存在形式。1925—1930 年,由 X 射线等现代物理方法证明,葡萄糖主要是以氧环式(环状半缩醛结构)存在的。实验证明,葡萄糖分子中的醛基和 C_5 上的羟基发生了自身羟醛缩合反应,生成了半缩醛羟基(或称苷羟基),形成了六元含氧杂环的半缩醛结构,也称氧环式结构。因 D-葡萄糖的环状结构类似于吡喃环的结构,故又称为 D-吡喃葡萄糖。

根据苷羟基在空间的取向不同,可分为 α 型和 β 型 2 种。葡萄糖的苷羟基与 C_5 上的羟基处于同侧的为 α 型,称为 α-D-葡萄糖;处于异侧的则为 β 型,称为 β-D-葡萄糖。α-D-葡萄糖与 β-D-葡萄糖只是 C_1 的构型不同,其他碳原子的构型完全相同,故 α-D-葡萄糖和 β-D-葡萄糖互为端基异构体(anomer)。

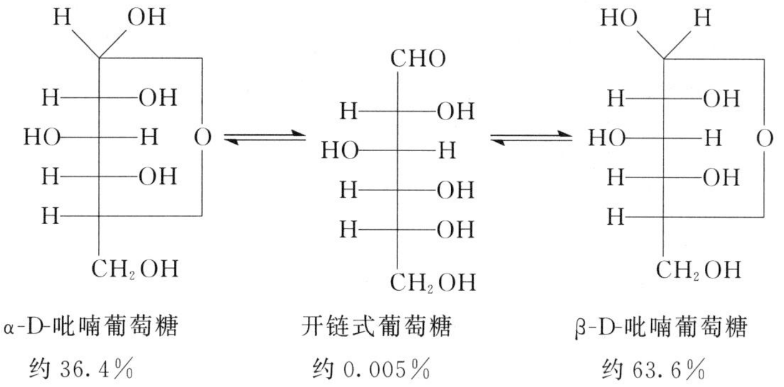

$$\alpha\text{-D-吡喃葡萄糖} \quad\rightleftharpoons\quad \text{开链式葡萄糖} \quad\rightleftharpoons\quad \beta\text{-D-吡喃葡萄糖}$$
约 36.4%　　　　　　约 0.005%　　　　　　约 63.6%

在水溶液中，α-D-吡喃葡萄糖和 β-D-吡喃葡萄糖可通过开链式结构互相转化，最终达到平衡。

为了比较真实、形象地表示糖的环状结构，英国化学家哈沃斯（Haworth）用一个六边形的透视式来表示 D-(+)-葡萄糖的空间排布，称为哈沃斯投影式。书写哈沃斯投影式时，粗线表示在纸平面的前面，细线则表示在后面。把环上的氧原子写在右上角，碳原子编号按顺时针方向排列，将费歇尔投影式中位于碳链左侧的羟基写在环平面的上方，右侧的羟基写在环平面的下方。C_5 上的羟甲基（—CH_2OH）写在环平面的上方，氢写在环平面的下方。C_1 上的苷羟基在环平面下方的是 α-型，在环平面上方的是 β-型。

因此，α-D-葡萄糖和 β-D-葡萄糖的哈沃斯式可表示为：

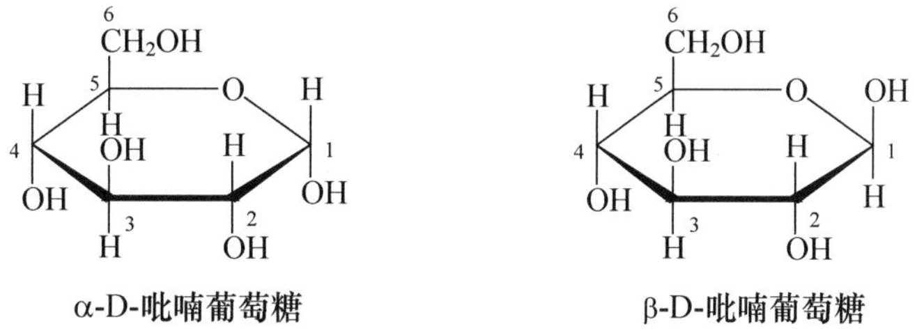

α-D-吡喃葡萄糖　　　　　　β-D-吡喃葡萄糖

哈沃斯投影式虽然比较合理地表示了葡萄糖的结构，但仍不是其真实结构。X 射线检测证明葡萄糖主要呈稳定的椅式构象。

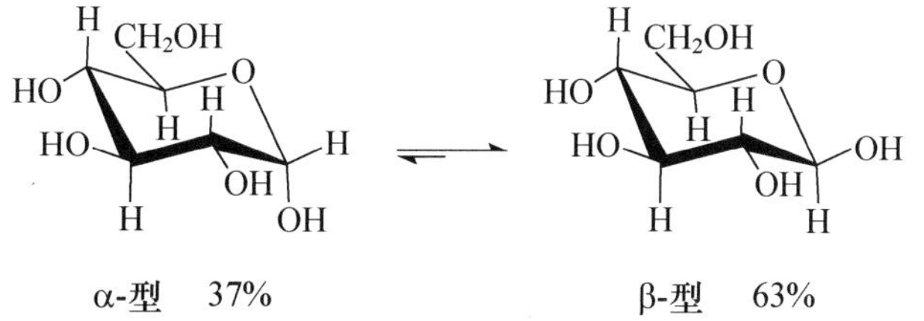

α-型　37%　　　　　　β-型　63%

由上式可以看出，β-葡萄糖比较稳定，因而在平衡体系中的含量较多。

三、单糖的化学性质

单糖分子中含有羰基和多个羟基，因此，具有一般醛（酮）和醇的性质，如醛（酮）的羰基可发生氧化还原反应，醇羟基可发生酯化反应。由于这些官能团相互影响，又使单糖具有一些特殊性质。

（一）氧化反应

1. 与碱性弱氧化剂作用　托伦斯试剂、费林试剂和本尼迪克特试剂为碱性弱氧化剂，能把醛基氧化成羧基。单糖与托伦斯试剂反应，有单质银析出，与本尼迪克特试剂或费林试剂反应，有砖红色 Cu_2O 沉淀生成。

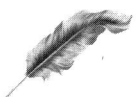

$$\text{单糖} + Ag^+ \text{（配离子）} \xrightarrow{\triangle} Ag\downarrow + \text{复杂氧化产物}$$

$$\text{单糖} + Cu^{2+} \text{（配离子）} \xrightarrow{\triangle} Cu_2O\downarrow + \text{复杂氧化产物}$$

酮糖也能被上述碱性弱氧化剂氧化。这是由于在碱性条件下，D-葡萄糖、D-甘露糖和 D-果糖可通过烯醇式中间体相互转化。

```
       CHO                    H   OH                   CHO
   H ——— OH                    \ /                 HO ——— H
  HO ——— H         ⇌         C—OH         ⇌         HO ——— H
   H ——— OH                HO——H                     H ——— OH
   H ——— OH                 H ——— OH                 H ——— OH
       CH₂OH                H ——— OH                     CH₂OH
                               CH₂OH
     D-葡萄糖              烯醇式中间体                  D-甘露糖
                               ⇌
                             CH₂OH
                             C=O
                          HO——H
                           H——OH
                           H——OH
                             CH₂OH
                            D-果糖
```

凡能被托伦斯试剂、费林试剂或本尼迪克特试剂氧化的糖，均称为还原糖，反之则为非还原糖。单糖都是还原糖。

临床上，利用单糖的还原性可进行定性和定量检查，如利用本尼迪克特试剂来检测患者的尿液中是否含有葡萄糖，并根据产生沉淀颜色的深浅及量的多少来判断葡萄糖的含量。

2. 与溴水作用 溴水是弱氧化剂。单糖可被溴水氧化生成糖酸，同时溴水褪色。酮糖无此反应。因此，可利用溴水的选择性氧化来鉴别醛糖和酮糖。

```
       CHO                           COOH
    H ——— OH                      H ——— OH
   HO ——— H    ── Br₂/H₂O ──→    HO ——— H
    H ——— OH                      H ——— OH
    H ——— OH                      H ——— OH
        CH₂OH                         CH₂OH
      D-葡萄糖                      D-葡萄糖酸
```

3. 与稀硝酸作用 醛糖与稀硝酸作用时，糖分子中的醛基和末端羟甲基都被氧化生成羧基，得到糖二酸。葡萄糖被稀硝酸氧化可生成葡萄糖二酸。

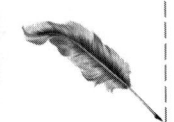

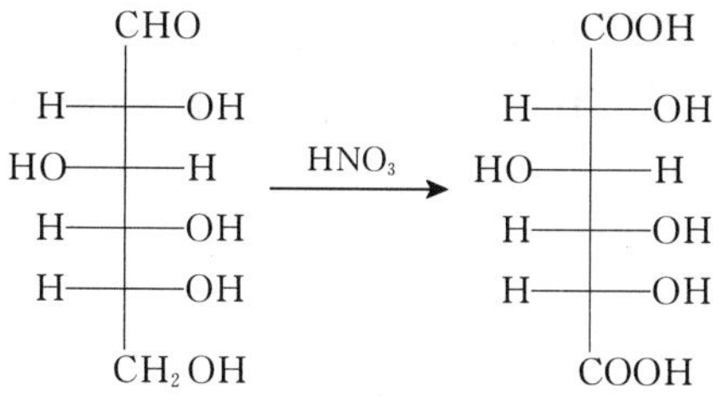

$$\underset{\text{D-葡萄糖}}{\begin{array}{c}\text{CHO}\\\text{H}\!-\!\text{OH}\\\text{HO}\!-\!\text{H}\\\text{H}\!-\!\text{OH}\\\text{H}\!-\!\text{OH}\\\text{CH}_2\text{OH}\end{array}} \xrightarrow{\text{HNO}_3} \underset{\text{D-葡萄糖二酸}}{\begin{array}{c}\text{COOH}\\\text{H}\!-\!\text{OH}\\\text{HO}\!-\!\text{H}\\\text{H}\!-\!\text{OH}\\\text{H}\!-\!\text{OH}\\\text{COOH}\end{array}}$$

D-葡萄糖二酸经适当的方法还原，可得到 D-葡萄醛酸。其结构式如下：

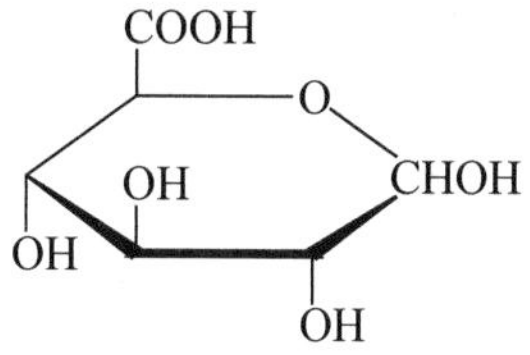

人体内的 D-葡萄糖可在酶的催化下可转化为葡糖醛酸。葡糖醛酸在肝中可与某些醇、酚等有毒物质结合，随尿液排出体外，从而起到解毒作用。

酮糖也能被稀硝酸氧化，碳链断裂，生成小分子羧酸。

（二）酯化反应

单糖环状结构中的羟基能与酸作用生成酯。葡萄糖在生物体酶的作用下，能与磷酸作用生成葡萄糖-1-磷酸酯（G-1-P）、葡萄糖-6-磷酸酯（G-6-P）和葡萄糖-1,6-二磷酸酯（G-1,6-P）。葡萄糖-1-磷酸酯和葡萄糖-6-磷酸酯在酶的作用下可互相转变。

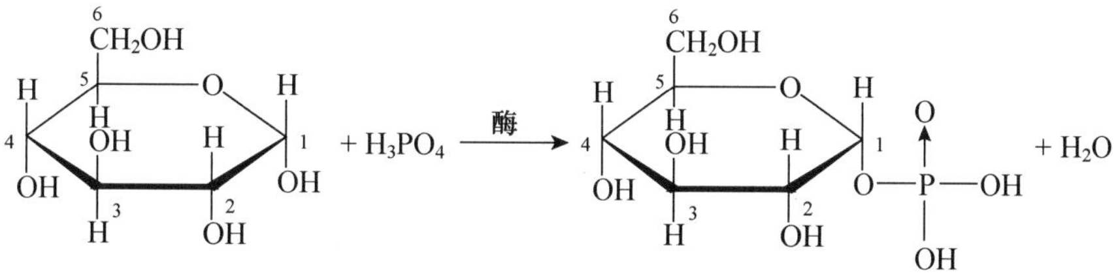

α-葡萄糖 + H_3PO_4 $\xrightarrow{\text{酶}}$ α-葡萄糖-1-磷酸酯 + H_2O

葡萄糖-1-磷酸酯是糖原分解的初产物，也是合成糖原的原料。

果糖和核糖也能发生酯化反应，分别生成果糖-1,6-二磷酸酯和核糖-1-磷酸酯，果糖-1,6-二磷酸酯在临床上可用于抗休克。

在人体内，糖与腺苷三磷酸（ATP）在酶的催化下生成磷酸酯，然后才能进行其他反应。因此，酯化反应是体内糖代谢的重要步骤。

（三）成苷反应

单糖环状结构中的苷羟基在干燥 HCl 催化下，可与醇羟基发生脱水缩合反应生成缩醛，这类反应称为成苷反应，所生成的该类化合物称为糖苷。例如：

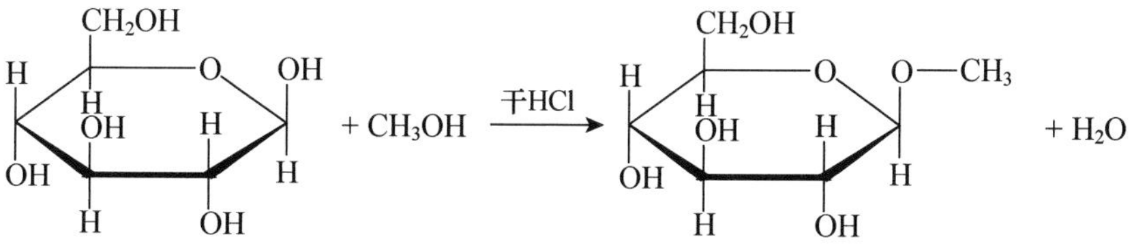

β-葡萄糖 + CH_3OH $\xrightarrow{\text{干 HCl}}$ β-葡萄糖甲苷 + H_2O

糖苷分子结构包括糖和非糖两部分。糖的部分称为糖苷基，非糖部分称为糖苷配基或甙元，

糖苷基与糖苷配基之间的连接键称为氧苷键，简称苷键。

单糖形成糖苷后，其分子中没有苷羟基，在溶液中不能转变为开链式结构，无还原性，无变旋现象。在碱溶液中比较稳定，但在稀酸或酶的作用下，糖苷键容易水解发生断裂，生成相应的糖和配糖基。

糖苷类化合物广泛存在于自然界中，大多数具有生理活性，是很多中草药的重要成分之一。如苦杏仁苷具有止咳作用，水杨苷具有镇痛作用，毛地黄苷具有强心作用等。

（四）显色反应

1. 莫立许（Molisch）反应　所有糖的水溶液都能在浓硫酸存在下，与α-萘酚的乙醇溶液反应生成紫色环，该反应称为莫立许反应，又称为α-萘酚反应。该反应灵敏，常用于糖类化合物的定性鉴定。

2. 塞利凡诺夫（Seliwanoff）反应　酮糖与塞利凡诺夫试剂（间-苯二酚的盐酸溶液）共热，溶液很快呈现为鲜艳的红色，该反应称为塞利凡诺夫反应，又称为间-苯二酚反应。在同样条件下，醛糖无此变化。因此，可以利用该反应鉴别酮糖和醛糖。

四、重要的单糖

（一）D-葡萄糖

葡萄糖以苷的形式广泛存于自然界。葡萄糖为无色或白色结晶粉末，熔点为146℃，易溶于水，难溶于乙醇、乙醚等有机溶剂，有甜味，甜度约为蔗糖的74%。自然界中葡萄糖为右旋糖 $[\alpha]_D^{20}$ 为 +52.5°。

D-葡萄糖是人体新陈代谢所需的一种重要营养物质，不需经过消化就可直接吸收利用，1g葡萄糖在体内完全氧化分解，可释放16kJ的热量。葡萄糖有解毒、利尿的作用，可静脉注射D-葡萄糖溶液补充体液，增加能量，临床上用来治疗水肿、低血糖、心肌炎等症状。此外，D-葡萄糖也是合成维生素C和葡萄糖酸钙等药物的重要原料。

人体血液中的葡萄糖称为血糖，正常人的血糖含量为3.9～6.1mmol/L（或0.70～1.10g/L），血糖浓度正常与否将影响到人的生理功能。长期低血糖会导致恶心、头晕、营养不良等症状，血糖浓度过高或尿中出现葡萄糖时，则表明可能患有糖尿病。

（二）D-果糖

果糖是天然糖类最甜的糖。有3个手性碳原子（C_3、C_4、C_5），应有2^3个旋光异构体。自然界中存在的果糖为D-型。D-果糖为无色晶体，熔点为102℃，易溶于水，难溶于有机溶剂。自然界中的果糖为左旋体 $[\alpha]_D^{20}$ 为 −92.4°。在稀碱溶液中，果糖与葡萄糖可以互相转化。

$$
\begin{array}{c}
^1CH_2OH \\
| \\
^2C=O \\
| \\
HO-^3C-H \\
| \\
H-^4C-OH \\
| \\
H-^5C-OH \\
| \\
^6CH_2OH
\end{array}
$$

D-果糖

D-果糖开链式中的C_6或C_5上的羟基能与C_2上的酮基发生亲核加成反应，生成环状半缩酮结构。它们也有α-和β-两种异构体。实验证明，游离态的D-果糖主要以六元环状的D-吡喃果糖结构存在，约占80%；结合态的D-果糖主要以五元环状的D-呋喃果糖结构存在，约占20%。

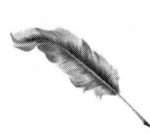

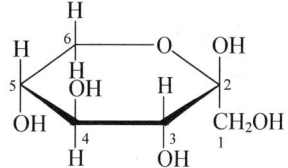

α-D-(−)-吡喃果糖　　　　　β-D-(−)-吡喃果糖

α-D-(−)-呋喃果糖　　　　　β-D-(−)-呋喃果糖

（三）D-核糖和 D-2-脱氧核糖

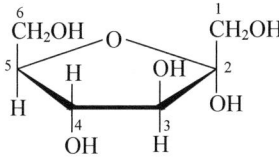

D-核糖　　　　　D-2-脱氧核糖

D-核糖和 D-2-脱氧核糖都是重要的戊醛糖，常与磷酸、含氮杂环化合物结合存在于核糖体内。D-核糖是核糖核酸（RNA）的重要组成部分，RNA 参与蛋白质及酶的生物合成过程。D-2-脱氧核糖是脱氧核糖核酸（DNA）的重要组成部分，DNA 是遗传密码的主要组成物质。

D-核糖和 D-2-脱氧核糖能与某些含氮有机物以氮苷键结合成核糖核苷和脱氧核糖核苷，他们与磷酸酯化生成的核苷酸是组成核酸的单体。

（四）D-半乳糖

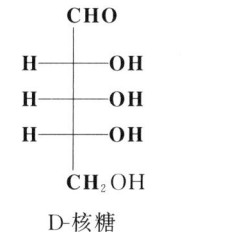

D-半乳糖

半乳糖与葡萄糖结合成乳糖，存在于哺乳动物的乳汁中，脑磷脂中也含有半乳糖成分。D-半乳糖是无色结晶，熔点为 166℃，溶于水和乙醇，甜度是蔗糖的 30%。半乳糖是己醛糖，有还原性，是 D-葡萄糖的 C_4 差向异构体。在酶的作用下，D-半乳糖可转变为 D-葡萄糖。

第二节　二　糖

二糖广泛存在于自然界中，是最简单也是与人类关系最密切的低聚糖。二糖水解时生成 2 个单糖分子，这 2 分子单糖可以相同，也可不同。

常见的二糖有蔗糖、乳糖和麦芽糖，它们的化学式都是 $C_{12}H_{22}O_{11}$，互为同分异构体。从结构上看，二糖是1分子单糖的苷羟基与另1分子单糖的羟基脱水形成的糖苷。根据二糖分子中是否含有苷羟基，可分为非还原性二糖和还原性二糖两类。

一、蔗糖

蔗糖在甜菜和甘蔗中含量最多，各种植物的果实中几乎都有蔗糖。纯的蔗糖是无色晶体，熔点为186℃，易溶于水，难溶于乙醇，味甜，其甜度仅次于果糖。

蔗糖是由一分子α-D-吡喃葡萄糖 C_1 上的苷羟基与另一分子β-D-呋喃果糖 C_2 上的苷羟基脱水缩合，通过β-1,2-糖苷键连接而成的。其结构式如下：

α-D-吡喃葡萄糖　　β-D-呋喃果糖

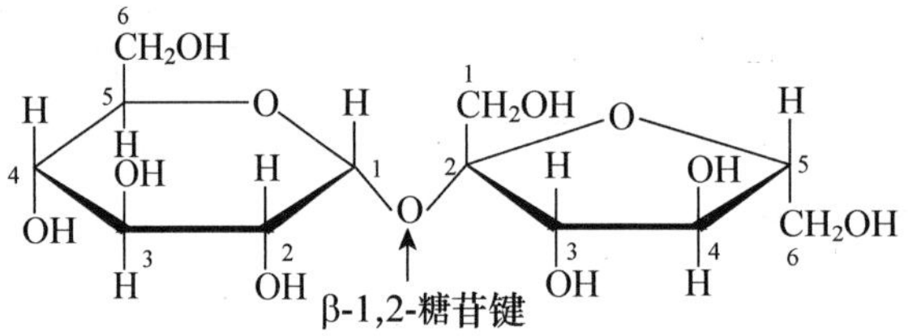

蔗糖

在酸或酶的作用下，1分子蔗糖水解生成1分子D-葡萄糖和1分子D-果糖的混合物，这种混合物又称为转化糖，它比蔗糖甜，具有还原糖的性质。蜂蜜中就含有大量的转化糖。

$$\underset{\text{蔗糖}}{C_{12}H_{22}O_{11}} + H_2O \xrightarrow{H^+\text{或酶}} \underset{\text{葡萄糖}}{C_5H_{11}O_5CHO} + \underset{\text{果糖}}{C_5H_{12}O_5CO}$$

蔗糖可用作矫味剂，医药上常用来制造糖浆。将蔗糖加热制得的焦糖在饮料等食品中可用作着色剂。

二、麦芽糖

麦芽糖存在于麦芽中。食物中的淀粉在体内消化过程中，在淀粉酶的作用下水解生成麦芽糖，再经麦芽糖酶水解生成2分子葡萄糖，所以麦芽糖是淀粉水解过程的一个中间产物。

麦芽糖是由1分子α-D-葡萄糖 C_1 上的苷羟基与另1分子D-葡萄糖 C_4 上的醇羟基之间脱水缩合，通过α-1,4-糖苷键连接而成的。

α-D-葡萄糖　　D-葡萄糖

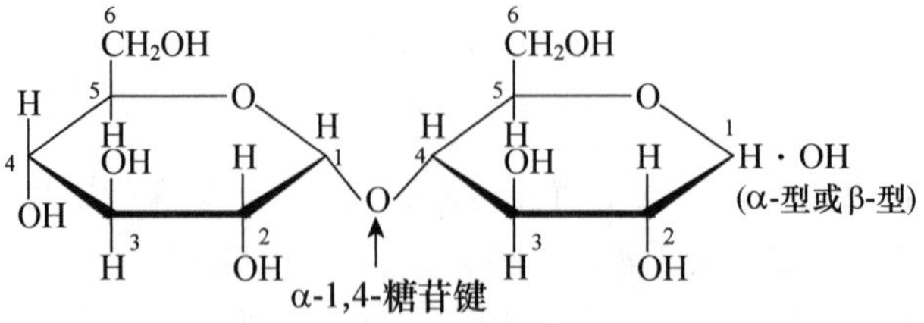

麦芽糖

麦芽糖分子中保留有苷羟基，有α-型和β-型两种异构体，在水溶液中能转变为含醛基的开链结构，具有还原性，是还原糖，能与弱氧化剂作用，能生成脎和糖苷。在酸或酶的作用下，1分子麦芽糖能水解生成2分子葡萄糖。

$$\underset{\text{麦芽糖}}{C_{12}H_{22}O_{11}} + H_2O \xrightarrow{H^+\text{或酶}} \underset{\text{葡萄糖}}{2\,C_5H_{11}O_5CHO}$$

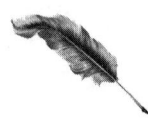

麦芽糖为白色晶体，通常含1分子结晶水，熔点为102℃，易溶于水，有甜味，但没有蔗糖甜。麦芽糖营养价值较高，可制成糖果，也可用作细菌的培养基。

三、乳糖

乳糖主要存在于哺乳动物的乳汁中，人乳中含量为60～70g/L，牛乳中含量为40～50g/L。乳糖是由1分子β-D-半乳糖C_1上的苷羟基与另1分子D-葡萄糖C_4上的醇羟基之间脱水缩合，通过β-1,4-糖苷键连接而成的。

乳糖分子中的葡萄糖部分含有苷羟基，在水溶液中能转变为含醛基的开链结构，因此乳糖具有还原性，是还原糖，能与弱氧化剂作用，能生成脎和糖苷。在酸或酶的作用下，1分子乳糖能水解生成1分子半乳糖和1分子葡萄糖。

乳糖为白色晶体，通常含1分子结晶水，易溶于水，吸湿性较小，微甜。在医药上常利用乳糖吸湿性较小的特点，将其作为药物的稀释剂、矫味剂和填充剂。

第三节 多 糖

多糖广泛存在于自然界中，它是由许多单糖通过苷键连接而成的高分子化合物。根据连接方式不同，多糖可分为直链多糖、支链多糖和环状多糖；根据形态、生理作用的不同，多糖可分为贮存多糖和构造多糖；根据水解后所得单糖是否相同，可分为均多糖和杂多糖，水解产物为同一种单糖的多糖称为均多糖，如纤维素和淀粉，水解产物是不同的单糖或不同的衍生物的多糖称为杂多糖，如透明质酸、肝素等。

多糖一般为无定形粉末，无甜味，大多难溶于水，少数能溶于水形成胶体溶液。多糖在缩合过程中失去了大部分苷羟基，因此没有还原性，不能被弱氧化剂氧化，也不能形成糖苷和糖脎。

一、淀粉

淀粉是绿色植物进行光合作用的产物，大量存在于植物的种子、根和块茎中，是植物贮存的养料。淀粉是由许多α-D-葡萄糖分子间脱水缩合而形成的多糖，为无臭无味的白色粉状物。用热水处理淀粉后，可溶性部分称为直链淀粉，约占20%；不可溶性部分称为支链淀粉，约占80%。

（一）直链淀粉

直链淀粉又称糖淀粉，基本构成单元是α-D-吡喃葡萄糖，相对分子质量在$1.5×10^4$～$6×10^5$之间，是由数百到数千个α-D-吡喃葡萄糖通过α-1,4-糖苷键结合成的线状聚合物，每个直链淀粉的分子中含1000～4000个葡萄糖单位。直链淀粉的结构如下：

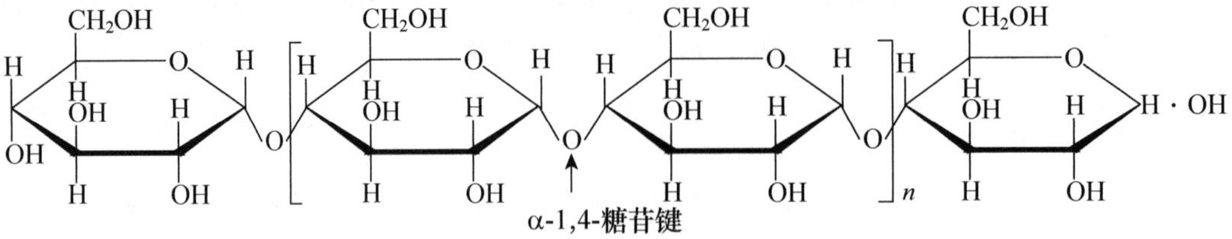

$$\text{直链淀粉的分子结构}$$

α-1,4-糖苷键

直链淀粉的分子结构

直链淀粉分子内通过氢键的相互作用,其长链呈螺旋状排列,每圈约含 6 个 D-葡萄糖单位,如图 13-1 所示。

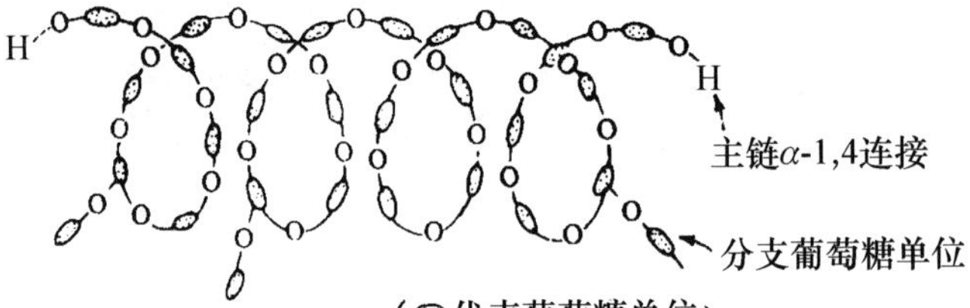

主链α-1,4连接
分支葡萄糖单位
(○代表葡萄糖单位)

图 13-1　直链淀粉结构示意图

直链淀粉溶液遇碘显深蓝色,是由于直链淀粉螺旋结构中的空穴恰能容纳碘分子,通过分子间作用力使淀粉与碘形成了蓝色复合物。加热蓝色消失,冷却后复现。该反应非常灵敏,可用于检验淀粉或碘的存在。

(二) 支链淀粉

支链淀粉又称胶淀粉,相对分子质量达 6×10^6 以上,结构比直链淀粉复杂得多,由 20~

30 个 α-D-吡喃葡萄糖通过 α-1,4-糖苷键连接成主链,每隔 20~25 个葡萄糖单位有 1 个支链,支链上还有分支,支链通过 α-1,6-糖苷键或其他方式连接,可形成 5000 个 α-D-吡喃葡萄糖组成的多支链多糖。支链淀粉的部分结构如下:

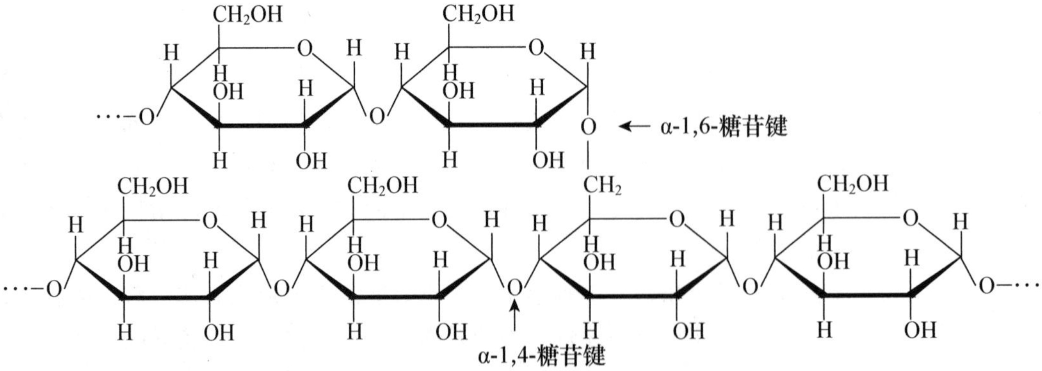

← α-1,6-糖苷键

α-1,4-糖苷键

支链淀粉分子的部分结构

支链淀粉的分支状链如图 13-2 所示。

支链淀粉不溶于水,在热水中形成糊状,具有很强的黏性,遇碘显蓝紫色。在酸或酶的作用下,淀粉可逐步水解,分子逐渐变小,最终生成葡萄糖。

$$(C_6H_{10}O_5)_n \longrightarrow (C_6H_{10}O_5)_m \longrightarrow C_{12}H_{22}O_{11} \longrightarrow C_6H_{12}O_6$$
　　　淀粉　　　　　　糊精　　　　　　麦芽糖　　　　葡萄糖

淀粉在水解过程中,与碘反应后颜色从蓝紫色到红色、黄色,直到无变化为止,可根据颜色的变化确定淀粉的水解程度。

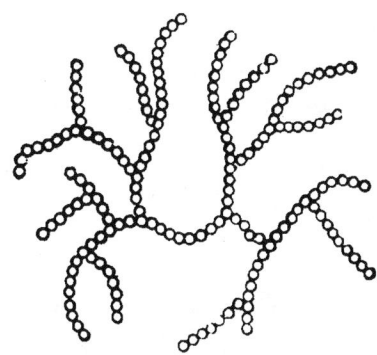

图 13-2 支链淀粉分支结构示意图

糊精是分子比淀粉小得多的多糖,是淀粉水解的中间产物,为白色或淡黄色粉末,溶于冷水,有黏性,可用作黏合剂。

淀粉是酿制食醋、酒的原料,是生产葡萄糖等药物的原料,在药物制剂中可用作赋形剂。

二、糖原

糖原是人与动物体内贮存的一种多糖,又称动物淀粉。糖原为白色无定形粉末,不溶于冷水,可溶于热水形成透明胶体溶液,遇碘显红色。糖原主要以颗粒状存在于肝及肌肉组织中,有肝糖原、肌糖原之分,正常动物体肝糖原含量为 10%～20%,肌糖原含量约为 4%。

糖原水解的最终产物是 D-葡萄糖。其结构与支链淀粉相似,以 α-1,4-糖苷键和 α-1,6-糖苷键两种键连接而成,但支链比淀粉更多、更稠密、更短,每隔 8～10 个葡萄糖单位就出现 1 个 α-1,6-糖苷键。糖原分支结构如图 13-3 所示。

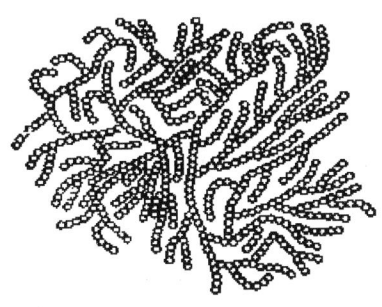

图 13-3 糖原分支结构示意图

糖原在人体代谢过程中对维持血糖浓度起着重要的作用。人体从食物中获取葡萄糖后,经血液将葡萄糖输送到全身。肝在胰岛素作用下,把多余的葡萄糖转变成糖原贮存于肝内。当血糖含量降低时,糖原就分解为葡萄糖进入血液,以维持正常血糖浓度,供给机体能量。

三、纤维素

纤维素是自然界中分布最广、储存量最大的多糖,是植物骨架和细胞的主要成分,棉、麻及木材等结构物质大多由纤维素组成。

纯净的纤维素是白色、无臭、无味的丝状微晶,韧性强,不溶于水和有机溶剂,但某些酸、碱和盐的水溶液可使纤维素溶胀或溶解。纤维素在稀酸中加热水解,可得纤维二糖。

纤维素分子量高达 25 万～100 万,基本组成单位是 D-葡萄糖,结构与直链淀粉相似,一般由 8000～10 000 个 β-D-葡萄糖单位通过 β-1,4-糖苷键连接成链状分子。纤维素的部分分子结构可表示为:

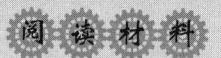

纤维素的分子结构

马、牛、羊等食草类动物能分泌纤维素酶,将纤维素水解生成葡萄糖,所以纤维素是食草动物的饲料。人的胃肠不能分泌纤维素水解酶,故不能消化纤维素,因此纤维素不能作为人类的营养物质,也不属于人体必需营养素,但食物中的纤维素能促进消化液的分泌,增强胃肠蠕动,对保持人体健康有着重要意义。蔬菜、水果等可以为人类提供适量的纤维素。

纤维素用途广泛,可用来制造纸张、纺织品、电影胶片等,临床上用来制作脱脂棉、纱布等。

阅读材料

环糊精

环糊精(cyclodextrin,简称CD)是淀粉在环糊精糖基转移酶作用下水解得到的一系列环状低聚糖的总称。一般情况下,环糊精由6、7、8个D-(+)-葡萄糖通过1,4-糖苷键结合,分别得到α、β和γ三种环糊精(图13-4)。

图13-4 环糊精

环糊精的分子呈上宽下窄、两端开口、中空的筒状结构,腔内部由葡萄糖分子的C—C、C—H和C—O键组成,呈相对疏水性,能吸收一定大小和形状的疏水性小分子物质或基团,形成稳定的非共价复合物。而所有羟基则在分子外部,具有亲水性,环糊精的空间结构特征,使其既有一定的水溶度,又能在分子内腔包合脂溶性强的有机物,形成单分子包容复合物,环糊精与包容复合物的结合力是主体分子与客体分子之间的范德华力,没有化学键的形成。

环糊精包容复合物的稳定性取决于主体空腔的容积、客体分子大小、基团性质以及空间构型等。只有当客体分子与环糊精空腔的几何形状相匹配时,才能形成稳定的包容复合物。

环糊精广泛用于食品、医药、化学分析等方面,可改变客体分子的物理和化学性质。环糊精能有效地增加一些水溶性不良的药物在水中的溶解度和溶解速度,如前列腺素-CD包合

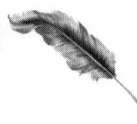

物能增加主药的溶解度，从而制成注射剂。它还能提高药物（如肠胃康颗粒）的稳定性和生物利用度，减少药物（如穿心莲）的不良气味或苦味，降低药物（如双氯芬酸钠）的刺激和副作用，以及使药物（如盐酸小檗碱）缓释和改善剂型。

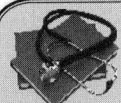

本章小结

1. 糖类是多羟基醛、多羟基酮及其脱水缩合产物。

2. 葡萄糖的结构可用开链结构式、环状结构式和哈沃斯投影式表示。

3. 单糖的化学性质

(1) 氧化反应：单糖都具有还原性，能被弱氧化剂氧化，如被费林试剂、本尼迪克特试剂和托伦斯试剂氧化。单糖还可以被溴水、稀硝酸氧化。溴水只氧化醛糖，不能氧化酮糖，可用于鉴别。

(2) 成酯反应：单糖分子中的醇羟基能与酸作用生成酯。

(3) 成苷反应：单糖环状结构中的半缩醛羟基比较活泼，在干燥 HCl 催化下可与醇羟基脱水生成缩醛类化合物，这类化合物称为糖苷。糖苷无还原性，无变旋现象。

(4) 显色反应：莫里许反应；塞利凡诺夫反应。

4. 二糖　2分子单糖间通过苷羟基与醇羟基脱水缩合形成二糖，在其分子中还保留有一个苷羟基的为还原糖，反之为非还原糖。

(1) 麦芽糖：由2分子葡萄糖通过 α-1,4-糖苷键连接而成，具有还原性和变旋现象。

(2) 蔗糖：由1分子 α-D-吡喃葡萄糖和1分子 β-D-呋喃果糖通过 1,2-糖苷键连接而成，分子中无苷羟基，无变旋现象，属于非还原二糖。

(3) 乳糖：由1分子葡萄糖和1分子半乳糖通过 β-1,4-糖苷键连接而成，分子中无苷羟基，无变旋现象，属于非还原二糖。

5. 多糖　由多个单糖分子脱水缩合，以糖苷键连接而成的糖苷，属于天然高分子化合物。多糖没有甜味，没有还原性和变旋现象，其水解的最终产物均为 D-葡萄糖。

(1) 淀粉是由 α-D-葡萄糖分子间脱水，通过 α-1,4 糖苷键和 α-1,6 糖苷键连接而成的，与碘-碘化钾溶液作用呈蓝色或紫色，加热后褪色，冷却后颜色恢复。

(2) 糖原是由葡萄糖通过 α-1,4 糖苷键和 α-1,6 糖苷键连接而成的，与碘作用呈红色。

(3) 纤维素是自然界中分布最广泛的一种多糖，是葡萄糖通过 β-1,4-糖苷键连接而不含有支链的线性高分子。人类没有 β-1,4-糖苷键的水解酶，不能消化纤维素。

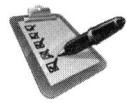

单元自测题

一、选择题

1. 下列关于糖类的叙述正确的是（　　）

A. 都符合通式 $C_m(H_2O)_n$　　　　　　　　B. 都有甜味

C. 都能水解   D. 是多羟基醛、多羟基酮和它们的脱水缩合物

2. 果糖的旋光异构体有几种（   ）
 A. 4   B. 3   C. 8   D. 16

3. 莫利许试剂是（   ）
 A. $ZnCl_2$＋HCl(浓)   B. α萘酚＋浓盐酸   C. $AgNO_3$＋氨   D. α萘酚＋硫酸

4. 构成麦芽糖的单糖是（   ）
 A. 葡萄糖   B. 果糖   C. 苷露糖   D. 半乳糖

5. 下列物质中属于非还原糖的是（   ）
 A. 果糖   B. 葡萄糖   C. 乳糖   D. 蔗糖

6. 纤维素中的糖苷键是（   ）
 A. α-1,4-苷键   B. α-1,6-苷键   C. β-1,4-苷键   D. β-1,6-苷键

7. 糖苷是半缩醛羟基与羟基化合物发生下列哪种反应（   ）
 A. 氧化反应   B. 成脒反应   C. 成苷反应   D. 成酯反应

8. 葡萄糖的手性碳原子有几个（   ）
 A. 5   B. 3   C. 8   D. 4

9. 天然存在的糖大多数的构型是（   ）
 A. D   B. R   C. S   D. L

10. 化合物①葡萄糖、②果糖、③蔗糖、④麦芽糖中，具有还原性的是（   ）
 A. ①②④   B. ①②③   C. ①③④   D. ②③④

二、名词解释

1. 糖类   2. 变旋现象   3. 还原糖   4. 非还原糖   5. 单糖

三、判断题

1. 葡萄糖能与亚硫酸氢钠发生羰基加成反应。（   ）
2. 己醛糖含有16个光学异构体。（   ）
3. 酮糖在碱性溶液中可以发生互变重排而转化为醛糖。（   ）
4. 溴水可以用来鉴别醛糖和酮糖，它可使醛糖褪色。（   ）
5. 淀粉与碘-碘化钾溶液作用显蓝色。（   ）
6. 蔗糖溶于水，所以蔗糖是强电解质。（   ）
7. 葡萄糖和果糖都有变旋现象。（   ）
8. 葡萄糖是己醛糖，因此可与品红亚硫酸试剂发生显色反应。（   ）

四、用化学方法区别下列各组化合物

1. 葡萄糖和果糖
2. 麦芽糖和蔗糖
3. 半乳糖和淀粉

(刘红梅)

第十四章　含氮有机化合物

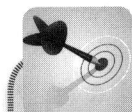

学习目标

1. 掌握胺的结构、分类、命名和主要化学性质。
2. 熟悉酰胺、尿素的结构及化学性质。
3. 了解重要的胺及酰胺的用途。

含氮有机化合物的种类很多,其中许多与人类生命活动和日常生活的关系非常密切。如组成生物细胞的重要成分蛋白质、核酸等是含氮化合物,很多药物(如巴比妥类药物、磺胺类药物等)也是含氮化合物。含氮有机化合物包括胺、酰胺、腈、偶氮化合物和重氮化合物等。本章主要介绍胺和酰胺。

第一节　胺

胺(amine)是氨分子中的氢原子被烃基取代后生成的产物。胺类化合物广泛存在于自然界中,如苯胺是合成药物、染料等的重要原料,乙二胺是制造 EDTA 的原料等。胺的衍生物具有多种生理作用,乙酰胆碱是神经递质,很多药物分子中也含有胺类化合物的结构,如局部麻醉药盐酸普鲁卡因、抗高血压药盐酸普萘洛尔等。

一、胺的结构、分类和命名

(一) 胺的结构

胺是指氨的烃基衍生物。与无机氨的结构类似,胺分子中的氮原子采用不等性 sp^3 杂化,未共用电子对占据 1 个 sp^3 杂化轨道,另外 3 个 sp^3 杂化轨道分别与氢原子或碳原子以 σ 键结合,形成三棱锥形,键角约为 107.3°。

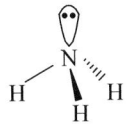

(二) 胺的分类

1. 根据氮原子上所接连的烃基种类不同,胺可分为脂肪胺和芳香胺。氮原子与脂肪烃基直接相连的胺称为脂肪胺(aliphatic amine),与苯环直接相连的胺称为芳香胺(aromatic amine)。

　　脂肪胺　　CH_3NH_2　　CH_3NHCH_3　　$CH_3CH_2N(CH_3)_2$

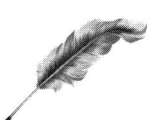

芳香胺 C₆H₅—NH₂   C₆H₅—N(CH₃)₂

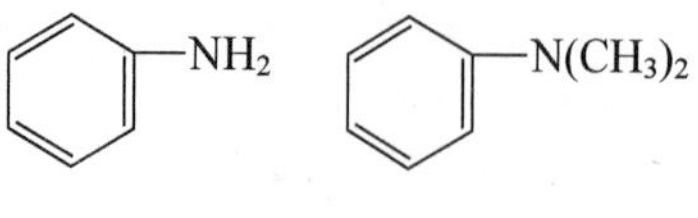

2. 根据氮原子上所连接的烃基数目不同，分为伯胺（1°胺）、仲胺（2°胺）和叔胺（3°胺）。

$$R-NH_2 \qquad R_2NH \qquad R_3N$$
伯胺　　　　仲胺　　　　叔胺

伯胺、仲胺、叔胺中分别含有氨基（—NH₂）、亚氨基（—NH—）和次氨基（—N—），分别为其官能团。

与铵盐和氢氧化铵相对应的四烃基衍生物，分别称为季铵盐和季铵碱。季铵盐和季铵碱统称为季铵类化合物。

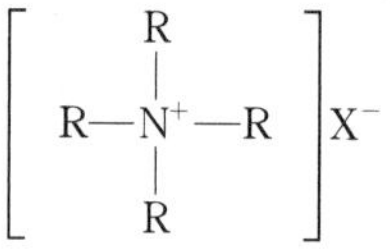

$$\left[R-\underset{R}{\overset{R}{N^+}}-R\right]X^- \qquad \left[R-\underset{R}{\overset{R}{N^+}}-R\right]OH^-$$
　　　　季铵盐 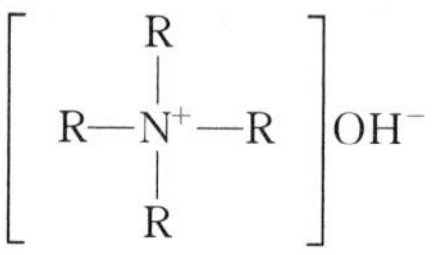　　　　　　　　　季铵碱

3. 根据分子中所含氨基的数目不同，胺可分为一元胺、二元胺和多元胺。

（三）胺的命名

1. 结构简单的脂肪胺的命名原则是以胺为母体，以烃基作为取代基，称为"某胺"。例如：

$$CH_3NH_2 \qquad CH_3CH_2—NH_2 \qquad (CH_3)_3C—NH_2$$
　甲胺　　　　　　乙胺　　　　　　　叔丁基胺

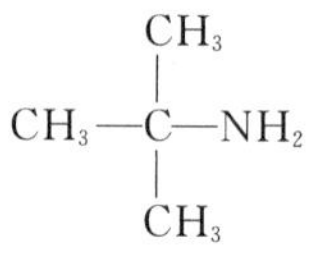

若氮原子上所连烃基相同，则用"二、三"等数字表示相同的烃基数目；烃基不同时，则把简单烃基的名称放在前面，复杂烃基的名称放在后面。例如：

$$CH_3CH_2—NH—CH_2CH_3 \quad CH_3CH_2NHCH_3 \quad CH_3CH_2—\underset{CH_3}{N}—CH_2CH_3 \quad (CH_3CH_2)_3N$$
　　二乙胺　　　　　　　甲乙胺　　　　　　甲乙丙胺　　　　　　三乙胺

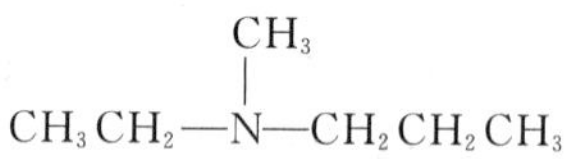

最简单的芳香胺是苯胺，若在其苯环上有取代基，在命名时以苯胺为母体，其他基团作为取代基，并用"邻、间、对"表示相对位置。例如：

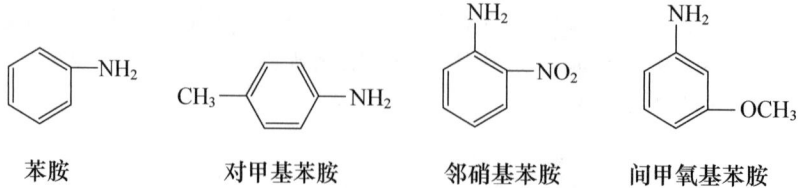

　苯胺　　　　对甲基苯胺　　　邻硝基苯胺　　　间甲氧基苯胺

2. 对于氮原子上连有脂肪烃基的芳香仲胺和叔胺，常在脂肪烃基之前加上字母"N"，以表示烃基连在氮原子上。例如：

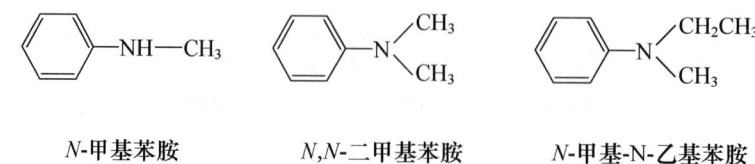

　N-甲基苯胺　　　　*N,N*-二甲基苯胺　　　*N*-甲基-*N*-乙基苯胺

3. 对于较复杂的胺，用系统命名法命名，以烃为母体，把氨基作为取代基。例如：

$$CH_3CH_2CH_2\underset{\underset{NH_2}{|}}{CH}-CH_2-\underset{\underset{CH_3}{|}}{CH}-CH_3$$

2-甲基-4-氨基庚烷

二、物理性质

低级脂肪胺在常温下是气体或液体，高级脂肪胺是固体。芳香胺是高沸点的液体或低熔点的固体。胺与水能够形成氢键（—N⋯H—O—H⋯），因此胺的沸点比与其分子量相近的非极性化合物高，但比相应的醇或羧酸低。很多芳香胺有毒，与皮肤接触或吸入其过量蒸气会引起中毒。

三、胺的化学性质

（一）碱性与成盐反应

胺分子中氮原子上的孤对电子能接受质子，呈碱性。其解离式为：

$$R-NH_2 + H_2O \rightleftharpoons R-NH_3^+ + OH^-$$

胺的碱性强弱与氮原子上的电子云密度有关。氮原子电子云密度越大，接受质子的能力越强，碱性就越强。脂肪烃基是供电子基，使氮原子上的电子云密度增大，碱性比氨强；而芳香胺因氮原子上的孤对电子离域到苯环上，降低了氮原子上的电子云密度，因此其碱性比氨弱。

胺的碱性强弱还与氮原子上连接的烃基数目有关，所连接的烃基越多，供电效应增强，但随着烃基的增多，氮原子的空间位阻逐渐增大，使氮原子难于与质子结合，碱性反而减弱。因此，脂肪胺的碱性强弱次序为：仲胺＞伯胺＞叔胺＞氨。

季铵碱属于离子化合物，是强碱，其碱性与氢氧化钠相近。

综上所述，各类胺的碱性强弱次序为：季铵碱＞脂肪胺＞氨＞芳香胺。

胺可以与无机酸成盐，用强碱又可以将其从盐中游离出来，这些性质可用于胺的分离、鉴别和提纯。例如：

$$H_3C-NH_2 + HCl \longrightarrow H_3C-NH_3^+Cl^- \quad (H_3C-NH_2 \cdot HCl)$$

氯化甲铵（或甲胺盐酸盐）

$$\text{C}_6\text{H}_5-NH_2 + HCl \longrightarrow \text{C}_6\text{H}_5-NH_3^+Cl^- \quad (\text{C}_6\text{H}_5-NH_2 \cdot HCl)$$

$$\text{C}_6\text{H}_5-NH_3^+Cl^- + NaOH \longrightarrow \text{C}_6\text{H}_5-NH_2 + NaCl + H_2O$$

铵盐易溶于水，因此常把含氨基的药物制成铵盐，如临床上供注射用的局部麻醉药盐酸普鲁卡因就是普鲁卡因的盐。由于胺的碱性较弱，所以在铵盐的水溶液中加入强碱（如氢氧化钠或氢氧化钾），就能使胺从铵盐中游离出来。此性质用于胺的鉴别、精制和分离。

（二）酰化反应

在有机分子中引入酰基的反应称为酰化反应。提供酰基的物质称为酰化剂。如酰卤和酸酐。伯胺和仲胺都能与酰化剂酰卤或酸酐作用，氮原子上的氢原子被酰基取代。例如：

$$\underset{}{\text{C}_6\text{H}_5\text{NH}_2} + \text{H}_3\text{C}-\underset{\text{O}}{\overset{\text{O}}{\text{C}}}-\text{Cl} \longrightarrow \underset{\text{乙酰苯胺}}{\text{C}_6\text{H}_5-\text{NH}-\overset{\text{O}}{\text{C}}-\text{CH}_3} + \text{HCl}$$

$$\text{H}_3\text{C}-\text{NH}_2 + \text{CH}_3-\overset{\text{O}}{\text{C}}-\text{O}-\overset{\text{O}}{\text{C}}-\text{CH}_3 \longrightarrow \underset{N\text{-甲基乙酰胺}}{\text{H}_3\text{C}-\overset{\text{O}}{\text{C}}-\text{NH}-\text{CH}_3} + \text{CH}_3-\overset{\text{O}}{\text{C}}-\text{OH}$$
乙酐

因为叔胺的氮原子上没有氢,所以不能发生酰化反应。

胺发生酰化反应后所生成的酰胺大多数是具有一定熔点的结晶固体,易于储存和运输。在药物合成中常用酰化反应来保护芳香胺的氨基,便于药物在体内吸收,以提高或延长其疗效。游离胺的毒性较大,酰化反应可以降低其毒性。如对羟基苯胺具有解热镇痛作用,因毒性强而不宜内服,乙酰化后则毒性降低,疗效增强。

$$\underset{\text{对-羟基苯胺}}{\text{HO}-\text{C}_6\text{H}_4-\text{NH}_2} + \underset{\text{乙酸酐}}{\text{CH}_3\text{COCCH}_3} \longrightarrow \underset{N\text{-对羟苯乙酰胺(扑热息痛)}}{\text{HO}-\text{C}_6\text{H}_4-\text{NHCCH}_3} + \text{CH}_3\text{COOH}$$

(三) 与亚硝酸反应

伯胺、仲胺、叔胺与亚硝酸反应所生成的产物各不相同。由于亚硝酸(HNO_2)不稳定,所以通常利用亚硝酸钠和强酸作用来制备亚硝化试剂。例如:

$$NaNO_2 + HCl \longrightarrow HNO_2 + NaCl$$

1. 伯胺与亚硝酸反应 脂肪伯胺与亚硝酸反应,放出氮气,反应式可表示为:

$$R-NH_2 + HONO \longrightarrow ROH + N_2\uparrow + H_2O$$

芳香伯胺在低温(0~5℃)和过量强酸存在条件下,与亚硝酸作用生成芳香重氮盐,这个反应称为重氮化反应。例如:

$$\text{C}_6\text{H}_5\text{NH}_2 \xrightarrow[0\sim5℃]{NaNO_2, HCl} \text{C}_6\text{H}_5-\overset{+}{\text{N}}\equiv\text{N}\ \text{Cl}^- + NaCl + 2H_2O$$

重氮盐在低温下比较稳定,加热至室温即可分解成酚并放出氮气,可用于芳香伯胺的定性与定量分析。例如:

$$\text{C}_6\text{H}_5-\overset{+}{\text{N}}\equiv\text{N}\ \text{Cl}^- + H_2O \xrightarrow[\triangle]{H^+} \text{C}_6\text{H}_5\text{OH} + N_2\uparrow + HCl$$

2. 仲胺与亚硝酸反应 仲胺与亚硝酸反应生成不溶于水的黄色油状物 N-亚硝基化合物。例如:

$$H_3C-NH-CH_3 + HO-NO \xrightarrow[-H_2O]{\text{低温}} \underset{N\text{-亚硝基二甲胺}}{CH_3-\overset{NO}{\underset{|}{N}}-CH_3}$$

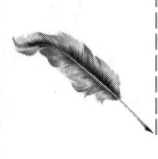

$$\underset{}{\text{C}_6\text{H}_5\text{NH-CH}_3} + \text{HO-NO} \xrightarrow[-\text{H}_2\text{O}]{\text{低温}} \underset{}{\text{C}_6\text{H}_5\text{N(CH}_3\text{)NO}}$$

N-亚硝基-N-甲基苯胺

N-亚硝基胺与酸共热，可分解得到原来的仲胺，利用这个性质可分离或提纯仲胺。N-亚硝基胺通常为黄色液体或固体，具有较强的致癌作用，能诱发食管癌。亚硝酸在胃肠道能与体内产生的仲胺反应生成 N-亚硝基胺，因此食品加工中对亚硝酸盐的含量有相关规定。

3. 叔胺与亚硝酸反应　脂肪叔胺的氮原子上没有氢，不能发生亚硝基化反应，只与亚硝酸反应生成不稳定的盐，无明显的反应现象。其反应式为：

$$R_3N + HNO_2 \xrightarrow{\text{低温}} R_3N^+HNO_2^-$$

叔胺亚硝酸盐

芳香叔胺与亚硝酸发生苯环上的亲电取代反应，生成对位 C-亚硝基化合物。例如：

$$\text{C}_6\text{H}_5\text{N(CH}_3)_2 + \text{HO-NO} \longrightarrow \text{ON-C}_6\text{H}_4\text{-N(CH}_3)_2 + \text{H}_2\text{O}$$

对亚硝基-N,N-二甲基苯胺

亚硝基芳香叔胺在碱性溶液中呈翠绿色，在酸性溶液中呈橘黄色。其反应式为：

（翠绿色 ⇌ 橘黄色，H⁺/OH⁻）

（四）芳香胺的取代反应

苯胺中氨基的影响使邻、对位上的氢原子变得活泼，易发生取代反应。如苯胺与溴水在室温下可迅速反应生成 2,4,6-三溴苯胺的白色沉淀。其反应式为：

$$\text{C}_6\text{H}_5\text{NH}_2 + 3\text{Br}_2 \longrightarrow \text{2,4,6-Br}_3\text{C}_6\text{H}_2\text{NH}_2 \downarrow + 3\text{HBr}$$

2,4,6-三溴苯胺（白色）

该反应条件简单，速度快，可用于苯胺的鉴别。

四、重要的胺

1. 乙二胺　乙二胺（$NH_2-CH_2-CH_2-NH_2$）是黏稠的液体，沸点为117℃，溶于水，微溶于醚，不溶于苯。乙二胺可以作为制备药物、乳化剂和杀虫剂的原料，还可以作为环氧树脂的固化剂。乙二胺具有扩张血管的作用，它的盐酸盐可用于治疗动脉硬化。乙二胺与氯乙酸作用生成乙二胺四乙酸，简称 EDTA，是常用的分析试剂和螯合剂。其结构式如下：

$$\begin{array}{c}\text{NaOOCCH}_2\\ \text{NaOOCCH}_2\end{array}\!\!\!\!\text{N—CH}_2\text{CH}_2\text{—N}\!\!\!\!\begin{array}{c}\text{CH}_2\text{COONa}\\ \text{CH}_2\text{COONa}\end{array}$$

EDTA（钠盐）

2. 苯扎溴铵 结构式如下：

$$\left[\text{C}_6\text{H}_5\text{—CH}_2\!\!\!-\!\!\!\underset{\underset{\text{CH}_3}{|}}{\overset{\overset{\text{CH}_3}{|}}{\text{N}}}\!\!\!-\!\!\text{C}_{12}\text{H}_{25}\right]^{+}\text{Br}^{-}$$

溴化二甲基十二烷基苄铵（苯扎溴铵）

苯扎溴铵又称新洁尔灭，是具有长链烷基的季铵盐，为淡黄色胶状液体，味极苦，有芳香气味，吸湿性强，易溶于水。其水溶液呈碱性，有较强的杀菌和去污作用，毒性弱，刺激性小。苯扎溴铵属阳离子型表面活性剂，其 1g/L 的水溶液常用于创面、皮肤和外科器械的消毒。

3. 胆碱和乙酰胆碱 结构式如下：

$$\left[\text{HOCH}_2\text{CH}_2\!\!-\!\!\underset{\underset{\text{CH}_3}{|}}{\overset{\overset{\text{CH}_3}{|}}{\text{N}}}\!\!-\!\!\text{CH}_3\right]^{+}\text{OH}^{-} \qquad \left[\text{CH}_3\overset{\overset{\text{O}}{\|}}{\text{C}}\text{OCH}_2\text{CH}_2\!\!-\!\!\underset{\underset{\text{CH}_3}{|}}{\overset{\overset{\text{CH}_3}{|}}{\text{N}}}\!\!-\!\!\text{CH}_3\right]^{+}\text{OH}^{-}$$

胆碱　　　　　　　　　　　乙酰胆碱

胆碱因最初是在胆汁中发现的，且具有碱性，故称为胆碱。胆碱属于季铵碱，广泛存在于生物体中，为白色结晶，吸湿性强，易溶于水和乙醇，不溶于乙醚和氯仿等。

胆碱在脑组织和蛋黄中含量较多，是卵磷脂的组成部分，由食物供给或在体内合成，在体内参与脂肪代谢。如果体内胆碱缺乏或合成不足，则易造成脂肪肝，影响肝细胞的正常功能。

胆碱可与乙酰基结合成为乙酰胆碱。乙酰胆碱在体内由神经细胞合成，是主要的神经递质，具有重要的生理作用。

4. 肾上腺素和去甲肾上腺素 结构式如下：

肾上腺素　　　　　　　　　去甲肾上腺素

肾上腺素和去甲肾上腺素都是人体内的激素，存在于人或动物的肾上腺中。肾上腺素为白色结晶粉末，无臭，味苦，微溶于水，易溶于盐酸和氢氧化钠溶液。

肾上腺素具有兴奋心脏、收缩血管、升高血压和松弛平滑肌等作用，用于过敏性休克及其他过敏反应、支气管哮喘及心搏骤停的急救，是临床上常用的升血压药。

去甲肾上腺素用于神经源性、心源性和中毒性休克的早期治疗，也用于治疗胃出血。

第二节　酰　胺

酰胺（amide）在自然界中分布广泛，与人类的关系也非常密切，如蛋白质就是具有酰胺结构的高分子化合物,青霉素 G 和巴比妥类药物也属于酰胺类化合物。

一、酰胺的结构和命名

(一) 酰胺的结构

酰胺是指由酰基(R—C(=O)—)和氨基(—NH$_2$)或烃氨基(—NHR,—NHR$_2$)相连而形成的化合物。酰胺的结构通式为:

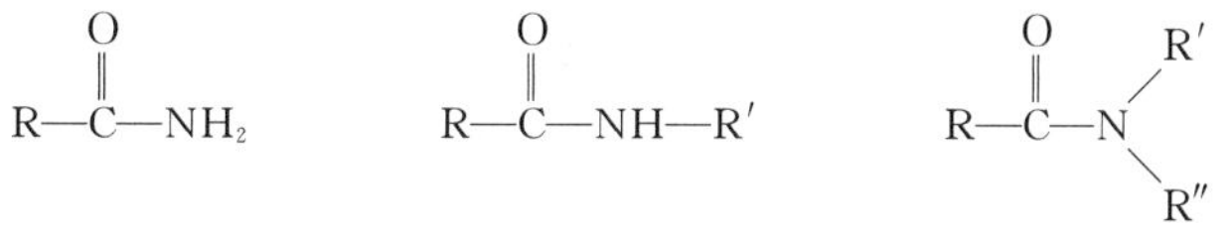

$$R-\overset{O}{\underset{}{C}}-NH_2 \qquad R-\overset{O}{\underset{}{C}}-NH-R' \qquad R-\overset{O}{\underset{}{C}}-N\overset{R'}{\underset{R''}{}}$$

伯酰胺　　　　　仲酰胺　　　　　叔酰胺

式中的 R、R′和 R″可以相同,也可以不同。

酰胺分子中 —$\overset{O}{\underset{}{C}}-\overset{H}{\underset{}{N}}$— 的结构称为酰胺键。

酰胺可以被看做是氨或胺分子中氮原子上的氢原子被酰基取代后生成的化合物,是氨或胺的酰基衍生物,也可以被看做是羧酸分子中羧基上的羟基被氨基或烃氨基取代后生成的化合物,是羧酸衍生物。

(二) 酰胺的命名

伯酰胺的命名是根据与氨基(—NH$_2$)相连的酰基名称来命名的,称为"某酰胺"。例如:

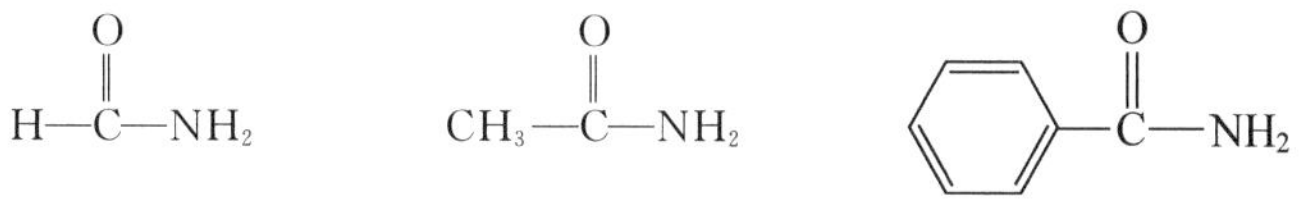

$$H-\overset{O}{\underset{}{C}}-NH_2 \qquad CH_3-\overset{O}{\underset{}{C}}-NH_2 \qquad C_6H_5-\overset{O}{\underset{}{C}}-NH_2$$

甲酰胺　　　　　乙酰胺　　　　　苯甲酰胺

酰胺分子中氮原子上连有取代基时,则将取代基放在酰胺名称前面,并冠以"N—"或"N,N—",表示该烃基与氮原子直接相连。例如:

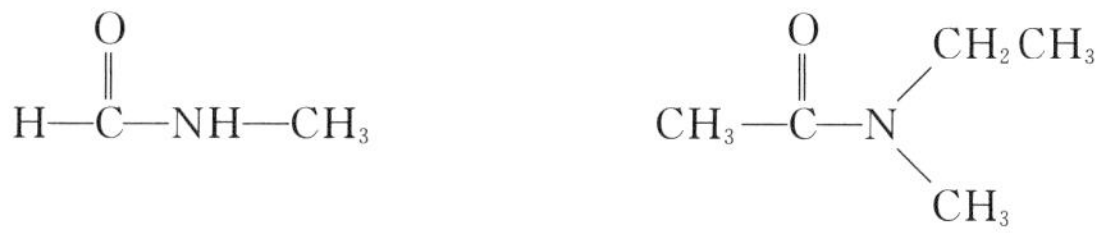

$$H-\overset{O}{\underset{}{C}}-NH-CH_3 \qquad CH_3-\overset{O}{\underset{}{C}}-N\overset{CH_2CH_3}{\underset{CH_3}{}}$$

N-甲基甲酰胺　　　　N-甲基-N-乙基乙酰胺

二、酰胺的性质

常温下甲酰胺为液体,其余酰胺均为无色结晶的固体。低级酰胺易溶于水,高级酰胺几乎不溶于水。酰胺的沸点较高。这是由于酰胺中氨基上的氢原子可以形成氢键,发生分子间缔合,使酰胺的沸点比相应的羧酸高。液体酰胺有良好的溶解性,是很多有机物或无机物的优良溶剂。

酰胺的化学性质如下:

(一) 酸碱性

酰胺分子中,由于氮原子上的孤对电子与羰基形成共轭体系,电子云向羰基方向偏移,降低了氮原子上的电子云密度,使其结合质子的能力减弱,因而酰胺一般是中性化合物,不能使石蕊试纸变色。

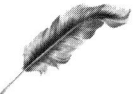

（二）水解反应

酰胺在强酸、强碱或酶的催化下，水解生成羧酸（或羧酸盐）和氨、胺（或无机铵盐）。其反应式如下：

$$(Ar)R-\overset{O}{\underset{\|}{C}}-NH_2 + H_2O \xrightarrow{\begin{array}{c}HCl\\ \Delta\end{array}} (Ar)R-\overset{O}{\underset{\|}{C}}-OH + NH_4Cl$$

$$\xrightarrow{\begin{array}{c}NaOH\\ \Delta\end{array}} (Ar)R-\overset{O}{\underset{\|}{C}}-ONa + NH_3\uparrow$$

$$\xrightarrow{\begin{array}{c}酶\\ \Delta\end{array}} (Ar)R-\overset{O}{\underset{\|}{C}}-OH + NH_3\uparrow$$

（三）与亚硝酸反应

酰胺中氨基具有伯胺的结构，遇亚硝酸则形成相应的羧酸，并放出氮气。其反应式如下：

$$R-\overset{O}{\underset{\|}{C}}-NH_2 + HNO_2 \longrightarrow R-\overset{O}{\underset{\|}{C}}-OH + N_2\uparrow + H_2O$$

三、重要的酰胺

1. 尿素　尿素（urea）又称脲，从结构上可以被看做是碳酸分子中的2个羟基被2个氨基取代后生成的碳酰二胺。其结构式为：

$$NH_2-\overset{O}{\underset{\|}{C}}-NH_2$$

尿素是哺乳动物体内蛋白质代谢的一种产物。健康成年人每天可排出尿素25～30g，其排出量受食物中蛋白质含量和体内蛋白质代谢状况的影响。在医药上，尿素可作为角质溶解药和利尿脱水药。药用尿素注射液对降低颅内压和眼压有显著疗效，可用于治疗急性青光眼和脑外伤引起的脑水肿等疾病。

尿素具有酰胺的基本结构，可发生水解反应，也可与亚硝酸反应放出氮气。

将尿素缓慢加热到150～160℃时，2分子尿素间可脱去1分子氨，发生缩合反应，生成缩二脲。其反应式如下：

$$H_2N-\overset{O}{\underset{\|}{C}}-NH_2 + H-\overset{H}{\underset{|}{N}}-\overset{O}{\underset{\|}{C}}-NH_2 \longrightarrow H_2N-\overset{O}{\underset{\|}{C}}-\overset{H}{\underset{|}{N}}-\overset{O}{\underset{\|}{C}}-NH_2 + NH_3\uparrow$$

缩二脲为白色结晶，熔点为190℃，不溶于水，易溶于强碱溶液。在缩二脲的碱性溶液中加入少量稀硫酸铜溶液，溶液即呈现出紫红色，这个反应称为双缩脲反应。凡分子中含有两个或两个以上酰胺键结构的化合物（如多肽、蛋白质等），都能够发生双缩脲反应。

2. 丙二酰脲　丙二酰脲是脲和丙二酰氯或丙二酸酯通过酰化反应而生成的化合物。其反应式如下：

$$H_2C\begin{pmatrix}\overset{O}{\underset{\|}{C}}-Cl\\ \overset{O}{\underset{\|}{C}}-Cl\end{pmatrix} + \begin{pmatrix}H-N-H\\ |\\ C=O\\ |\\ H-N-H\end{pmatrix} \longrightarrow H_2C\begin{pmatrix}\overset{OH}{\underset{|}{C}}=N\\ |\\ C=O\\ |\\ \overset{OH}{\underset{|}{C}}=N\end{pmatrix} + 2HCl$$

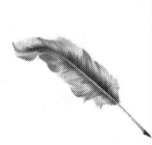

丙二酰脲为无色结晶,微溶于水,熔点为245℃,分子中含有1个活泼的亚甲基和2个二酰亚氨基($-\overset{O}{\underset{\|}{C}}-NH-\overset{O}{\underset{\|}{C}}-$),在水溶液中能电离出$H^+$,因而呈酸性,故丙二酰脲又称巴比妥酸。

巴比妥酸本身无药理作用,但其亚甲基上的2个氢原子被烃基取代后得到的许多衍生物[如巴比妥、苯巴比妥(鲁米那)、异戊巴比妥(阿米妥)等]具有镇静、催眠作用,总称为巴比妥类药物。

巴比妥类药物在水中溶解度小,呈弱酸性,与强碱作用生成盐。其钠盐易溶于水,可配制成水溶液供注射或口服使用。生化检查中用巴比妥酸及其钠盐配制缓冲溶液。

阅读材料

毒品:冰毒、摇头丸、K粉

常见的苯丙胺类化合物有苯丙胺、甲基苯丙胺(MA)、亚甲基二氧苯丙胺(MDA)和亚甲基二氧甲基苯丙胺(MDMA)等,它们都属于毒品类。

苯丙胺　　　MA　　　MDA　　　MDMA　　　氯胺酮(K粉)

苯丙胺又称安非他明,是麻黄碱的衍生物,于1887年经人工合成得到,属于中枢神经兴奋剂,是国家严格管制的精神类药品。甲基苯丙胺又称甲基安非他明或去氧麻黄碱,其盐酸盐为无味透明晶体,俗称"冰毒",属于联合国规定的苯丙胺类毒品。冰毒对人体的损害超过海洛因(二醋吗啡),吸食或注射0.2g即可致死。一般吸食1~2周,人体即产生严重的依赖性而成瘾,并对心、肺、肝、肾及神经系统等产生严重毒害作用。MDA、MDMA都属于致幻剂类毒品,服用后使人产生多种幻觉,表现出摇头晃脑、手舞足蹈和乱蹦乱跳等不由自主的类似疯狂行为。此类毒品成瘾性极强,0.5g可致死。被称为"摇头丸"的毒品中的主要成分就是MDMA,其次还有MDA和MA。

氯胺酮(ketamine)俗称"K粉",化学名为2-(2-氯苯基)-2-(甲氨基)环己酮,其盐酸盐为白色结晶粉末。氯胺酮在临床上用作手术麻醉药或麻醉诱导剂,有精神依赖性,其致幻作用是导致被滥用的主要原因。贩卖的K粉通常为白色粉末。滥用氯胺酮对人体会产生很大的毒性作用,一般吸食70mg会引起中毒,吸食200mg会产生幻觉,吸食500mg将出现濒死状态。氯胺酮与海洛因、大麻、摇头丸等一起使用,可以相互作用产生"协同"效应。近年来随着兴奋剂类毒品滥用问题的突出,氯胺酮滥用现象亦日趋严重,我国已于2001年将氯胺酮纳入国家第二类精神管制药品。

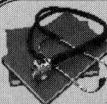

本章小结

1. 胺是氨的烃基衍生物。根据氮原子与所连接的烃基种类不同分为脂肪胺、芳香胺；根据氮原子上所连接的烃基数目不同分为伯胺、仲胺、叔胺胺；根据分子中所含氨基的数目不同分为一元胺，二元胺和多元胺。

2. 胺的性质

(1) 碱性：胺具有一定的碱性，能与无机酸反应生成盐。碱性强弱顺序为：季铵碱＞脂肪仲胺＞脂肪伯（叔）胺＞氨＞芳香胺。

(2) 酰化反应：伯胺、仲胺与酰卤或酸酐反应，胺的氮原子上的氢原子被酰基（RCO—）取代。

(3) 与亚硝酸反应：不同类型的胺与亚硝酸反应，所得产物不同，因此，利用亚硝酸可鉴别不同的胺。

(4) 苯胺与溴水的反应：生成2,4,6-三溴苯酚白色沉淀。

3. 酰胺的性质

(1) 酸、碱性：酰胺是近中性的化合物，其水溶液不显碱性，不能使石蕊试纸变色。酰胺可发生水解反应，能与亚硝酸反应，放出氮气。

4. 双缩脲反应：尿素加热并超过其熔点时，2分子尿素间脱去1分子氨，生成白色的缩二脲。在缩二脲碱性溶液中加入稀硫酸铜溶液，可呈现紫红色。

单元自测题

一、命名下列化合物

1. $H_3C-\overset{\overset{CH_3}{|}}{\underset{\underset{CH_3}{|}}{C}}-NH_2$

2. 苯环-NH-CH$_3$

3. $CH_3-\overset{\overset{O}{\|}}{C}-NH_2$

4. $CH_3-CH_2-\overset{\overset{}{|}}{\underset{\underset{NH_2}{|}}{CH}}-CH_3$ （CH$_3$在上）

5. $CH_3-\overset{\overset{O}{\|}}{C}-NH-CH_3$

6. $H_2N-\overset{\overset{O}{\|}}{C}-NH_2$

7. 苯-NH-苯

8. $\left[苯-CH_2-\overset{\overset{CH_3}{|}}{\underset{\underset{CH_3}{|}}{N}}-C_{12}H_{25} \right]^+ Br^-$

二、写出下列化合物的结构式

1. 2,2-二甲基-3-氨基己烷 2. 甲乙丙胺 3. N-甲基乙酰
4. 氢氧化四乙基铵 5. 1,6-己二胺 6. 氯化苯铵
7. 苯甲酰胺 8. 尿素

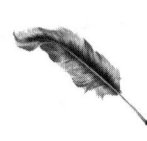

三、完成下列反应式

1. $CH_3-NH_2 + HCl \longrightarrow$

2. 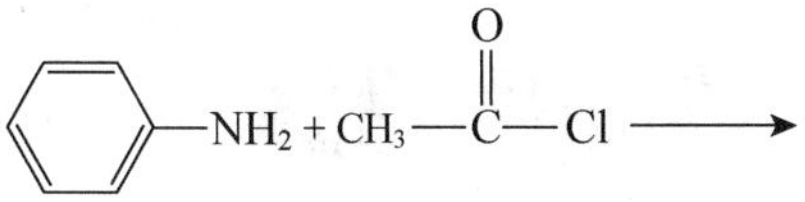 $C_6H_5-NH_2 + CH_3-\overset{O}{\underset{\|}{C}}-Cl \longrightarrow$

3. $C_6H_5-NH_2 + NaNO_2, 2HCl \xrightarrow{0\sim 5℃}$

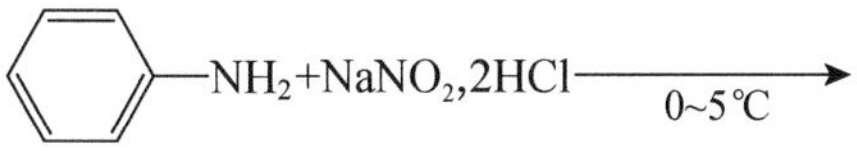

4. 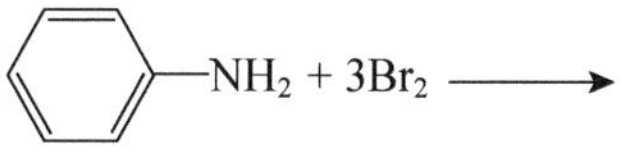 $C_6H_5-NH_2 + 3Br_2 \longrightarrow$

5. $CH_3-NH-CH_3 + HNO_2 \longrightarrow$

6. $H_2N-\overset{O}{\underset{\|}{C}}-NH_2 + HNO_2 \longrightarrow$

7. $H_2N-\overset{O}{\underset{\|}{C}}-NH_2 + H_2N-\overset{O}{\underset{\|}{C}}-NH_2 \longrightarrow$

四、判断题

1. 甲乙胺的官能团是氨基。（   ）
2. （CH_3CH_2）$_3$N 属于叔胺。（   ）
3. 尿素属于酰胺。（   ）
4. N-甲基-N-乙基苯胺能发生酰化反应。（   ）
5. 叔丁胺和叔丁醇的官能团都与叔碳原子相连。（   ）
6. 苯扎溴铵（新洁尔灭）属于季铵盐类化合物。（   ）

五、将下列化合物按照碱性从强到弱的顺序排列

1. 氨、甲胺、苯胺、二苯胺、三苯胺、氢氧化四甲铵
2. 氨、苯胺、二苯胺、乙胺、N-甲基苯胺
3. 甲胺、甲酰胺、苯胺、二甲胺、三甲胺

六、用化学方法鉴别下列各组物质

1. 苯胺、苯酚和甲苯
2. 苯胺、N-甲基苯胺和 N,N-二甲基苯胺
3. 乙胺、乙酰胺和尿素
4. 甲胺、二甲胺和三甲胺

（刘红梅）

第十五章　杂环化合物和生物碱

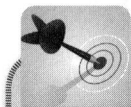

学习目标

1. 掌握杂环化合物的分类、命名，吡咯和吡啶的结构及性质。
2. 熟悉嘧啶、嘌呤及其衍生物的结构及性质。
3. 熟悉生物碱的概念和一般性质。
4. 了解常见杂环化合物和生物碱在医学中的意义。

在环状化合物分子中，环上的原子除碳原子外还有其他原子的化合物就称为杂环化合物（heterocyclic compound）。除碳原子外其他成环原子称为杂原子，常见杂原子有氧、硫、氮原子。

杂环化合物在自然界中分布极为广泛，大多具有明显的生理活性，是许多生物体的组成部分，如植物中的叶绿素、动物血液中的血红素、核酸的碱基、酶及辅酶等都含有杂环结构，磺胺类、吡喃类、吡唑酮类、维生素 B 族等天然药物和人工合成药物也都含有杂环结构。此外，还有很多染料、香料等也是杂环化合物的衍生物。目前，由于杂环化合物在有机药物中占据重要地位，独特的杂环化合物化学正在逐渐形成。

生物碱（alkaloid）是很多中草药的有效成分，大部分为含氮杂环化合物，是一类重要的天然有机化合物。

第一节　杂环化合物

一、杂环化合物的分类和命名

（一）杂环化合物的分类

根据杂环的大小，杂环化合物主要可分为五元杂环和六元杂环；根据分子中杂环数目的多少可分为单杂环和稠杂环；根据分子中所含杂原子的种类和数目，又可分为若干类型，如含氧杂环、含氮杂环等。

常见杂环化合物的分类及名称见表 15-1。

（二）杂环化合物的命名

杂环化合物的命名，通常采用音译法，即根据杂环化合物的外文译音，选用同音汉字，并加

表 15-1 常见杂环化合物的结构和名称

分类		杂 环 化 合 物
单杂环	五元单杂环	呋喃　噻吩　吡咯　咪唑　噻唑
	六元单杂环	吡啶　嘧啶　吡喃
稠杂环		喹啉　异喹啉　吲哚　嘌呤

"口"字旁，如呋喃（furan）、吡啶（pyridine）、嘧啶（pyrimidine）等。

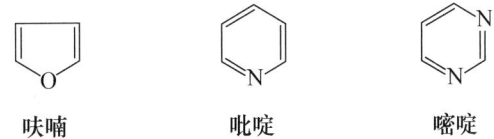

呋喃　　吡啶　　嘧啶

当环上有取代基时，除写出杂环母核名称外，还要将成环原子进行编号，以确定取代基的位置。编号方法如下：

1. 当环上只有一个杂原子时，从杂原子开始编号，依次为 1、2、3 等，或者从靠近杂原子的碳原子开始，标以希腊字母（α、β、γ 等），并使取代基的位次最小。

2. 当环上有多个相同杂原子时，命名时将连接有氢原子或取代基的杂原子编号为 1，同时使其他杂原子编号尽可能小。

3. 有不同杂原子时，按 O、S、N 的先后顺序编号。

4. 稠杂环一般按其特有的编号顺序编号。

例如：

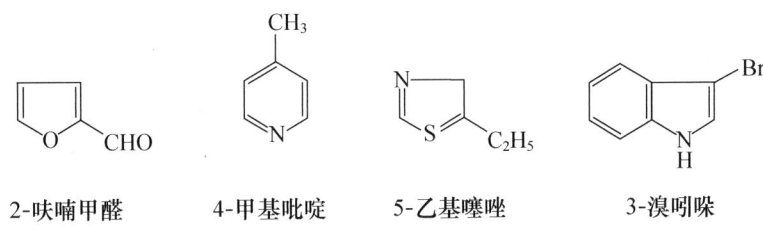

2-呋喃甲醛　　4-甲基吡啶　　5-乙基噻唑　　3-溴吲哚

二、重要的杂环化合物

(一) 呋喃及其衍生物

1. **呋喃**　呋喃为无色液体，有特殊的气味，密度为 $0.937 g \cdot cm^{-3}$，不溶于水，易溶于乙醇、乙醚等有机溶剂，易挥发，易燃烧。

呋喃是最简单的五元含氧杂环，存在于松木焦油中。呋喃可使盐酸浸过的松木片呈绿色，称为松木片反应，可用于检验呋喃的存在。呋喃主要用于有机合成。

2. 呋喃衍生物

(1) 呋喃西林：呋喃西林的结构为：

$$O_2N-\text{[furan]}-CH=N-NH-C(=O)-NH_2$$

呋喃西林为柠檬黄色结晶性粉末，无臭，无味，受热易变黑，室温下在空气中稳定，遇日光颜色逐渐变深，难溶于水，难溶于乙醚和氯仿，微溶于乙醇。

呋喃西林对多种细菌有抑制或杀灭作用，口服毒性较大，常用作外科消毒药。呋喃西林抗菌谱广，用于治疗化脓性中耳炎、化脓性结膜炎、泪囊炎、压疮和伤口感染等。

(2) 糠醛：又名 2-呋喃甲醛，结构式为：

$$\text{[furan]}-CHO$$

纯净的糠醛为无色透明液体，沸点为 167.1℃，能溶于醇、醚等有机溶剂，在空气中暴露会很快变成黄褐色。其蒸气与空气混合易发生爆炸。

糠醛可从米糠、花生壳、高粱秆等农副产品中提取获得，其本身是一种良好的溶剂，可溶解石油中的含硫物质和环烷烃等，在橡胶、医药、塑料、石油工业中有着广泛的应用，还可用作防腐剂和香料等。

(二) 吡咯及其衍生物

1. 吡咯　吡咯为无色液体，在空气中颜色迅速变黑，有显著的刺激性气味，密度为 0.9691g·cm^{-3}，沸点为 130～131℃，熔点为 −24℃，难溶于水，易溶于乙醇和乙醚等有机溶剂，有苯胺样气味。

吡咯是最简单的五元含氮杂环化合物，存在于煤焦油和骨焦油中。吡咯蒸气遇浸有盐酸的松木片显红色，可用于吡咯的鉴别。吡咯的许多衍生物都是重要的药物和具有很强生理活性的物质，如叶绿素、血红素等。

2. 吡咯的衍生物　吡咯的许多衍生物广泛存在于自然界中，如植物中的叶绿素、动物体内的血红素及维生素 B_{12} 等，在动、植物生理活动中有重要作用。从结构上看，这三个化合物的基本骨架都是由 4 个吡咯环与 4 个次甲基（—CH=）交替连接而成的卟吩环。卟吩环本身在自然界中是不存在的，但它和金属形成的配合物（称为卟啉）却广泛存在，如叶绿素、血红素及维生素 B_{12} 中的金属分别是镁、铁、钴。

叶绿素直接参与植物的光合作用，与蛋白质结合而存在于叶绿体中。血红素在高等动物体内起着输送氧气的作用，与蛋白质结合成血红蛋白存在于红细胞中。维生素 B_{12} 是治疗恶性贫血的药物，存在于动物的肝中。

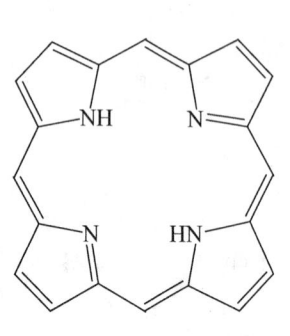

卟吩

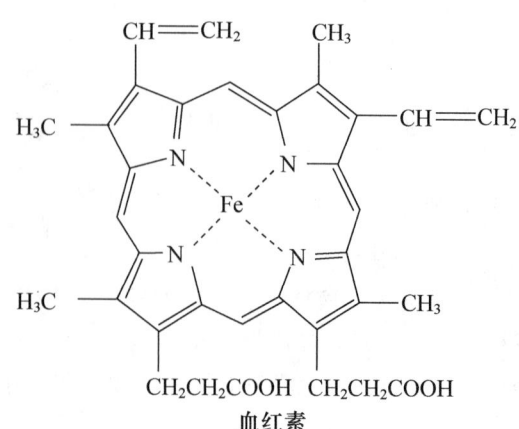

血红素

(三) 吡啶及其衍生物

1. 吡啶　吡啶为无色或微黄色液体，有特殊气味，密度 $0.978 \text{g} \cdot \text{cm}^{-3}$，沸点为 116℃，熔点为 -42℃，能与水、乙醇、乙醚等混溶，也能溶解多种有机物和无机物。吡啶有弱碱性，可与强酸作用生成盐。

吡啶可用于合成维生素和药物等，可用作溶剂，也是一些有机反应的介质和分析化学试剂。

2. 吡啶的衍生物

(1) 烟酸和烟酰胺

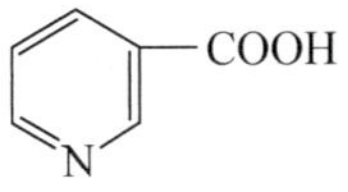

烟酸 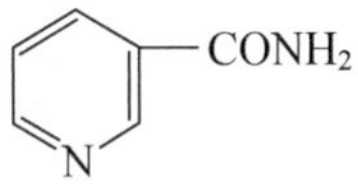　　　　　烟酰胺

烟酸又称为维生素 PP，属于 B 族维生素。烟酸存在于肝、肾、酵母中，为白色或淡黄色晶体或结晶性粉末，无臭或微臭。烟酸能促进细胞的新陈代谢，并有扩张血管的作用，临床上主要用于防治糙皮病及类似的维生素缺乏病，也可用于末梢血管痉挛、动脉粥样硬化等的治疗。

烟酰胺为白色结晶性粉末，无臭，味苦，可用于治疗糙皮病及因缺乏烟酰胺所引起的肠胃病等疾病，也作为药物中间体。

(2) 异烟肼

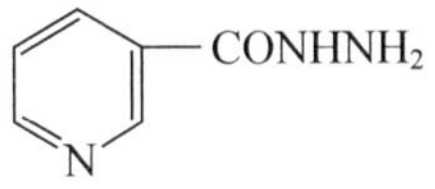

异烟肼又称雷米封，为白色晶体或结晶性粉末，无臭，味微苦，熔点为 170~173℃，易溶于水，微溶于乙醇，不溶于乙醚。

异烟肼为抗结核药物，毒性很小，口服易吸收，穿透能力强，能治疗浸润性肺结核等结核病。

(3) 尼可刹米

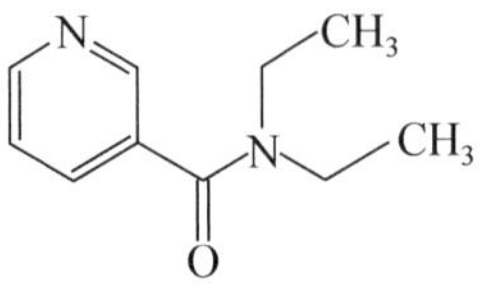

尼可刹米又称可拉明，为无色或浅黄色黏性液体，味苦，能与水相混溶，对呼吸具有非常明显的兴奋作用，临床上用于中枢呼吸衰竭和循环衰竭。

(4) 维生素 B_6

维生素 B_6 又称吡哆素，包括吡哆醇、吡哆醛和吡哆胺三种化合物，由于最初分离出来的是吡哆醇，因此一般以它作为维生素 B_6 的代表。维生素 B_6 是一种水溶性维生素，遇光或碱易被破坏，不耐高温。

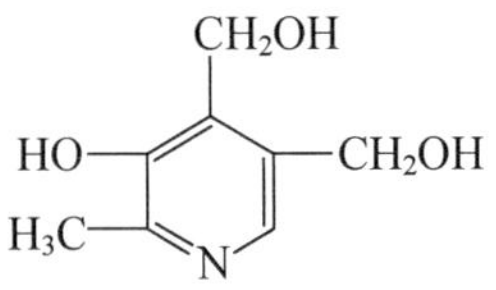

吡哆醇 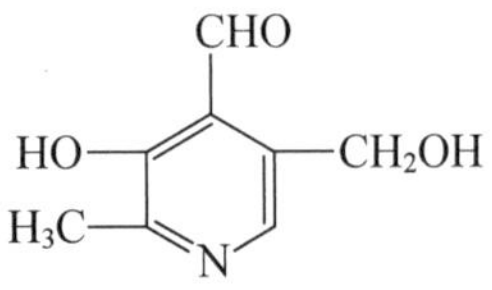　　　　　吡哆醛 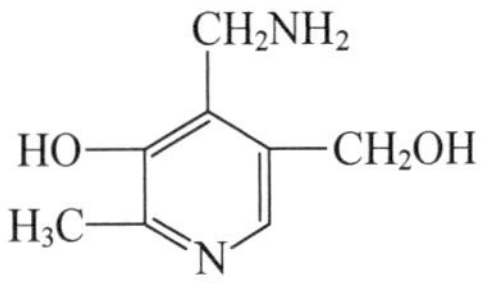　　　　　吡哆胺

维生素 B_6 存在于蔬菜、谷物、肉、蛋类中,为人体内某些辅酶的组成成分,参与多种代谢反应,尤其是和氨基酸代谢有密切关系。临床上应用维生素 B_6 制剂防治妊娠剧吐和放射病所致呕吐。

(四) 嘧啶及其衍生物

1. 嘧啶　嘧啶为无色晶体,有刺激性气味,熔点为 20～22℃,沸点为 123～124℃,能溶于水、乙醇和乙醚。嘧啶的电子结构与吡啶相似,2 个氮原子均以 sp^2 杂化轨道成键,每个氮原子上都含有未共用电子对,因此,其性质也与吡啶相似,但由于 2 个氮原子的相互影响,明显地降低了环上的电子云密度,使嘧啶的碱性比吡啶弱得多,亲电取代反应比吡啶难。

自然界中没有游离的嘧啶存在,但它的衍生物却很广泛,嘧啶环广泛存在于自然界中,尿嘧啶、胞嘧啶、胸腺嘧啶是组成核酸的碱基成分。维生素、生物碱及许多药物中都含有嘧啶结构。

2. 嘧啶的衍生物

(1) 尿嘧啶、胞嘧啶和胸腺嘧啶

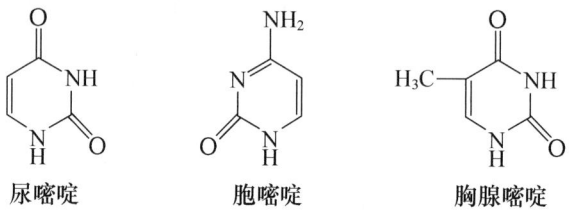

尿嘧啶　　　胞嘧啶　　　胸腺嘧啶

这三种物质是组成核酸分子中碱基的成分,都存在酮式-烯醇式互变异构现象。

(2) 磺胺嘧啶

$$H_2N-\!\!\!\bigcirc\!\!\!-SO_2NH-\!\!\!\bigcirc\!\!\!N$$

磺胺嘧啶为白色或淡黄色结晶性粉末,无臭,难溶于水,微溶于乙醇、丙酮,溶于稀无机酸溶液或氢氧化钠溶液。

磺胺嘧啶可用于治疗肺炎球菌、溶血性链球菌、脑膜炎球菌等引起的感染,适用于小儿服用,也常制成水溶性钠盐,供肌内注射用。

(3) 维生素 B_1

维生素 B_1 是由嘧啶和噻唑通过亚甲基连接形成的化合物,为白色晶体,易溶于水,医药上常用其盐酸盐,又称硫胺素。维生素 B_1 是维持糖代谢、消化和神经传导功能的必需物质,可用于治疗多发性神经炎、脚气病、食欲缺乏和胃肠道疾病等。

(五) 吲哚及其衍生物

吲哚由苯环与吡咯环稠合而成。

吲哚是无色片状晶体,熔点为 52℃,沸点为 23.5℃,不溶于水,可溶于热水和有机溶剂,有恶臭,但在浓度极稀时,有花的香味,可作为香料使用。蛋白质降解时,产生有臭味的吲哚和 3-甲基吲哚残留于粪便中。吲哚能使盐酸浸过的松木片呈红色,可用于吲哚的鉴别。

吲哚的衍生物在自然界中分布较广。靛蓝等植物染料和麦角碱、马钱子碱(士的宁)、利血平等植物碱中都含有吲哚环，哺乳动物脑组织中的重要物质 5-羟色胺、人类必需氨基酸之一的色氨酸等都是吲哚的衍生物。

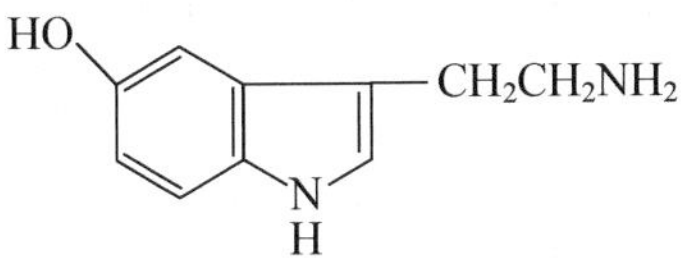

5-羟色胺 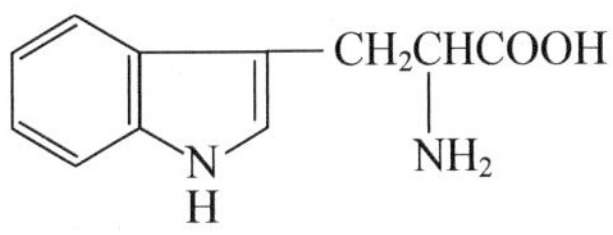　　　　　　　色氨酸

(六) 嘌呤及其衍生物

1. 嘌呤　嘌呤是由一个嘧啶环和一个咪唑环通过两个碳原子合并形成的稠杂环化合物，为无色晶体，熔点为216～217℃，易溶于水，难溶于有机溶剂。其碱性比嘧啶强，但仍为弱碱，能与强酸或强碱分别反应生成盐。

嘌呤本身在自然界中不存在，它存在于核酸、核苷酸和辅酶 A 的结构中，是咖啡因、茶碱等生物碱的基本骨架，其衍生物广泛存在于生物体内，并参与生命活动过程。组成核酸的鸟嘌呤、腺嘌呤及动物体内的尿酸、黄嘌呤等代谢产物都是重要的嘌呤衍生物。

2. 嘌呤的衍生物

(1) 鸟嘌呤和腺嘌呤

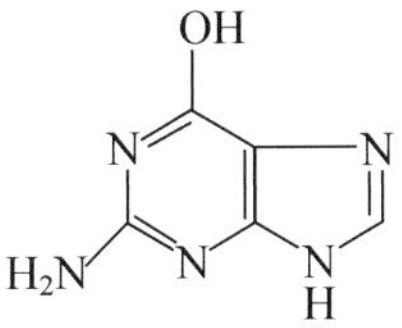

鸟嘌呤 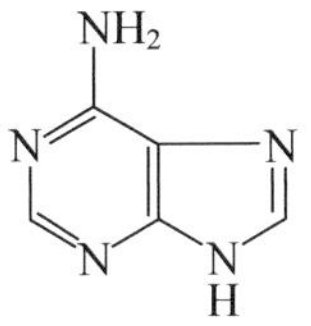　　　　　　　腺嘌呤

鸟嘌呤和腺嘌呤是构成核酸的重要组成成分。

腺嘌呤的磷酸盐为维生素 B_4，是白色针状结晶，具有增加白细胞的作用，可用于治疗白细胞减少症。

(2) 咖啡因、茶碱和可可碱

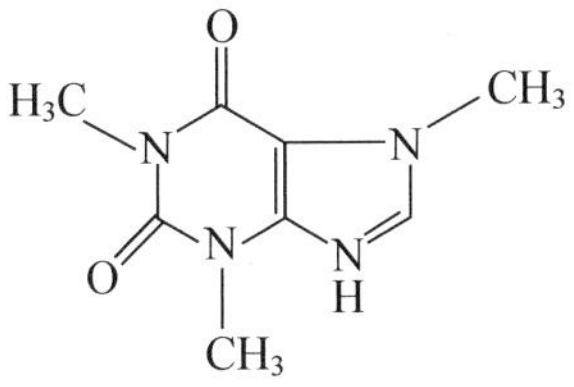

咖啡因 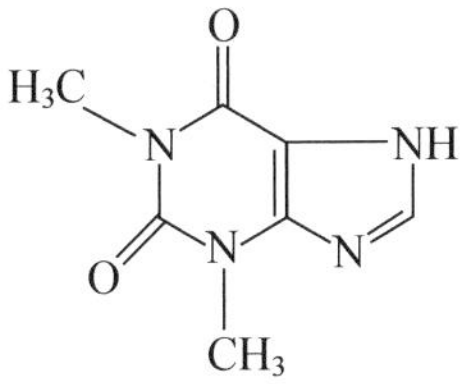　　　　　　茶碱 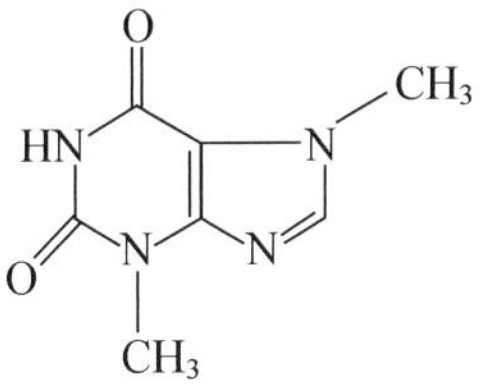　　　　　　可可碱

咖啡因、茶碱和可可碱存在于咖啡、茶叶和可可豆中，都是黄嘌呤的甲基衍生物。

咖啡因、茶碱和可可碱具有利尿作用，有兴奋中枢神经的作用，在医药上用作中枢神经兴奋药、强心药和利尿药。

(3) 尿酸

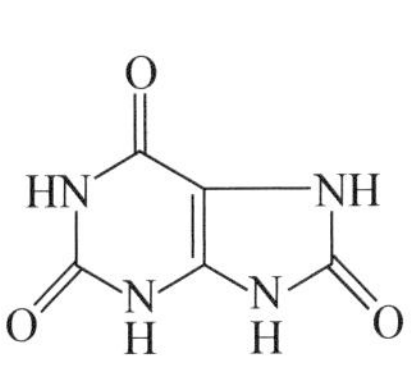

尿酸为白色结晶，难溶于水，具有弱酸性，与三氯氧磷反应生成 2,6,8-三氯嘌呤。

尿酸存在于哺乳动物的血和尿中，是核蛋白代谢的最终产物。机体代谢发生紊乱时，若尿中尿酸含量过多，可形成尿结石；血液中含量过多时，则可形成痛风石；尿酸盐沉积于肾可引起肾结石。

第二节　生物碱

一、生物碱概述

生物碱是一类存在于生物体内具有生理活性的含氮碱性有机化合物。大多数生物碱是结构复杂的多环化合物。生物碱分子中常含有吡啶、吲哚、喹啉以及嘌呤等含氮杂环，也有极少数是胺类化合物。生物碱主要存在与植物中，故又称植物碱，植物中的生物碱常以有机酸盐（苹果酸盐、柠檬酸盐等）形式的存在。

生物碱的分类方法有很多，但以化学结构进行分类较为常见。根据化学结构可分为有机胺类、吡啶衍生物类、吡咯衍生物类、喹啉衍生物类等十几类；结构不清楚的可以根据来源进行分类，如石蒜生物碱、长春花生物碱等。生物碱一般按其来源命名，如从麻黄中提取的生物碱就叫麻黄碱，从烟草中提取的生物碱就叫烟碱等。

生物碱是中草药的有效成分之一，是植物有效成分研究最多的一类。目前应用于临床的生物碱有 100 种以上，如颠茄中的莨菪碱，其外消旋体就是阿托品，可用作抗胆碱药，具有散瞳、解平滑肌痉挛以及有机磷中毒的解毒等功效。黄连中的小檗碱是很好的消炎药，麻黄中的麻黄碱可用于平喘等。人们利用金鸡纳树皮中提取的生物碱奎宁合成了抗疟药，研究可卡因（古柯碱）合成了局部麻醉药普鲁卡因。因此，对生物碱的研究极大地促进了有机合成药物的发展。

二、生物碱的一般性质

生物碱种类繁多，结构复杂，绝大多数是无色或白色的结晶固体，有色的较少（小檗碱为黄色），液体的也较少（烟碱为液体），味苦，多数难溶或不溶于水，能溶于乙醇、氯仿、丙酮等有机溶剂，也可溶于稀酸而生成盐类。生物碱分子中含有手性碳原子，多数有旋光性。生物碱的左旋体常有很强的生物活性，自然界中存在的生物碱一般是左旋体。

（一）碱性

生物碱多为含氮有机化合物，可溶于水，具有弱碱性，能够与酸作用生成生物碱盐，在自然界中常与盐酸、磷酸、草酸、乳酸、柠檬酸等结合成盐而存在于植物中。生物碱与强碱作用时，可以从它的盐中游离出来，利用这一性质，可以提取、分离和精制生物碱。从植物中提取生物碱时，通常用稀盐酸或稀硫酸溶液，使它们转化成盐酸盐或硫酸盐转移到提取液中，然后用 NaOH 或 $Ca(OH)_2$ 处理提取液，此时水溶性很小的生物碱就沉淀下来，最后用有机溶剂把游离的生物碱萃取出来。临床上也常利用生物碱转化成生物碱盐来改善生物碱类药物的水溶性，但在使用生物碱药物时，应注意不要与碱性药物合并使用，否则会影响治疗效果。

（二）沉淀反应

大多数生物碱或其盐的水溶液能与一些试剂生成难溶性的盐或配合物而沉淀。这些能与生物碱发生沉淀的试剂叫做生物碱沉淀剂。利用沉淀反应，可以鉴别或分离生物碱。常用的生物碱沉淀试剂是一些酸和重金属盐的溶液，如鞣酸、苦味酸、碘化铋钾（$KBiI_4$）、碘化汞钾（K_2HgI_4）、磷钼酸（$H_3PO_4 \cdot 12MoO_3$）、磷钨酸（$H_3PO_4 \cdot 12WO_3 \cdot H_2O$）等。

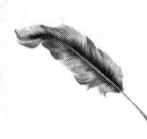

（三）显色反应

大多数生物碱能和一些试剂反应呈现出不同的颜色。这些能使生物碱发生颜色反应的试剂称为生物碱显色剂。常用的生物碱显色剂有钼酸钠、甲醛、钒酸铵、高锰酸钾等的浓硫酸溶液。如 $10g \cdot L^{-1}$ 的钒酸铵的浓硫酸溶液与阿托品发生反应显红色，与吗啡发生反应显棕色，与可待因发生反应显蓝色。这些颜色反应可用于生物碱的鉴定。

三、常见的生物碱

（一）烟碱

烟碱又名尼古丁，是一种存在于茄科植物（茄属）中的生物碱。烟碱难闻、味苦，为无色透明的油状液态物质，沸点为246℃，能溶于水和乙醇、氯仿等有机溶剂，暴露在空气中将逐渐氧化变为棕色。

烟碱有剧毒，少量吸入对中枢神经系统有兴奋作用，量大时则会抑制中枢神经，使呼吸停止，心脏停搏，导致恶心、头痛、呕吐等症状，严重时可使心脏停搏以致死亡。烟碱是烟叶中含有的十多种生物碱中最主要的一种，占2%～8%，平均为4%。烟碱会使人成瘾或产生依赖性（最难戒除的毒瘾之一），人们通常难以克制自己，这使许多吸烟者无法戒掉烟瘾。

（二）麻黄碱

麻黄碱又称麻黄素，存在于多种麻黄属植物中，是中草药麻黄的主要成分。麻黄碱为无色蜡状固体或结晶颗粒，常带结晶水，熔点为40℃，无臭，味苦，易溶于水和乙醇、氯仿、苯等有机溶剂。其水溶液具有碱性，能与无机酸或强有机酸结合成盐。麻黄碱是少数不含杂环的生物碱，有挥发性，与一般生物碱的性质不同，不易与生物碱沉淀剂作用。

麻黄碱具有类似肾上腺素的生理作用，能兴奋交感神经，扩张支气管，升高血压，临床上常用其盐酸盐治疗支气管哮喘、鼻黏膜肿胀、发汗、过敏反应和低血压等症状。许多感冒药均含有麻黄碱，如美息伪麻片（白加黑）、复方盐酸伪麻黄碱缓释胶囊（新康泰克）等。用于鼻黏膜充血和鼻塞时，该品效果较肾上腺素好，作用快而持久。

麻黄碱的脱氧衍生物甲基苯丙胺具有很强的中枢神经兴奋作用和成瘾性，外观像冰，称为冰毒，是严重危害人体健康的毒品。麻黄碱易产生毒性，根据《危险化学品安全管理条例》《易制毒化学品管理条例》，为受管制药。

（三）咖啡因

咖啡因又称咖啡碱、茶碱，存在于咖啡豆、茶叶、可可等植物中。

咖啡因为白色或略带微黄的绿色晶体，味苦，难溶于冷水和乙醇，能溶于热水、丙酮，可与酸作用生成盐。咖啡因有兴奋中枢神经的作用，适度地使用可消除疲劳、兴奋神经，临床上用作中枢神经兴奋药和强心药，用于解救呼吸衰竭和循环衰竭等症状，但大剂量或长期使用也会对人体造成损害，特别是其成瘾性，一旦停用会导致精神萎顿、全身疲乏等各种戒断症状。咖啡碱还有利尿作用，在医药上可作为利尿药。

（四）小檗碱

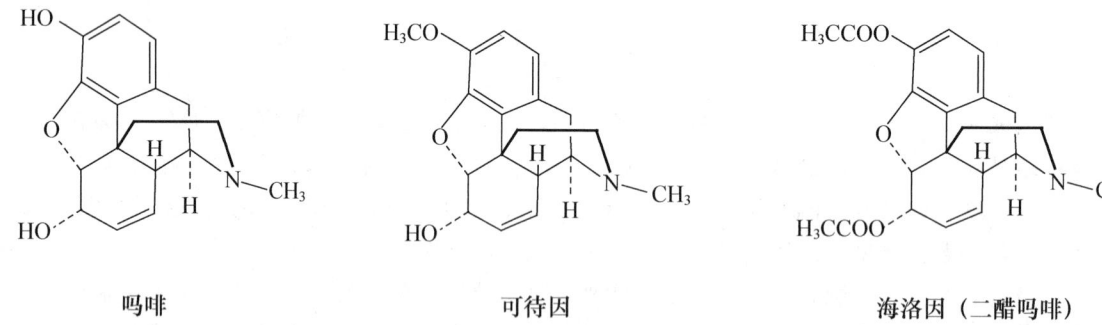

小檗碱（berberine）又称黄连素，存在于黄连、黄柏、三棵针等中草药中，属异喹啉类生物碱。

小檗碱主要以季铵碱的形式存在，为黄色针状晶体，味极苦，易溶于热水，难溶于氯仿、苯、乙醚等有机溶剂。在植物中常以盐酸盐的形式存在，其盐酸盐微溶于水，硝酸盐和氢碘酸盐极难溶于水。

小檗碱抗菌作用显著，对痢疾杆菌、链球菌及葡萄球菌等均有较强的抑制作用。小檗碱的盐酸盐（即盐酸小檗碱，俗称盐酸黄连素）已广泛用于治疗胃肠炎、细菌性痢疾等，对肺结核、猩红热、急性扁桃腺炎和呼吸道感染也有一定疗效。

（五）吗啡、可待因和海洛因

吗啡　　　　　　　　可待因　　　　　　　　海洛因（二醋吗啡）

罂粟是一种一年生或两年生草本植物，其带籽的蒴果含有一种浆液，在空气中干燥后形成棕黑色黏性团块，这就是中药阿片（opium），旧称鸦片。阿片中含有20多种生物碱，其中最重要的是吗啡（morphine）、可待因（codeine），两者均属于异喹啉类衍生物。吗啡是阿片中最重要、含量最多的有效成分，也是最早于1803年提纯所得的第一个生物碱。吗啡为白色晶体，熔点为254～256℃，难溶于水、醚、氯仿，可溶于氯仿与醇的混合溶剂，味苦，暴露在空气中颜色逐渐变暗。吗啡是强效镇痛药物，其镇痛作用能持续6小时，还能镇咳，但容易成瘾，一般只为解除晚期癌症患者的痛苦而使用。临床上使用的是盐酸盐及其制剂。

可待因是吗啡的甲基醚，为白色晶体，难溶于水，味苦。可待因镇咳效果较好，镇痛效果比吗啡弱，但不宜长期使用，否则易产生成瘾性。临床上应用的制剂一般为其磷酸盐。

海洛因（heroin）通用名为二醋吗啡，为白色柱状结晶或结晶性粉末，难溶于水，易溶于氯仿、苯和热醇。海洛因不存在于自然界中，其麻醉作用和毒性比吗啡要强得多，成瘾性为吗啡的3～5倍，一旦吸食，极易成瘾，是对人类危害最大的毒品之一。

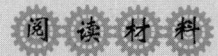

烟的危害

尼古丁是香烟中的主要有害物质之一。1支香烟所含的尼古丁可毒死一只小白鼠，20支香烟中的尼古丁可毒死一头牛。如果人一次大量吸食尼古丁（50～70mg，相当于40～60支香烟的尼古丁含量）那么有可能致人死亡。如果将一支雪茄烟或三支香烟的尼古丁注入静脉内，3～5分钟即可致人死亡。烟草不但对高等动物有害，对低等动物也有害，因此也是农业杀虫剂的主要成分。

每日吸卷烟一盒（20支）以上的人很多，有些人吸烟量较大却并不中毒，其中尼古丁含量远超过对人体的致死量，但急性中毒死亡者却很少。原因是烟草中的部分尼古丁被烟雾中的毒物甲醛中和了，而且大多数人不是连续吸烟，所以这些尼古丁是间断缓慢进入人体的。此外，纸烟点燃后50%的尼古丁随烟雾扩散到空气中，5%随烟头被扔掉，25%被燃烧破坏，只有20%被机体吸收。而尼古丁在体内很快被解毒随尿液排出。再加上长期吸烟者体内对尼古丁产生耐受性，易成瘾，从而嗜烟如命。

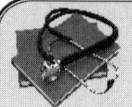

本章小结

一、杂环化合物的基本特点

1. 杂环化合物是指成环原子中除了碳原子外还含有其他原子的一类环状化合物。最常见的杂原子是N、O和S。

2. 命名杂环化合物通常采用音译法。当环上有取代基时以杂环为母体，并注明取代基的位置、数目和名称。

二、常见的杂环化合物

1. 五元单杂环　呋喃和吡咯均为五元杂环，呋喃环易发生α位的亲电取代反应，吡咯环易发生亲电取代反应。

2. 六元单杂环　吡啶和嘧啶均为六元杂环，吡啶具有碱性，其碱性比苯胺强，但弱于脂肪胺。吡啶的亲电取代反应比苯困难。嘧啶是含有两个氮原子的六元杂环，易发生环上2、4、6位的亲核取代反应。

3. 稠杂环　嘌呤可被看做是由一个嘧啶环和一个咪唑环稠合而成。

4. 生物碱　生物碱是存在于生物体内具有生理活性的含氮碱性有机化合物。多数生物碱为固体，有苦味，难溶于水，易溶于乙醇等有机溶剂。许多生物碱具有较强的生理作用。

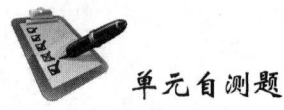 单元自测题

一、选择题

1. 下列化合物中,属于六元杂环化合物的是( )
   A. 呋喃　　　　B. 吡咯　　　　C. 噻唑　　　　D. 嘧啶

2. 可待因、海洛因等毒品都是下列何种杂环化合物的衍生物( )
   A. 喹啉　　　　B. 异喹啉　　　C. 吲哚　　　　D. 六氢吡啶

3. 嘌呤是由下列哪两种杂环稠合而成的( )
   A. 吡啶与吡咯　B. 吡啶与咪唑　C. 嘧啶与吡咯　D. 嘧啶与咪唑

4. 下列化合物,属于五元杂环化合物的是( )
   A. 吡咯　　　　B. 吡啶　　　　C. 喹啉　　　　D. 嘧啶

5. 下列化合物中,属于生物碱的是( )
   A. 腺嘌呤　　　B. 尿嘧啶　　　C. 烟碱　　　　D. 异烟肼

6. 下列化合物遇盐酸浸湿的松木片呈绿色的是( )
   A. 吡咯　　　　B. 阿托品　　　C. 呋喃　　　　D. 麻黄碱

二、名词解释

1. 杂环化合物　　2. 生物碱

三、写出下列化合物的结构式

1. 2-呋喃甲醇　　2. 四氢吡咯　　3. 3-甲基吡啶　　4. 4-甲基咪唑
5. 2-羟基吲哚　　6. 糠醛　　　　7. 尼古丁　　　　8. 鸟嘌呤

四、判断题

1. 呋喃和吡喃都属于五元含氧杂环化合物。( )

2. 嘧啶是六元含氮杂环化合物。( )

3. 生物碱多为无色固体,易溶于水,难溶于有机溶剂。( )

4. 血红素属于噻唑衍生物。( )

5. 生物碱一般都具有显著的生理活性,可大量使用。( )

6. 海洛因可从罂粟中提取得到。( )

(成洪达)

第十六章 氨基酸和蛋白质

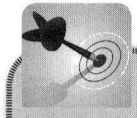

学习目标

1. 掌握氨基酸和蛋白质的物理性质和化学性质。
2. 熟悉氨基酸的结构和蛋白质的组成。
3. 了解蛋白质的结构。

蛋白质（protein）、糖类和脂类是人体生命必需的三大营养物质。蛋白质在酸、碱或酶的作用下都水解成 α-氨基酸的混合物。α-氨基酸是组成蛋白质的基本单位。要讨论蛋白质的结构和性质，首先要研究 α-氨基酸的结构和性质。

第一节 氨基酸

一、氨基酸的结构、分类和命名

（一）氨基酸的结构

羧酸分子中烃基上的氢原子被氨基取代后生成的化合物称为氨基酸（amino acid）。氨基酸分子中含有氨基和羧基，属于取代羧酸。

自然界中存在的氨基酸有近 300 种，其中绝大部分是脂肪族 α-氨基酸，而且绝大部分是 L 型。由蛋白质水解所得到的氨基酸只有 20 种（表 16-1），它们在结构上有共同特征，即都是 α-氨基酸。α-氨基酸的结构通式可以表示为：

$$\text{R}-\underset{\underset{\text{NH}_2}{|}}{\text{CH}}-\text{COOH}$$

例如：

$$\text{CH}_3-\underset{\underset{\text{NH}_2}{|}}{\text{CH}}-\text{COOH} \qquad \underset{}{\text{C}_6\text{H}_5}-\underset{\underset{\text{NH}_2}{|}}{\text{CH}}-\text{COOH}$$

α-氨基丙酸 　　　　　　　　　　　α-氨基苯乙酸

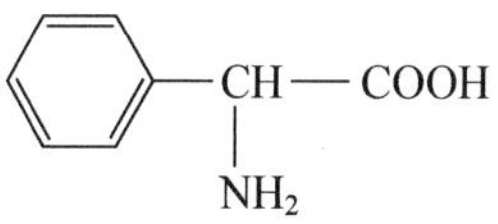

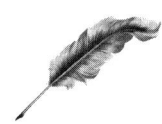

表 16-1 组成蛋白质的氨基酸

名 称	结 构	英文缩写	等电点
甘氨酸（α-氨基乙酸）	CH_2-COOH | NH_2	Gly	5.97
丙氨酸（α-氨基丙酸）	$CH_3-CH-COOH$ | NH_2	Ala	6.00
*缬氨酸（α-氨基异戊酸）	CH_3 \\ $CH-CH-COOH$ / | CH_3 NH_2	Val	5.96
*亮氨酸（α-氨基异己酸）	CH_3 \\ $CH-CH_2-CH-COOH$ / | CH_3 NH_2	Leu	5.98
*异亮氨酸（β-甲基-α-氨基戊酸）	$CH_3-CH_2-CH-CH-COOH$ | | CH_3 NH_2	Ile	6.02
*甲硫氨酸（γ-甲硫基-α-氨基丁酸）	$CH_3-S-CH_2-CH_2-CH-COOH$ | NH_2	Met	5.74
脯氨酸（α-羧基四氢吡咯）	（吡咯烷-2-羧酸结构）	Pro	6.30
*苯丙氨酸（β-苯基-α-氨基丙酸）	$C_6H_5-CH_2-CH-COOH$ | NH_2	Phe	5.48
*色氨酸［β-(3-吲哚基)-α-氨基丙酸］	（吲哚基）-$CH_2-CH-COOH$ | NH_2	Trp	5.89
丝氨酸（β-羟基-α-氨基丙酸）	$CH_2-CH-COOH$ | | OH NH_2	Ser	5.68
*苏氨酸（β-羟基-α-氨基丁酸）	$CH_3-CH-CH-COOH$ | | OH NH_2	Thr	5.60
半胱氨酸（β-巯基-α-氨基丙酸）	$CH_2-CH-COOH$ | | SH NH_2	Cys	5.05
酪氨酸（β-对羟苯基-α-氨基丙酸）	$HO-C_6H_4-CH_2-CH-COOH$ | NH_2	Tyr	5.66
天冬酰胺（α-氨基丁酰胺酸）	$H_2NCCH_2-CHCOOH$ || | O NH_2	Asn	5.41
谷氨酰胺（α-氨基戊酰胺酸）	$H_2NCCH_2CH_2-CHCOOH$ || | O NH_2	Gln	5.65

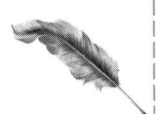

名 称	结 构	英文缩写	等电点
天冬氨酸（α-氨基丁二酸）	HOOC—CH$_2$—CH(NH$_2$)—COOH	Asp	2.77
谷氨酸（α-氨基戊二酸）	HOOC—CH$_2$—CH$_2$—CH(NH$_2$)—COOH	Glu	3.22
*赖氨酸（α,ε-二氨基己酸）	CH$_2$(NH$_2$)—CH$_2$—CH$_2$—CH$_2$—CH(NH$_2$)—COOH	Lys	9.74
精氨酸（δ-胍基-α-氨基戊酸）	H$_2$N—C(=NH)—NH—CH$_2$—CH$_2$—CH$_2$—CH(NH$_2$)—COOH	Arg	10.76
组氨酸[β-(4-咪唑基)-α-氨基丙酸]	(咪唑基)—CH$_2$—CH(NH$_2$)—COOH	His	7.59

注：表中标有"*"的为必需氨基酸

（二）氨基酸的分类

氨基酸有几种不同的分类方法，按氨基酸的结构特征分类如下：

1. 根据氨基酸分子中氨基和羧基的相对位置不同，可分为 α-、β-、γ- 等氨基酸。其中 α-氨基酸最为重要，组成蛋白质的氨基酸几乎都是 α-氨基酸。

2. 根据氨基酸分子中烃基的种类不同，可分为脂肪族氨基酸、芳香族氨基酸和杂环氨基酸。

3. 根据氨基酸分子中氨基和羧基的相对数目不同，可分为中性（一氨基一羧基）氨基酸、酸性（一氨基二羧基）氨基酸和碱性（二氨基一羧基）氨基酸。

α-氨基酸的不同之处在于其 R 基团不同。除甘氨酸以外，其他 α-氨基酸分子中的 α-碳原子均为手性碳原子，具有旋光性。

$$\begin{array}{cc} \text{COOH} & \text{COOH} \\ \text{H}_2\text{N—C—H} & \text{H—C—NH}_2 \\ \text{R} & \text{R} \\ \text{L-α-氨基酸} & \text{D-α-氨基酸} \end{array}$$

氨基酸的构型通常采用 D/L 标记法。研究表明，经蛋白质水解得到的氨基酸，其构型均为 L 型。

（三）α-氨基酸的命名

以系统命名法命名 α-氨基酸时，以羧酸为母体，氨基为取代基，称为"α-氨基某酸"。例如：

$$\begin{array}{cc} \text{CH}_3\text{—CH(NH}_2\text{)—COOH} & \text{HOOC—CH}_2\text{—CH}_2\text{—CH(NH}_2\text{)—COOH} \\ \text{α-氨基丙酸（丙氨酸）} & \text{α-氨基戊二酸（谷氨酸）} \end{array}$$

天然氨基酸多用俗名，根据其来源或性质命名。如天冬氨酸因最初从天门冬的幼苗中发现而得名，甘氨酸因具有甜味而得名。

有些氨基酸在人体内不能合成或合成量不足，但又是人体必需的，只有依靠食物供给，这种氨基酸称为必需氨基酸，在表 16-1 中注有 * 号者都是必需氨基酸。

二、氨基酸的性质

(一) 物理性质

天然氨基酸是无色结晶,易溶于水而难溶于非极性有机溶剂,熔点较高,一般在200~300℃,加热至熔点时可分解并放出CO_2。

(二) 化学性质

1. **氨基酸的两性电离和等电点**　氨基酸分子中既有酸性的羧基,又有碱性的氨基。所以,氨基酸溶于水时,既能进行酸式电离,也能进行碱式电离。

酸式电离:

$$R-\underset{\underset{NH_2}{|}}{C}H-COOH \rightleftharpoons R-\underset{\underset{NH_2}{|}}{C}H-COO^- + H^+$$

氨基酸阴离子

碱式电离:

$$R-\underset{\underset{NH_2}{|}}{C}H-COOH + H_2O \rightleftharpoons R-\underset{\underset{NH_3^+}{|}}{C}H-COOH + OH^-$$

氨基酸阳离子

此外,氨基酸还能与酸、碱作用生成盐,例如:

$$CH_2-COOH + HCl \longrightarrow CH_2-COOH$$
$$|\qquad\qquad\qquad\qquad\qquad |$$
$$NH_2\qquad\qquad\qquad\qquad NH_3^+Cl^-$$

$$CH_2-COOH + NaOH \longrightarrow CH_2-COONa + H_2O$$
$$|\qquad\qquad\qquad\qquad\qquad\qquad |$$
$$NH_2\qquad\qquad\qquad\qquad\qquad NH_2$$

可见,氨基酸具有两性电离的性质,是两性化合物。从另一个角度看,酸性基团—COOH和碱性基团—NH_2也能相互作用生成盐,使氨基酸分子成为带有正电荷和负电荷的两性离子,即形成氨基酸的内盐,常叫做两性离子或偶极离子。

$$R-\underset{\underset{NH_2}{|}}{C}H-COOH \rightleftharpoons R-\underset{\underset{NH_3^+}{|}}{C}H-COO^-$$

内盐(两性离子或偶极离子)

氨基酸在水溶液中的存在形式取决于溶液的pH。若将某种氨基酸溶液的pH调至一特定值,使酸式电离的程度恰好等于碱式电离程度,氨基酸则全部以两性离子存在,净电荷为零,呈电中性,在电场作用下,既不向正极移动,也不向负极移动。此时溶液的pH称为氨基酸的等电点(isoelectric point),用符号"pI"表示。

氨基酸的化学组成不同,其等电点也不同。含有一个羧基和一个氨基的氨基酸,由于在水溶液中电离时羧基的酸式电离程度略大于氨基的碱式电离程度,所以等电点略小于7,一般在5~6.5,酸性氨基酸的等电点在2.7~3.2,碱性氨基酸的等电点在9.5~10.7。氨基酸的等电点见表16-1。

氨基酸在不同pH溶液中的变化及存在形式为:

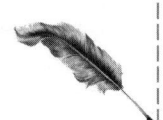

$$\text{R-CH-COOH} \atop \text{NH}_2$$

$$\underset{\text{NH}_2}{\text{R-CH-COO}^-} \underset{\text{OH}^-}{\overset{\text{H}^+}{\rightleftharpoons}} \underset{\text{NH}_3^+}{\text{R-CH-COO}^-} \underset{\text{OH}^-}{\overset{\text{H}^+}{\rightleftharpoons}} \underset{\text{NH}_3^+}{\text{R-CH-COOH}}$$

阴离子　　　　　　　　两性离子　　　　　　　阳离子
溶液 pH>pI　　　　　溶液 pH=pI　　　　　pH<pI

经分析可知，加酸能促进碱式电离，当 pH<pI 时，氨基酸主要以阳离子形式存在，在电场中向负极移动；加碱能促进酸式电离，当 pH>pI 时，氨基酸主要以阴离子形式存在，在电场中向正极移动；当 pH=pI 时，氨基酸以两性离子形式存在。这时氨基酸的溶解度最小，最易从溶液中析出。利用这一性质，可以分离、提纯氨基酸。

2. 成肽反应　1 分子氨基酸的氨基与另 1 分子氨基酸的羧基间脱水生成以酰胺键（—CO—NH—）相连的缩合产物，称为肽。2 个氨基酸分子脱去 1 分子水，生成二肽。例如：

$$\underset{R_1}{H_2N-CH-\overset{O}{C}-OH} + \underset{R_2}{H-\overset{H}{N}-CH-COOH} \xrightarrow{-H_2O} \underset{R}{H_2N-CH-\overset{O}{C}-\overset{H}{N}-CH-COOH}$$

在二肽分子中仍存在氨基和羧基，还可继续和其他氨基酸分子脱水缩合，以肽键结合生成三肽、四肽甚至多肽。多肽链有两端，含有氨基的一端，称为 N-端；含有羧基的一端，称为 C-端。存在于多肽中的每个氨基酸单位称为氨基酸残基。

生物体内存在许多游离的活性肽，称为生物活性肽，具有重要的生理功能。如谷胱甘肽，它是由谷氨酸、半胱氨酸和甘氨酸组成的三肽，其结构式如下：

$$\underset{\text{COOH}}{H_2N-CH-CH_2CH_2-CO-NH-}\underset{CH_2SH}{CH-CO-NH-CH_2COOH}$$

谷氨酰-半胱氨酰-甘氨酸（俗称谷胱甘肽）

由多种 α-氨基酸分子按不同的排列顺序以肽键相互结合，可以形成千百万种具有不同理化性质和生理活性的多肽链，相对分子质量在 10 000 以上的多肽称为蛋白质。

3. 脱羧反应　α-氨基酸与 $Ba(OH)_2$ 共热或在高沸点溶剂中回流，发生脱羧反应，生成胺类化合物。其反应式为：

$$\underset{NH_2}{R-CH-COOH} \xrightarrow[\triangle]{Ba(OH)_2} R-CH_2-NH_2 + CO_2\uparrow$$

脱羧反应也可以在某些细菌或动、植物体内脱羧酶的作用下发生。例如，蛋白质在腐败时，精氨酸脱羧生成腐胺 [$H_2N\text{-}(CH_2)_4\text{-}NH_2$]，赖氨酸脱羧生成尸胺 [$H_2N\text{-}(CH_2)_5\text{-}NH_2$]，两者都是有毒的。误食变质的肉而引起食物中毒，其主要原因就是由腐胺和尸胺引起的。

生物体内在氧化酶的作用下，氨基酸还可发生脱氨反应生成 α-酮酸。这是 α-氨基酸代谢的重要途径之一。

4. 与亚硝酸反应　氨基酸（脯氨酸除外）与亚硝酸作用，可定量释放出氮气。其反应式为：

$$\underset{NH_2}{R-CH-COOH} + HNO_2 \longrightarrow \underset{OH}{R-CH-COOH} + N_2\uparrow + H_2O$$

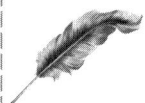

脯氨酸分子中含有亚氨基，亚氨基不能与亚硝酸反应放出氮气。

5. 与茚三酮的显色反应　α-氨基酸与茚三酮水溶液一起加热，能生成紫色的有色物质。这是α-氨基酸特有的反应，常用于α-氨基酸的定性或定量测定。α-氨基酸与茚三酮的反应极为灵敏，氨基酸的检出量为 1nmol，这是鉴别 α-氨基酸最灵敏、最简便的方法。

第二节　蛋白质

蛋白质是存在于一切细胞中的一种高分子化合物，它们在机体中发挥着各种各样的生理作用和机械作用。如肌肉、毛发、指甲、某些激素、酶、血清、血红蛋白等都是由不同的蛋白质构成的。蛋白质供给机体营养，执行保护功能，负责机械运动，控制代谢过程，输送氧气，防御病菌的侵袭，传递遗传信息等。

蛋白质与多肽均是氨基酸的多聚物，它们都由各种 L-α-氨基酸残基通过肽键相连而成。小分子蛋白质与大分子多肽之间没有绝对的界线，通常将相对分子量在 10 000 以上的称为蛋白质，10 000 以下的称为多肽。

一、蛋白质的元素组成

蛋白质是一类非常重要的含氮生物高分子化合物，估计在人体内有 10 万种以上的蛋白质，其质量约占人体干重的 45%。从各种生物组织中提取的蛋白质经元素分析，发现其中各主要元素的含量为：C 占 50%～55%，H 占 6.0%～7.0%，O 占 20%～23%，N 占 15%～19%，S 占 0.2%～0.3%，P 占 0～6%。

有些蛋白质含有 P，少量蛋白质还含有微量 Fe、Cu、Zn、Mn 等，个别蛋白质含有 I。

生物组织中绝大部分 N 元素都来自蛋白质，且各种来源不同的蛋白质的含氮量都相当接近，平均为 16%。在任何生物样品中，1g 氮元素相当于 6.25g 蛋白质，故只需测定蛋白质样品中 N 的质量分数，即可计算出蛋白质的质量分数。计算公式为：

$$\omega(\text{蛋白质}) = \omega(\text{N}) \times 6.25$$

式中，ω 表示质量分数。

二、蛋白质的分子结构

蛋白质分子是由多种不同的氨基酸按一定顺序通过肽键连接而成的多肽链，一条或一条以上肽链以各自特殊的方式组合成蛋白质大分子。随着氨基酸的分子数目、排列次序以及肽链数目和空间结构的不同，形成了许多种不同的蛋白质。研究结果表明，蛋白质的分子结构是极其复杂的，除了少数简单蛋白质结构已确定外，许多蛋白质的结构还未完全明确。目前已初步确定的蛋白质结构可分为一级、二级、三级、四级结构（图 16-1）。

蛋白质分子中 α-氨基酸的排列顺序称为蛋白质的一级结构。肽键是构成蛋白质的主键。蛋白质中氨基酸的排列顺序十分重要，它对整个蛋白质起着决定性的作用。

多肽链可以形成卷曲盘旋和折叠的空间结构，称为蛋白质的二级结构。此结构包括 α-螺旋和 β-折叠两种形式。氢键在维持和固定蛋白质的二级结构中起重要的作用。此外，二级结构还可以依靠其他化学键（如盐键、二硫键、酯键等）维持稳定性。

蛋白质的多肽链在二级结构的基础上以一定的方式再进一步折叠盘曲，形成复杂的三级空间结构。具有三级结构的蛋白质才有生物学活性。稳定的三级结构主要通过氢键、盐键、二硫键、

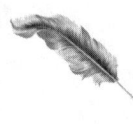

酯键等副键来维系。

蛋白质的四级结构是指两个或两个以上独立三级结构的多肽链通过次级键结合而形成的复杂结构。其中每一个三级结构的多肽链称为亚基。

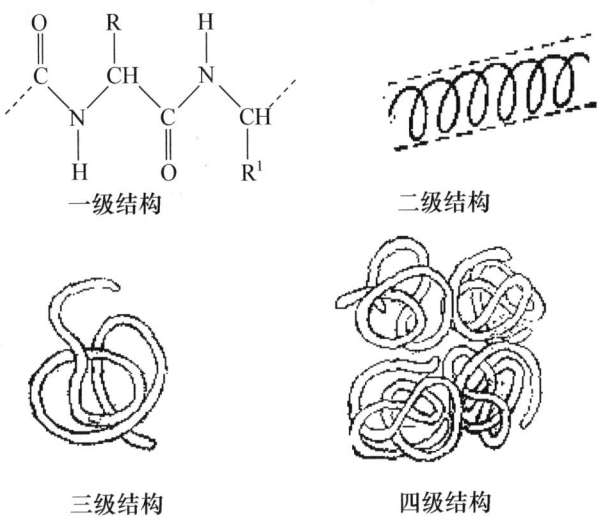

图 16-1　蛋白质的一级、二级、三级、四级结构示意图

三、蛋白质的性质

(一) 两性电离和等电点

蛋白质和氨基酸一样，也是两性物质（在肽链中有 C 端的—COOH，N 端的—NH_2），可以发生两性电离，形成两性离子。若调节溶液的 pH，使蛋白质分子成为两性离子，其分子净电荷为零，在电场作用下，既不向正极移动，也不向负极移动，此时溶液的 pH 称为该种蛋白质的等电点，以"pI"表示。

$$P\begin{matrix}NH_2\\COO^-\end{matrix} \underset{OH^-}{\overset{H^+}{\rightleftharpoons}} P\begin{matrix}NH_3^+\\COO^-\end{matrix} \rightleftharpoons P\begin{matrix}NH_2\\COOH\end{matrix} \underset{OH^-}{\overset{H^+}{\rightleftharpoons}} P\begin{matrix}NH_3^+\\COOH\end{matrix}$$

阴离子　　　　　两性离子　　　　　阳离子
溶液 pH＞pI　　溶液 pH＝pI　　溶液 pH＜pI

不同的蛋白质具有不同的等电点。大多数蛋白质的等电点接近 5.0。由于人体中体液（如血液、组织液和细胞内液等）的 pH 值约为 7.4，所以体内蛋白质分子大多以阴离子形式存在，并与体液中的 K^+、Ca^{2+}、Na^+、Mg^{2+} 等阳离子结合生成盐，称为蛋白质盐。蛋白质盐可与蛋白质组成缓冲对，在体液中起重要的缓冲作用。表 16-2 列出了部分蛋白质的等电点。

表 16-2 部分蛋白质的等电点

蛋白质	等电点（pI）	来源	蛋白质	等电点（pI）	来源
胃蛋白质	2.88	猪胃	肌蛋白酶	5.3	猪胰液
酪蛋白	4.6	牛乳	血红蛋白	6.7	血液
卵清蛋白	4.86	鸡蛋	肌球蛋白	7.0	肌肉
血清白蛋白	4.64	人血	细胞色素 C	10.7	组织细胞
尿酶	5.0	人尿	鱼精蛋白	12.3	鲑鱼精

在等电点时，蛋白质以两性离子存在，很容易聚集成较大的聚集体而析出。在一定 pH 的溶液中，不同蛋白质分子为带不同电荷的胶体颗粒，在电场中可发生电泳现象。利用此性质可以分离混合的蛋白质，这一方法目前在临床上已被广泛使用。

（二）水解

蛋白质在酸、碱或酶的作用下，逐步水解成相对分子质量较小的肽类化合物，最终得到各种 α-氨基酸。

蛋白质→胨→䏡→多肽→二肽→α-氨基酸

胨和䏡是蛋白质水解后生成的大小不同的片段。食物中的蛋白质在人体内各种蛋白酶的作用下水解成各种 α-氨基酸，然后被肠壁吸收入血，再在体内重新合成人体所需要的蛋白质。

（三）盐析

少量的盐（如硫酸铵、硫酸钠、氯化钠等）能促进蛋白质溶解。当向蛋白质溶液中加入高浓度盐溶液时，会使蛋白质的溶解度降低而从溶液中析出，这种作用称为盐析。常用的盐析剂有 $(NH_4)_2SO_4$、Na_2SO_4、NaCl 等。

盐析主要是破坏了蛋白质在水中的稳定因素之一——水化膜。由于加入的盐类在水中全部电离，这些小离子的水化能力比蛋白质强，从而使蛋白质分子失去水化膜而相互聚集沉淀。这样析出的蛋白质在继续加水稀释后仍能溶解，并不影响原来蛋白质的性质。各种蛋白质由于所带电荷和水化程度不同，因此在盐析中所需各种盐的浓度也不相同。利用这一性质，可以用不同浓度的盐使蛋白质分段析出，这种方法称为分段盐析。采用多次盐析和溶解，可以分离、提纯蛋白质。

（四）变性

在某些物理因素（加热、加压、搅拌、振荡、紫外线照射等）或化学因素（强酸、强碱、重金属盐、三氯乙酸、乙醇等）作用下，蛋白质分子的空间结构发生改变，导致蛋白质的理化性质和生理功能发生变化的现象，称为蛋白质变性。

蛋白质变性主要是由维系多肽链空间结构的次级键发生断裂而引起的，即二级、三级及四级结构的破坏，而变性一般不会导致一级结构的破坏。变性后的蛋白质表现为溶解度降低，凝结或产生沉淀，同时丧失原有的生理活性。

蛋白质的变性有许多实际应用。如在临床上抢救重金属盐（Cu^{2+}、Pb^{2+}、Hg^{2+} 等）中毒的患者时，服用大量蛋白质含量丰富的生鸡蛋、牛奶或豆浆，使重金属盐与之结合生成变性蛋白质，可减少人体蛋白质的受损，从而达到解毒目的。在临床上用乙醇、蒸煮、高压和紫外线等方法进行消毒杀菌，利用蛋白质受热凝固的性质来检验尿液中的蛋白质，在食品加工中腌制松花蛋等都是利用蛋白质变性的作用。同时，制备和存放血清、疫苗、酶、激素等蛋白质制剂时，应防止剧烈振荡、强光照射及强酸、强碱污染，避免使其变性失去生物活性。

（五）显色反应

1. **双缩脲反应** 蛋白质在强碱溶液中与硫酸铜溶液反应，呈现紫色或紫红色，并且蛋白质

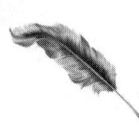

含量越高,颜色越深。医学上利用这个反应来测定清蛋白的总量及其中白蛋白和球蛋白的含量。

2. **黄蛋白反应** 蛋白质分子组成中含有带苯环的氨基酸残基时,与浓硝酸作用呈黄色,再遇碱变为橙色,这个反应称为黄蛋白反应。含有苯环的蛋白质均能发生这个反应。皮肤、指甲不慎沾上浓硝酸会出现黄色就是这个缘故。

3. **与茚三酮的反应** 与氨基酸相似,蛋白质也可与茚三酮发生反应,生成蓝紫色的化合物,可用于蛋白质的定性与定量测定。

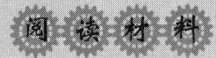

食物与蛋白质

一个人每天需要多少蛋白质,要根据年龄、性别、劳动条件和健康情况而定,并因食物来源而有所不同。一般来讲,成年人只需按每千克体重每天摄入 1~1.2g 蛋白质就可满足机体需要。而儿童、青少年在生长发育期以及妇女妊娠和哺乳期所需要的蛋白质要多些。另外,在疾病(如烧伤、骨折、感染、肾炎等)情况下,患者的蛋白质需要量可根据病情相应增减。

在选择食物时,首先应考虑蛋白质含量的多少,保证数量的同时,尽量选择优质蛋白质。判断蛋白质的优劣有三点要注意:第一,蛋白质被人体消化、吸收得越彻底,其营养价值就越高。整粒大豆的消化率为 60%,制成豆腐、豆浆后可提高到 90%,其他蛋白质在煮熟后吸收率也能提高,如乳类为 95%,肉类为 94%,蛋类为 97%,米饭为 88%。第二,被人体吸收后的蛋白质利用程度越高,其营养价值也越高。利用的程度高低,称为蛋白质的生物价。常用食物蛋白质的生物价是:鸡蛋 94%,牛奶 87%,鱼肉 83%,牛肉 74%,大米 63%,大豆 73%,土豆 67%。动物蛋白质的生物价通常比植物蛋白质高。第三,所含必需氨基酸是否丰富,种类是否齐全,比例是否适当。将两种以上的食物混合食用,使所含的氨基酸相互补充,能更好地适合人体的需求。

当蛋白质的摄入量不足时,幼儿、青少年的生长发育就会迟缓,出现消瘦、贫血等症状,天长日久会形成营养不良性水肿,导致免疫功能下降,器官组织的受损修复能力降低,严重时还会导致死亡。但要注意的是,蛋白质,尤其是动物蛋白摄入过量对人体同样有害。摄入过多的动物蛋白质,不可避免地同时要摄入较多的动物脂肪和胆固醇,还会加重肾的负担,甚至加速骨骼中钙质的流失,造成骨质疏松。

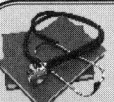 **本章小结**

1. 构成蛋白质的氨基酸均为 α-氨基酸,即在与羧基相连的 α-碳原子上连有氨基。根据分子中所含氨基和羧基数目的不同,氨基酸可分为中性氨基酸、酸性氨基酸和碱性氨基酸。

2. 氨基酸能发生两性电离、成肽反应、脱羧反应、与亚硝酸反应以及与茚三酮发生显色反应。

3. 氨基酸和蛋白质分子既可发生酸式电离,又可发生碱式电离。调整溶液的 pH,使酸式电离和碱式电离程度恰好相等,则它们几乎全部以两性离子的形式存在,此时溶液的 pH 称为该氨基酸或蛋白质的等电点(pI)。当 pH>pI 时,氨基酸或蛋白质主要以阴离子形式存在,在电场中向正极移动;当 pH=pI 时,氨基酸或蛋白质主要以两性离子形式存在,在电

场中不定向移动；当pH<pI时，氨基酸或蛋白质主要以阳离子形式存在，在电场中向负极移动。

4. α-氨基酸按不同的排列顺序以肽键相互结合形成多肽链（蛋白质的一级结构），多肽链通过氢键等副键卷曲、折叠形成蛋白质的空间结构（蛋白质的二级结构、三级结构、四级结构）。蛋白质的空间结构在维持其生理活性方面有重要的意义。

5. 蛋白质能发生两性电离、水解、盐析、变性及显色反应。

单元自测题

一、选择题

1. 构成蛋白质的氨基酸中，人体营养必需的氨基酸有（　　）
   A. 10种　　　　B. 9种　　　　C. 8种　　　　D. 6种

2. 蛋白质溶液中，加入碱性$CuSO_4$溶液显紫红色的反应是（　　）
   A. 黄蛋白反应　　B. 双缩脲反应　　C. 成肽反应　　D. 水解反应

3. 某蛋白质在人体体液中主要以阴离子形式存在，该蛋白质的等电点（pI）最合理的数值为（　　）
   A. 8.4　　　　B. 4.9　　　　C. 9.0　　　　D. 7.4

4. 在烹制动物性蛋白质的过程中都要有加热过程，破坏蛋白质的空间结构达到味美，并利于吸收，这主要是利用（　　）
   A. 盐析　　　　B. 水解　　　　C. 变性　　　　D. 电离

5. 同一草场上的牛和羊吃了同样的草，可牛肉和羊肉的口味却有差异，这是由于（　　）
   A. 同种植物对不同生物的影响不同　　B. 牛和羊的消化功能强弱有差异
   C. 牛和羊的蛋白质结构有差异　　　　D. 牛和羊的亲缘关系比较远

6. 鸡蛋煮熟后，蛋白质变性失活，这是由于高温破坏了蛋白质的（　　）
   A. 肽键　　　　B. 肽链　　　　C. 空间结构　　　D. 氨基酸

7. 下列关于蛋白质的叙述中，正确的是（　　）
   A. 蛋白质是酶，其基本组成单位是氨基酸
   B. 蛋白质都是由20种氨基酸组成的
   C. 蛋白质是肽链以一定的方式形成具有复杂空间结构的高分子化合物
   D. 各种蛋白质都含有C、H、O、N、P等元素

8. 生物体的蛋白质千差万别，其原因不可能是（　　）
   A. 组成肽键的化学元素不同　　　　B. 组成蛋白质的氨基酸种类和数量不同
   C. 氨基酸排列顺序不同　　　　　　D. 蛋白质的空间结构不同

9. 下列关于蛋白质的叙述中，不正确的是（　　）
   A. 蛋白质是生命活动的主要承担者　　B. 蛋白质只含有C、H、O、N四种元素
   C. 蛋白质是一种高分子有机化合物　　D. 蛋白质被消化的终产物是氨基酸

10. 蛋白质和多肽的主要区别在于（　　）
    A. 蛋白质含氨基酸比多肽多　　　　B. 蛋白质分子量比多肽大
    C. 蛋白质有一定空间结构，多肽没有　　D. 没什么区别

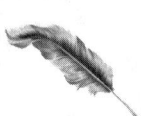

二、填空题

1. 氨基酸是_____分子中烃基上的氢原子被_____取代后生成的产物。氨基酸分子中既有酸性基团_____，又有碱性基团_____，所以氨基酸是_____。

2. 蛋白质主要由_____、_____、_____、_____四种元素构成，它的一级结构是多个 α-氨基酸通过_____结合而成的。

3. 某氨基酸在电泳仪中不移动，此时溶液的 pH 应等于_____。若向溶液中加酸，此氨基酸应向___极移动。

4. 人体血液的 pH 值约为_____，血清白蛋白 pI＝4.64，其在血液中的存在形式为___离子。

5. 将谷氨酸（pI＝3.22）溶于水中，其溶液显_____性，此时谷氨酸以_____离子存在，欲使其达到等电点，应适当加_____调节。

三、计算题

某天然蛋白质的水解产物是一直链氨基酸，该氨基酸的一个分子只有一个氮原子，此氨基酸 0.159g 溶于水后用 0.107mol/L 的 KOH 溶液中和，用去 20.25ml KOH 溶液。若取 2.94g 此氨基酸用一定化学方法处理，将全部的氮原子均转化为 NH_3，其体积在标准状态下为 448ml。

（1）求该氨基酸的相对分子质量。

（2）推断该氨基酸的化学式和结构简式。

（陈　科）

第十七章 医学化学实验指导

第一节 医学化学实验基础知识

一、实验室规则

1. 课前要认真预习，明确实验目的，领会实验原理，了解实验内容、步骤和注意事项。

2. 做实验必须穿白大衣，否则不允许进实验室。实验前应认真清洗要用的仪器，并按顺序整齐排放。检查仪器的数量、破损情况，发现问题应及时报告教师。

3. 指导教师讲解时，要认真听讲，积极思考。实验时严格按照规范的操作要求进行，仔细观察实验现象并及时记录。所有实验中的原始数据必须记录在实验记录本上，不得涂改、编造实验数据，严禁抄袭他人的实验记录。

4. 自觉遵守实验室的各项规章制度，保持实验室内安静、实验台面的清洁、整齐，爱护仪器和公用设施，使用精密仪器后应在使用登记本上签字，养成良好的实验室工作习惯。

5. 公用仪器、试剂等用毕立即放回原处，不得随意乱拿、乱放。试剂瓶中试剂不足时，应报告指导教师，及时补充。

6. 实验课期间不能擅自离开实验室，不得随意更改座次。禁止将食物带入实验室，上课后应及时将手机关闭。

7. 爱护实验室的公物，损坏仪器要及时领取新仪器并照章赔偿。未经许可不准动用与本实验无关的仪器设备及物品，严禁将实验物品带出实验室外，借出物品必须办理登记手续。

8. 了解消防设施和安全通道的位置。树立环境保护意识，节约水、电、材料，遇到事故应立即采取紧急措施，并及时向教师报告。

9. 每次实验课不得迟到。因病、因事缺席必须向教师请假。缺做的实验应予以补做。

10. 实验完毕后整理好实验装置，请教师检查、签字后方可离开。实验后由各组长安排值日生打扫卫生。废液倒入废液缸，火柴杆、纸张、废物等丢入垃圾筐内，不能随意扔到水池中，以免引起堵塞。值日生应认真做好实验室的清洁卫生，关好水、电、门、窗。打扫干净后报告教师，检查合格后经允许方可离开。

二、实验室安全守则和救护措施

（一）化学实验室安全守则

1. 进入实验室，先了解实验室安全用具放置的位置，熟悉各种安全用具（如灭火器、沙桶、急救箱等）的使用方法。

2. 实验进行时，不得擅自离开岗位。水、电、天然气、酒精灯等一经使用完毕立即关闭。

3. 浓酸、浓碱等具有强腐蚀性的试剂，切勿溅在皮肤或衣物上，尤其不可溅入眼中。

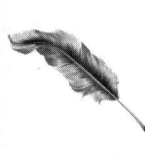

4. 对加热过程,要特别小心,以防失火。制备或实验有毒、有刺激性气体时,必须在通风橱中进行。

5. 实验室中任何试剂不得进入口中或接触伤口。剧毒药品要由专人管理。

6. 实验室电器设备的功率不得超过电源的负载能力。

(二) 实验室意外事故的一般处理

1. 酸腐蚀 先用大量水冲洗,然后用饱和碳酸氢钠溶液或稀氨水冲洗,最后用水冲洗。

2. 碱腐蚀 先用大量水冲洗,再用稀醋酸溶液冲洗,最后用水冲洗。如果溅入眼中,则先用硼酸溶液冲洗,再用水冲洗。

3. 起火 电器设备起火,应立即切断电源,用二氧化碳灭火器或四氯化碳灭火器灭火。有机溶剂起火,应立即用湿抹布、沙子覆盖燃烧物。火势较大时应使用泡沫灭火器灭火。

4. 割伤 先取出伤口内的异物,再在伤口处涂汞溴红溶液(红药水)或撒消炎粉或用纱布包扎。

5. 烫伤 先用稀高锰酸钾溶液冲洗受伤处,再在伤口处抹烫伤膏,不能用水冲洗。

6. 意外触电事故 偶遇这样的事故,应立即切断电源,必要时进行人工呼吸。对伤势严重者,应立即送往医院抢救。

7. 中毒 实验室有毒药品很多,若不甚误入口中,可取5~10ml稀硫酸铜溶液加入一杯温水中,内服后,用手指伸到咽喉部,刺激促使呕吐,然后立即送往医院治疗。

8. 吸入刺激性气体 可吸入少量乙醇和乙醚的混合蒸气,然后到室外呼吸新鲜空气。

(三) 灭火常识

实验室发生起火的原因一般有以下四种:

1. 明火加热过程中,易燃物燃烧起火。

2. 能自燃的物品在长期存放过程中自燃起火。

3. 少数化学反应(如金属钠与水的反应)有时会引起爆炸或燃烧。

4. 电火花、电线老化等因电路引起的燃烧。

实验过程中不慎起火,切不可惊慌,首先判断起火的原因,立即采取灭火措施:

1. 要防止火势蔓延 立即切断火源和电源,停止通风,迅速将周围易燃物品,特别是有机溶剂移开。

2. 扑灭火焰 一般的小火可用湿布、石棉网或沙子覆盖燃烧物。火势较大时应立即使用灭火器灭火。灭火器性能是不同的,应根据起火原因使用相应的灭火器。

3. 衣服起火 切勿惊慌乱跑,引起火势蔓延,应立即在地上打滚将火熄灭。

三、化学药品取用规则

(一) 固体试剂的取用规则

1. 用干净的药勺取用。药勺用过后必须洗净和擦干,备用。

2. 取用试剂后立即盖紧瓶塞。

3. 称量固体试剂时,不要取多,取多的药品不能再倒回原试剂瓶内,应倒在规定的容器瓶内。

4. 一般的固体试剂取用后放在干净的纸或表面皿上称量。具有腐蚀性、强氧化性或易潮解的固体试剂,应放在玻璃容器内称量。

5. 有毒的药品要在教师的指导下处理。

(二) 液体试剂的取用规则

1. 从滴瓶中取液体试剂时,滴管垂直,不可倒立,不能接触容器壁,以免沾污药品。

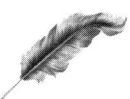

2. 从细口瓶中取出液体试剂时,用倾注法。先将瓶塞取下,逐渐倾斜瓶子,让试剂沿着洁净的试管壁流入试管或沿着洁净的玻璃棒注入烧杯中。注意勿将瓶口的液体滴流到瓶的外壁。

3. 定量取用液体时,用量筒或移液管量取。量筒用于量度一定体积的液体,可根据需要选用不同量度的量筒。

四、化学实验常用仪器

在化学实验过程中认识、选择以及正确地使用仪器进行实验是培养学生实践能力的基本要求。化学实验仪器类型很多,通过实验课的学习,会接触到许多化学实验仪器。常用仪器主要以玻璃为主,按其用途可分为容器类仪器、量器类仪器和其他类仪器。

(一) 容器类仪器

常温或加热条件下可作为物质的反应容器、贮存容器,包括试管、烧杯、烧瓶、锥形瓶、滴瓶、细口瓶、广口瓶和洗气瓶。每种类型又有许多不同的规格。使用时要根据用途和用量选择不同种类和不同规格的容器。特别要注意容器加热的方法,以防损坏仪器。

(二) 量器类仪器

不能作为实验容器,只用于度量溶液体积。量器类仪器仅用于溶解、稀释化学药品,不能量取热溶液,不能加热,不能长期存放溶液。量器类仪器主要有量筒、移液管、吸管、称量瓶、容量瓶和滴定管等。每种类型又有不同的规格。根据实验结果精确度的要求选择度量容器。正确地选择和使用仪器,能够提高学生实验技能水平。粗量(称)通常采用量筒(托盘天平)。精密量度采用滴定管、移液管、容量瓶和分析天平。

(三) 其他类仪器

除普通玻璃仪器外,实验室还使用标准磨口组合玻璃仪器,这种仪器具有标准化、通用化、系列化、简单化的特点。仪器之间进行组合时,相同编号的标准磨口相互连接。连接紧密、方便。常用仪器的主要用途和注意事项见表 17-1~17-3。

表 17-1 容器类仪器

仪器	主要用途	注意事项
试管 离心试管	1. 常温或加热条件下,用于少量试剂反应的容器 2. 收集少量气体和检验气体的纯度 3. 离心试管用于沉淀分离	1. 加热时试管内盛放的液体不超过 1/3,不加热时不超过容积的 1/2 2. 加热时用试管夹夹住,外壁无水滴;加热后不能骤冷,以防止试管破裂 3. 加热时,试管口不应对人。固体加热时,试管要横放,管口略向下倾斜 4. 不能用试管加热熔融 NaOH 等强碱性物质 5. 离心试管只能用于水浴加热
烧杯	1. 用作大量试剂发生反应的容器 2. 用作配制溶液时的容器或简易水浴的盛水器	1. 放在石棉网上加热 2. 液体加热时,不要超过烧杯容积的 2/3 3. 溶解或稀释时,用玻璃棒搅拌,不要触及杯底或杯壁

续表

仪器	主要用途	注意事项
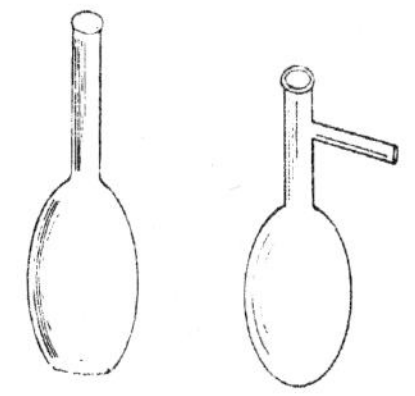 平底烧瓶　蒸馏烧瓶	1. 用作试剂量较大而有液体参加的反应容器，常用于各种气体的发生装置中 2. 蒸馏烧瓶用于分离互溶的、沸点相差较大的液体	1. 放在石棉网上加热，加热时用铁架台固定，烧瓶外壁无水滴 2. 平底烧瓶不能长时间用来加热 3. 防止骤冷，以免烧瓶破裂
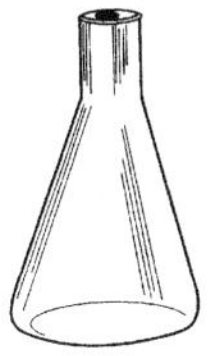 锥形瓶	1. 用作中和滴定的反应器 2. 装配气体发生器 3. 在蒸馏实验中，用作液体接收器，接收馏分	1. 滴定时，只振荡不搅拌 2. 加热时，需垫石棉网
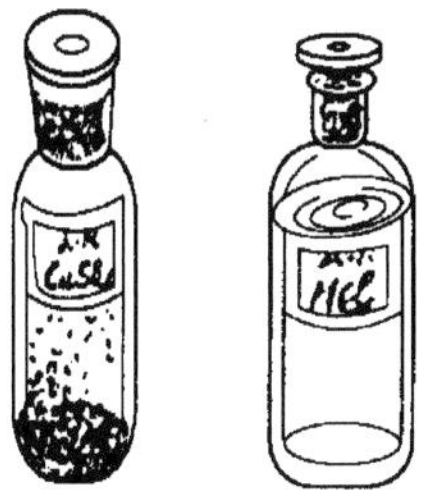 广口瓶　细口瓶	1. 广口瓶用于存放固体试剂 2. 细口瓶用于存放液体试剂	1. 不能加热 2. 酸性药品、具有氧化性的药品、有机溶剂，要用玻璃塞；碱性试剂要用橡胶塞 3. 对见光易变质的试剂要用棕色瓶
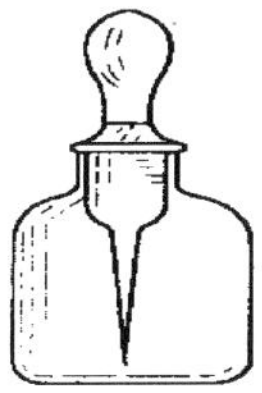 滴瓶	盛放少量液体试剂和溶液	1. 滴管不能平放或倒立，以防液体流入胶头 2. 不能长期存放碱性试剂 3. 对见光易分解的试剂要用棕色瓶

表 17-2　量器类仪器

仪器	主要用途	注意事项
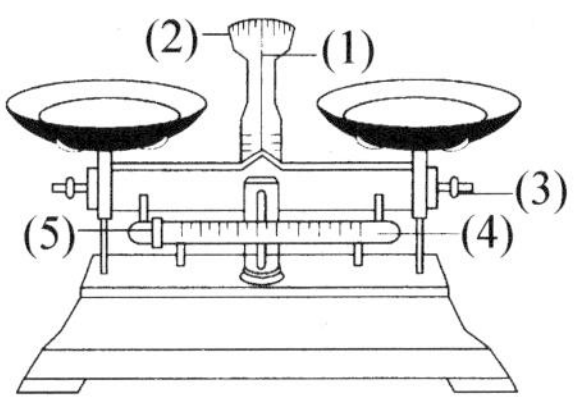 托盘天平	粗称物质（精确度0.1g） 托盘天平构造： (1) 指针；(2) 称盘；(3) 平衡调节螺丝；(4) 游码标尺；(5) 游码	1. 最小砝码质量为标尺游码最大质量 2. 易潮解、有腐蚀性的药品必须放在玻璃器皿里称量 3. 首先调节零点

续表

仪器	主要用途	注意事项
量筒	用于粗量液体的体积（精度可达到0.1ml）	1. 量筒规格越大，精确度越低 2. 读数时视线应与液面水平，读取与弯月面最低点相切的刻度
吸量管　移液管	精确移取一定体积的液体用	1. 胖肚型移液管只有一个刻度 2. 取液体时，取洁净吸量管或移液管，先用少量所移取液淋洗三次 3. 未标"吹"字的，最后一滴液体不要吹出
酸式滴定管　碱式滴定管	用于滴定或量取准确体积的液体（精确到0.01ml）	1. 酸式滴定管不能盛放碱性试剂；碱式滴定管不能盛放酸性试剂、氧化性试剂和有机溶剂等 2. 使用前要检验是否漏水 3. 酸式滴定管旋塞应擦凡士林，碱式滴定管下端橡皮管不能用洗液清洗
容量瓶	1. 配制标准溶液 2. 配制试样溶液 3. 定量稀释溶液	1. 不能加热 2. 使用前要检验是否漏水 3. 瓶和磨口瓶塞要配套使用，不能互换 4. 不能用来量取液体的体积 5. 不能代替试剂瓶存放溶液
称量瓶	用于准确称量一定量的固体	1. 不能直接用火加热 2. 用前应洗净烘干；不用时应洗净，在磨口处垫一小纸条防止粘连 3. 盖子是磨口配套的

续表

仪器	主要用途	注意事项
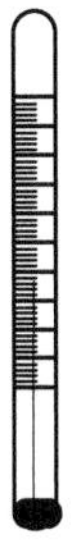 温度计	测量液体或蒸气的温度	1. 不得超量程使用 2. 测量液体的温度时，温度计的液泡要悬在液体中，不要接触容器的底部或器壁 3. 蒸馏实验中，温度计的液泡在蒸馏烧瓶支管口略下部位 4. 不能将温度计当搅拌棒使用

表 17-3　其他类仪器

仪器	主要用途	注意事项
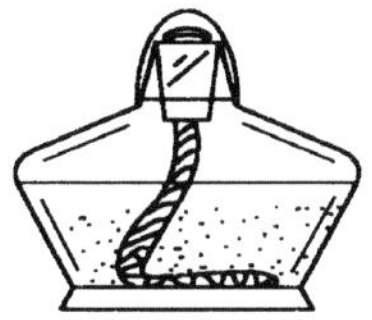 酒精灯	1. 化学实验室常用热源 2. 用于焰色反应	1. 乙醇（酒精）不得超过容积的 3/4，也不得少于容积的 1/4 2. 用火柴点火，禁用燃着的酒精灯点另一盏酒精灯，熄灭时用灯帽盖灭
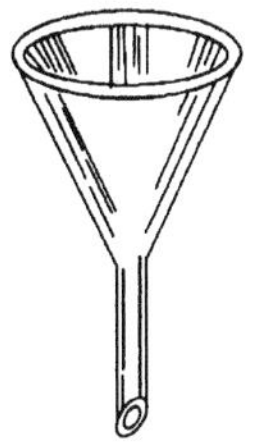 普通漏斗	1. 用于过滤 2. 用于向小口容器中注入液体	不能用火直接加热
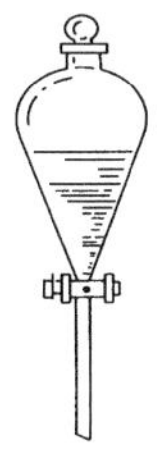 分液漏斗	1. 分离互不相溶的液体 2. 向反应器中滴加液体	1. 不能用火直接加热 2. 使用前，将活塞涂一薄层凡士林，插入转动直至透明且不能漏液
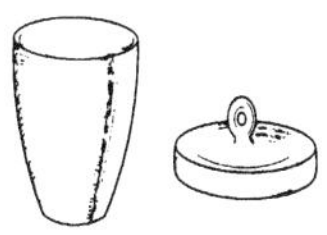 坩埚	灼烧固体药品	1. 把坩埚放在泥三角上直接加热 2. 加热时，需用坩埚钳拿取（高温时，坩埚钳需预热） 3. 加热后放在干燥器中或石棉网上冷却 4. 根据加热物质的不同，选用不同材料的坩埚
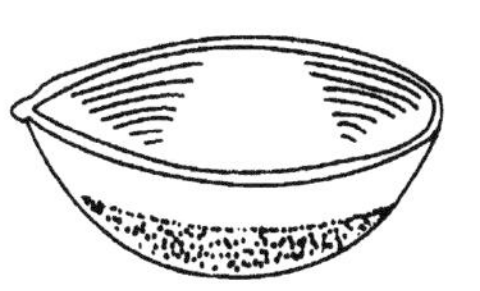 蒸发皿	1. 用于溶液的蒸发、浓缩和结晶 2. 焙干物质	1. 盛液量不超过容积的 2/3 2. 应使用坩埚钳取放蒸发皿 3. 可直接加热，加热时不断搅拌，临近蒸干时，停止加热；受热后不能骤冷

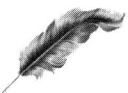

续表

仪器	主要用途	注意事项
表面皿	1. 用来盖在烧杯、蒸发皿等容器上，以免溶液溅出或灰尘落入 2. 可作为称量试剂的容器 3. 进行极少量药品的反应，观察细小晶体的生成	1. 不能用火直接加热 2. 做盖用时，其直径应比被盖容器略大 3. 用于称量时应洗净烘干 4. 不能当蒸发皿使用
点滴板	1. 用作同时进行多个不需分离的少量沉淀反应的容器 2. 进行点滴反应，观察沉淀生成和颜色变化	1. 不能加热 2. 不能用于含氢氟酸和浓碱液的反应 3. 试剂用量1～2滴 4. 常用白色点滴板，有白色沉淀生成的用黑色点滴板

第二节　医学化学实验

实验一　溶液的配制和稀释

【实验目的】
1. 掌握常用的几种溶液浓度表示方法。熟悉有关浓度的计算。
2. 掌握几种常用的配制和稀释溶液的方法。
3. 熟悉量筒、台秤及密度计的使用方法，初步掌握移液管及容量瓶的使用技能。

【实验用品】
1. 仪器　密度计、量筒、玻璃棒、台秤，烧杯、洗瓶、容量瓶、移液管、洗耳球。
2. 试剂　浓盐酸、$CuSO_4 \cdot 5H_2O$ 固体、$0.20\,mol \cdot L^{-1}$ Na_2CO_3 溶液、95%乙醇、葡萄糖固体。

【实验原理】
溶液的浓度指一定量溶液或溶剂中，所含溶质的量。配制某物质的具有一定组成的溶液，可将该纯物质加入溶剂，或将其浓溶液稀释，也可用不同浓度的溶液相混合。无论用哪一种方法，都应遵守"配制前后溶质的量不变"的原则。主要公式有：

$$m/M \times 1000 = c_B V$$

$$c_1 V_1 = c_2 V_2$$

式中 m 为溶质的质量；M 为溶质的摩尔质量（$g \cdot mol^{-1}$）；c_B 为物质的量浓度 $mol \cdot L^{-1}$；V 为溶液的体积（ml）；c_1、c_2 分别为溶液稀释前后的浓度；V_1、V_2 为溶液稀释前后的体积。

配制一定浓度的溶液时，首先根据计算的结果，取一定质量（或体积）的溶质加少量溶剂溶解后，再加溶剂至所要求的体积，即得所要配制的溶液。有时如果用浓溶液配制稀溶液，则需先用密度计测出浓溶液的密度，从化学手册中查出其对应的质量分数，然后再按照要配制的浓度计算出所需的体积，量出所需体积，再与一定量的溶剂相混合，即得需要配制的溶液。

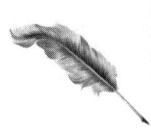

【实验内容和操作步骤】

（一）质量浓度溶液的配制

1. 配制 $70g \cdot L^{-1}$ 盐酸溶液 50ml　将浓盐酸小心倒入干燥的 100ml 量筒中，再将密度计浸入浓盐酸中（不要将密度计靠在量筒壁上），读出液面刻度即为此浓盐酸的密度。从化学手册中查出含酸质量分数，算出配制 $70g \cdot L^{-1}$ 盐酸溶液 50ml 需要浓盐酸的毫升数。在 100ml 烧杯中加水 30ml，用 10ml 量筒量取计算所需浓盐酸的毫升数，缓缓倒入烧杯中，并不断搅拌，冷却后将溶液全部倒入 50ml 量筒中。10ml 量筒和烧杯均用少量水冲洗 1～2 次，每次冲洗液并入 50ml 量筒中，然后加水使溶液的总体积为 50ml，将配制好的溶液倒入回收瓶中。

2. 用台秤称取葡萄糖 2.5g，放入 150ml 的烧杯中，用量筒加入 30ml 蒸馏水，用玻璃棒搅拌溶液，使其完全溶解。计算该溶液的质量浓度为多少？

（二）配制不同浓度的溶液

1. 配制 $0.05000 mol \cdot L^{-1}$ Na_2CO_3 溶液 50.00ml　计算出所需 $0.20 mol \cdot L^{-1}$ Na_2CO_3 溶液的体积。用 20.00ml 移液管量取所需体积的 $0.20 mol \cdot L^{-1}$ Na_2CO_3 溶液，倒入 50ml 容量瓶中，然后加蒸馏水至标线，摇匀，即得所配制的溶液。

2. 配制 $0.1 mol \cdot L^{-1}$ 硫酸铜溶液 50ml　计算需多少克固体硫酸铜（$CuSO_4 \cdot 5H_2O$）。在台秤上称取所需 $CuSO_4 \cdot 5H_2O$ 的质量（称准至 0.1g）并倒入 150ml 烧杯中，加水约 30ml，用玻璃棒搅拌至完全溶解。将溶液倒入 100ml 量筒中，烧杯再用少量水冲洗 1～2 次，每次冲洗液并入 100ml 量筒中，最后加水至体积为 50ml，即得 $0.1 mol \cdot L^{-1}$ 硫酸铜溶液。

（三）溶液的稀释

将 φ_B 为 95% 的乙醇稀释成 φ_B 为 75% 的乙醇 50ml　计算将 φ_B 为 95% 的乙醇稀释成 φ_B 为 75% 的乙醇 50ml 所需 95% 乙醇的体积。用 50ml 量筒量取所需 95% 乙醇的毫升数（准确至 0.1ml），小心加水至 50ml 刻度处，混匀，即完成稀释。

【注意事项】

（一）密度计的使用

用来测量液体密度的密度计有两种：一种是测量比水重的液体的密度计，其零点在刻度上端，另一种是测量比水轻的液体的密度计，其零点在刻度下端。这两种密度计又有是否带温度计之分，使用时要注意区分。

测量时将待测液体置于事先洗净干燥的量筒内，并使待测液体温度与环境温度相差不超过 $\pm 5 ℃$。然后估计密度的大致范围，选择合适的密度计（包括类型和具有相应刻度范围）。手执干净比重计的上端，小心置于量筒中，勿使密度计与量筒底及量筒壁相接触。当摆动停止后，按弯月面的上沿进行读数。读数时眼睛应与弯月面上沿平行。同时按照密度计上的温度计或另用温度计测定试样温度 t（℃），记下比重计的读数及温度。然后将实验温度下的密度 d_4^t 按下式换算为标准密度 d_4^{20}：$d_4^{20} = d_4^t + r(t-20)$。式中：$t$：实验时温度。$r$：温度校正系数化学手册中可查到各物质的温度系数。对于密度大于水的物质，$r=0.0005$。d_4^{20}：样品的重量与同体积的纯水在 4℃ 时的重量之比。

（二）台秤的使用

台秤用于粗略的称量。最大载荷为 200g 的台秤，能称准至 0.1g（即感量 0.1g）；最大载荷为 500g 的台秤，能称准至 0.5g（即感量为 0.5g）。

台秤的横梁架在台秤座上，横梁左右有两个盘子，横梁中部的下面有指针（有的台秤指针在上面）。根据指针在刻度盘前摆动的情况，可看出台秤的平衡状态。称量前，要先测定台秤的零点（即不放物体时，台秤的指针在刻度盘上的指示位置）。零点应在刻度盘的中央，如果不在，可用中间的螺丝（有的螺丝在两边）来调节。称量时，把称量物放在左盘上，砝码放在右盘上，

添加10g以下砝码时,可移动标尺上的游码。当最后的停点(即左右两盘上分别放上称量物和砝码后,达到平衡时,指针在刻度盘上指示的位置)与零点符合时(可以偏差1小格以内),砝码的重量就是称量物的重量。

称量时,必须注意以下几点:

1. 称量物要放在称量用纸或表面皿上,不能直接放在托盘上。潮湿的或具有腐蚀性的药品,则要放在玻璃容器内。

2. 不能称量热的物品。

3. 称量完毕后,应把砝码放回砝码盒中,把标尺上的游尺移至"0"点处,使台称各部分恢复原状。

4. 应保持台称及桌面的整洁。

思考题

实验室有50%乙醇200ml及足量的95%乙醇,如何充分利用50%乙醇来配制1000ml 75%的消毒乙醇?

实验二 电解质溶液及缓冲溶液

【实验目的】

1. 了解同离子效应对电离平衡的影响。
2. 学习缓冲溶液的配制并了解缓冲作用原理。
3. 掌握移液管的操作方法。

【实验用品】

1. 仪器 点滴板、大试管、试管、试管架、10ml移液管、玻璃棒等。

2. 试剂 $0.06\text{mol}\cdot\text{L}^{-1}$ NaH_2PO_4 溶液、$0.06\text{mol}\cdot\text{L}^{-1}$ Na_2HPO_4 溶液、$0.10\text{mol}\cdot\text{L}^{-1}$ HCl溶液、$0.10\text{mol}\cdot\text{L}^{-1}$ NaOH溶液、$0.10\text{mol}\cdot\text{L}^{-1}$ HAc溶液、$0.10\text{mol}\cdot\text{L}^{-1}$ $NH_3\cdot H_2O$、NH_4Ac(固体)、酚酞指示剂、溴甲酚绿-甲基橙指示剂、混合指示剂、精密pH试纸等。

【实验原理】

同离子效应能使弱电解质的解离度降低,从而改变弱电解质溶液的pH值。溶液pH值的变化可借助指示剂变色来确定。

缓冲溶液是由共轭酸碱对组成的,它们之间存在着质子传递平衡:

$$HB + H_2O \rightleftharpoons B^- + H_3O^+$$

缓冲溶液的配制主要是根据缓冲溶液的pH值计算公式:

$$pH = pK_a + \lg\frac{[B^-]}{[HB]}$$

由于

$$[B^-] = \frac{c_{B^-} \cdot V_{B^-}}{V}, \quad [HB] = \frac{c_{HB} \cdot V_{HB}}{V}$$

所以当 $c_{B^-} = c_{HB}$ 时,则有

$$pH = pK_a + \lg\frac{V_{B^-}}{V_{HB}}$$

由于缓冲溶液中的抗酸和抗碱成分,故加入少量酸或碱,其pH值几乎不变。但所有缓冲溶液的缓冲能力都有一定的限度,即都各具有一定的缓冲容量。

【实验内容和操作步骤】

1. **酸碱溶液的pH值** 用pH试纸测定 $0.10\text{mol}\cdot\text{L}^{-1}$ HCl溶液、$0.10\text{mol}\cdot\text{L}^{-1}$ HAc溶液、蒸馏水、$0.10\text{mol}\cdot\text{L}^{-1}$ NaOH溶液、$0.10\text{mol}\cdot\text{L}^{-1}$ $NH_3\cdot H_2O$ 的pH值,并与计算值相比较。

将结果填入表 17-4。

表 17-4 不同酸碱溶液的 pH 值

	0.10mol·L^{-1} HCl 溶液	0.10mol·L^{-1} HAc 溶液	蒸馏水	0.10mol·L^{-1} NaOH 溶液	0.10mol·L^{-1} NH$_3$·H$_2$O
pH 测定值					
pH 计算值					

2. 同离子效应

(1) 在试管中加入 5 滴 0.10mol·L^{-1} HAc 溶液和 1 滴溴甲酚绿-甲基橙混合指示剂，摇匀，观察溶液颜色。然后加入固体 NH$_4$Ac 少许，振摇使之溶解，观察溶液颜色的变化。解释所观察到的现象。

(2) 在试管中加入 5 滴 0.10mol·L^{-1} NH$_3$·H$_2$O 溶液和 1 滴酚酞指示剂，摇匀，观察溶液颜色。再加入固体 NH$_4$Ac 少许，振摇使之溶解，观察溶液颜色的变化。解释所观察到的现象。

3. 缓冲溶液的配制 取洁净的大试管 3 支，分别编号，放在试管架上，然后用 10ml 刻度移液管按表 17-5 中所示数量吸取 0.06mol·L^{-1} NaH$_2$PO$_4$ 溶液及 0.06mol·L^{-1} Na$_2$HPO$_4$ 溶液加入试管中。

表 17-5 缓冲溶液的配制

试管号	试剂量（ml）		计算 pH 值
	Na$_2$HPO$_4$	NaH$_2$PO$_4$	
1	5.0	5.0	
2	6.2	3.8	
3	1.2	8.8	

计算所配制的缓冲溶液的 pH 值，记入表中。

4. 缓冲溶液的稀释 按表 17-6 所列顺序进行实验，记录观察到的现象并解释产生各种现象的原因。

表 17-6 缓冲溶液的稀释

试管号	缓冲溶液量	蒸馏水量	混合指示剂量	颜色变化
1		4ml	2滴	
2	自制缓冲溶液（1）4ml		2滴	
3	自制缓冲溶液（1）2ml	2ml	2滴	
4	自制缓冲溶液（1）1ml	3ml	2滴	

5. 缓冲溶液的缓冲作用 按表 17-7 所列顺序进行实验，记录观察到的现象并解释产生各种现象的原因。

表 17-7 缓冲溶液的缓冲作用

试管号	试液及指示剂用量	加酸、碱量	颜色变化
1	蒸馏水 2ml+混合指示剂 1 滴	0.10mol·L⁻¹ NaOH 溶液 1 滴	
2	蒸馏水 2ml+混合指示剂 1 滴	0.10mol·L⁻¹ HCl 溶液 1 滴	
3	自制缓冲液（1）2ml+混合指示剂 1 滴	0.10mol·L⁻¹ NaOH 溶液 1 滴	
4	自制缓冲液（1）2ml+混合指示剂 1 滴	0.10mol·L⁻¹ HCl 溶液 1 滴	
5	自制缓冲液（2）2ml+混合指示剂 1 滴	0.10mol·L⁻¹ NaOH 溶液 1 滴	
6	自制缓冲液（2）2ml+混合指示剂 1 滴	0.10mol·L⁻¹ HCl 溶液 1 滴	
7	自制缓冲液（3）2ml+混合指示剂 1 滴	0.10mol·L⁻¹ NaOH 溶液 1 滴	
8	自制缓冲液（3）2ml+混合指示剂 1 滴	0.10mol·L⁻¹ HCl 溶液 1 滴	

【注意事项】

1. 在使用点滴板之前，必须将其洗净，并且不要用手直接拿取 pH 试纸，以防污染。
2. 严格按照实验指导控制试剂用量。
3. 混合指示剂配方　称甲基黄 300mg，甲基红 200mg，酚酞 100mg，麝香草酚蓝 500mg，溴麝香草酚蓝 400mg，混合后溶于 500ml 乙醇溶液中，逐滴加入 0.01mol·L⁻¹ NaOH 溶液至橙黄色。

思考题

1. 为什么在缓冲溶液中加少量酸或碱时，pH 无明显改变？
2. HCl 和 NaCl 也是共轭酸碱对，现将 0.10mol·L⁻¹ HCl 溶液和 0.10mol·L⁻¹ NaCl 溶液等体积混合，能否组成缓冲溶液？为什么？

实验三　醇、酚、醛、酮的性质

【实验目的】

1. 观察醇、酚、醛、酮的化学反应，认识分子结构与性质的关系。
2. 验证醇、酚、醛、酮的化学性质，掌握鉴别醇、酚、醛、酮的化学方法。

【实验用品】

1. 仪器　试管、烧杯、恒温箱、酒精灯、铁架台、石棉网、试管架。
2. 试剂　金属钠、无水乙醇、酚酞指示剂、甘油、正丁醇、仲丁醇、叔丁醇、冰醋酸、异戊醇、卢卡斯试剂、饱和碳酸氢钠溶液、液体苯酚、饱和溴水、浓硫酸、2.5mol·L⁻¹ 氢氧化钠溶液、0.3mol·L⁻¹ 硫酸铜溶液、0.2mol·L⁻¹ 苯酚溶液、0.2mol·L⁻¹ 邻苯二酚溶液、1.5mol·L⁻¹ 硫酸溶液、0.2mol·L⁻¹ 苯甲醇溶液、0.06mol·L⁻¹ 三氯化铁溶液、0.2mol·L⁻¹ 重铬酸钾溶液、0.40 甲醛水溶液、乙醛、丙酮、苯甲醛、2,4-二硝基苯肼溶液、2moL·L⁻¹ 氨水、1moL·L⁻¹ 氢氧化钠溶液、0.1moL·L⁻¹ 硝酸银溶液、希夫试剂、费林试剂（甲、乙）、饱和亚硫酸氢钠溶液、0.05moL·L⁻¹ 亚硝酰铁氰化钠溶液、碘溶液。

【实验原理】

（一）醇

醇的化学性质主要由其官能团醇羟基所决定，反应主要发生在羟基以及与羟基相连的碳原子上。醇羟基上的氢原子易被金属钠取代生成醇钠，醇钠遇水分解生成醇和氢氧化钠。在氧化剂作用下，伯醇氧化为醛，仲醇氧化为酮。醇与酸反应生成酯。醇与氢卤酸反应生成卤代烃，其反应

速度与氢卤酸的性质和醇的结构有关。通常用卢卡斯试剂可鉴别6个碳原子以下的伯醇、仲醇、叔醇。具有相邻羟基的多元醇（如甘油）与新制的氢氧化铜反应，生成深蓝色溶液。

（二）酚

结构的特殊性除决定了酚除具备醇的某些性质外，还使酚具有不同于醇的特有性质。酚具有弱酸性；容易被氧化；酚羟基使苯环邻、对位活化而易进行亲电取代反应；与三氯化铁反应生成各种特有颜色的复杂配合物。

（三）醛和酮

醛、酮分子中都含有羰基，所以具有相似的化学性质，主要表现在羰基亲核加成反应、α-活泼氢反应及还原反应。因它们结构上又有差异，所以化学性质有所不同。在一般反应中，醛比酮更活泼，某些反应只有醛能发生，如醛能与托伦斯试剂、费林试剂、希夫试剂反应，而酮则不能。乙醛或甲基酮以及氧化后能生成乙醛或甲基酮的醇都能发生碘仿反应。碘仿是有刺激性气味的黄色固体，易识别。丙酮在碱性溶液中能与亚硝酰铁氰化钠作用显紫红色，此反应可检验丙酮的存在。

【实验内容和操作步骤】

（一）醇的性质

1. 醇钠的生成和水解　在编号为1、2的两支干燥试管中分别加入1ml无水乙醇和1ml正丁醇，再各加洁净的金属钠一小粒，观察反应放出气体和试管发热的情况，以及反应速度的差异。当1号试管内金属钠完全溶解后，冷却，试管内液体将凝结成固体（必要时水浴加热）。然后滴加水使其溶解，再滴入1滴酚酞试剂，观察并解释有关现象。

2. 醇的氧化　取四支试管分别加入正丁醇、仲丁醇、叔丁醇、蒸馏水各3滴，然后各加入1.5mol·L^{-1}硫酸1ml、0.2mol·L^{-1}重铬酸钾溶液2～3滴，振摇，观察并解释所发生的现象。

3. 与卢卡斯试剂的反应　取三支试管，分别加入正丁醇、仲丁醇、叔丁醇各5滴，在50～60℃水浴中预热片刻。然后同时向三支试管中加入卢卡斯试剂各1ml，振摇、静置，观察反应液是否变混浊，记录反应液开始变混浊所需的时间。解释所发生的现象。

4. 酯化反应　在干燥的试管内加入2ml冰醋酸、2ml异戊醇以及0.5ml浓硫酸，然后将试管放在水浴中加热10分钟。加热完毕，将试管内的溶液倒入盛有冷水的小烧杯中。观察有何现象，是否有香味，并加以解释。

5. 与氢氧化铜的反应　取两支试管，各加入2.5mol·L^{-1}氢氧化钠溶液1ml和0.3mol·L^{-1}硫酸铜溶液10滴，摇匀。然后分别加入乙醇、甘油各1ml，振荡。观察现象并加以比较。

（二）酚的性质

1. 酚的酸性　取两支试管，各加入液体苯酚3滴和1ml水，振荡，观察现象。往一支试管中加入饱和碳酸氢钠溶液1ml，振荡，观察变化。往另一支试管中滴加2.5mol·L^{-1}氢氧化钠溶液数滴，振荡并观察变化，继续加入1.5mol·L^{-1}硫酸使溶液呈酸性。观察并解释发生的变化。

2. 与溴水反应　在试管中加入0.2mol·L^{-1}苯酚溶液4滴，逐滴加入饱和溴水，振荡，直到有白色沉淀生成，观察并解释发生的变化。

3. 与三氯化铁的反应　取三支试管，分别加入0.2mol·L^{-1}苯酚溶液、0.2mol·L^{-1}邻苯二酚溶液和0.2mol·L^{-1}苯甲醇溶液数滴，再各加入0.06mol·L^{-1}三氯化铁溶液1滴，振荡。观察并解释发生的现象。

4. 酚的氧化反应　在试管中加入0.2mol·L^{-1}苯酚溶液10滴和2.5mol·L^{-1}硫酸5滴，再加入0.2mol·L^{-1}重铬酸钾溶液4～5滴。观察并解释发生的变化。

（三）醛和酮的性质

1. 与2,4-二硝基苯肼反应　取两支洁净的试管，各加入1ml 2,4-二硝基苯肼溶液，然后分别

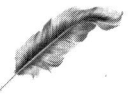

加入乙醛、丙酮各 3~4 滴。用力振荡，静置片刻，观察有无沉淀析出。如无沉淀析出，可用玻璃棒摩擦管壁，以促使沉淀析出。

2. 与托伦斯试剂的反应　取一支洁净的试管，在其中加入 1ml 0.1mol·L^{-1} 硝酸银溶液，然后滴加 2mol·L^{-1} 氨水，边加边振荡，直到生成的氧化银沉淀恰好溶解为止，所得澄清溶液即为托伦斯试剂。将托伦斯试剂分别等份装于两支洁净的试管中，然后分别加入乙醛、丙酮溶液各 5 滴，摇匀，放在 60℃ 的水浴中加热数分钟。观察并解释发生的现象，写出有关的化学方程式。

3. 与费林试剂反应　取一支洁净的大试管，加入费林试剂甲溶液和乙溶液各 2ml，混匀后所得蓝色溶液即为费林试剂。将制得的费林试剂分装于两支洁净的试管中，分别加入乙醛、丙酮各 5 滴，振荡混匀，然后放在沸水浴中加热 3~5 分钟。观察并解释发生的现象，写出有关的化学方程式。

4. 与希夫试剂的反应　取两支试管，各加入希夫试剂 1ml，然后分别加入乙醛、丙酮各 5 滴，振荡混匀。观察并解释发生的现象，写出有关的化学方程式。

5. 碘仿反应　取两支试管，分别加入乙醛、乙醇、丙酮各 2 滴，再加水 10 滴，然后各加碘溶液 10 滴，摇匀，然后分别滴加 1mol·L^{-1} 氢氧化钠溶液至碘颜色褪去为止。注意有无沉淀析出，能否闻到碘仿的气味，解释发生的现象，写出有关的化学方程式。

6. 丙酮的检验　取一支洁净的试管，在其中加入丙酮 2ml，然后加入 0.05mol·L^{-1} 亚硝酰铁氰化钠溶液 10 滴，再加入 1mol·L^{-1} 氢氧化钠溶液 5 滴，观察有何现象发生。

【注意事项】

1. 卢卡斯试剂的配制方法　将 34g 熔化过的无水氯化锌溶于 23ml 纯的浓盐酸（密度为 1.18kg·L^{-1}）中，搅拌，同时冷却，以防氯化氢逸出，所得溶液冷却后即为卢卡斯试剂。

2. 卢卡斯试剂适用于 3~6 个碳原子的醇，反应后可生成不溶解的氯代烷，并出现混浊，静置后分层。含 6 个碳原子以上的醇因不溶于卢卡斯试剂，摇匀后即混浊，不利于观察，而含 1~2 个碳原子的醇反应后生成的产物易挥发。

3. 酚与三氯化铁的反应中，三氯化铁的量不宜过多，否则三氯化铁的颜色将掩盖反应产生的颜色。

4. 费林试剂甲溶液　将 3.5g 硫酸铜晶体溶解于 100ml 水中。如混浊可过滤，将溶液倒入试剂瓶中保存。

5. 费林试剂乙溶液　取 17g 酒石酸钾钠并于溶于 20ml 热水中，加入 20ml 5moL·L^{-1} 氢氧化钠溶液中，并稀释到 100ml，将溶液倒入试剂瓶中保存。两者分别储存，用时等量混合。

6. 希夫试剂的配制　取 0.5g 品红盐酸盐，用研钵研细，加水溶解并稀释到 500ml，过滤。另取 500ml 水，通入二氧化硫至饱和。两者混匀即得到希夫试剂，将其密封保存在棕色试剂瓶中备用。

7. 碘溶液的配制　称取碘 2g、碘化钾 5g，放至量杯中，加水溶解至 100ml。

8. 进行托伦斯反应的注意事项　进行托伦斯反应时应注意：在配制托伦斯试剂时应加入 1~2 滴氢氧化钠溶液，使溶液呈碱性。因为碱性条件下，有利于醛的氧化。试管内壁应十分干净，避免产生黑色的银细颗粒而不是形成银镜。氨水加入量应以沉淀消失为准，过多的氨水影响实验结果。反应物不能直接用明火加热，反应完毕应加入硝酸少许，将银镜洗去，否则会变成爆炸性的雷酸银。

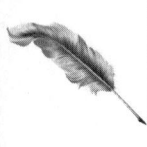

思考题

1. 结合实验结果，归纳醇、酚、醛、酮结构上和性质上的异同点。

2. 为什么用卢卡斯试剂可以鉴别伯醇、仲醇、叔醇？如何判别？

3. 为什么苯酚溶于氢氧化钠溶液而不溶于碳酸氢钠溶液?
4. 如何配制托伦斯试剂?银镜反应时应注意什么?
5. 能发生碘仿反应的物质具有哪些结构特点?

实验四 羧酸和糖类的性质

【实验目的】
1. 验证羧酸和取代羧酸的主要化学性质,理解物质结构与性质的关系。
2. 熟悉糖类的还原性、水解反应等主要化学性质。
3. 了解脱羧反应和酯化反应的基本操作方法。
4. 了解甲酸和草酸的特殊反应。
5. 学会还原糖与非还原糖的鉴别方法。

【实验用品】
1. 仪器 试管(大、小)、试管夹、药匙、带塞导管、铁架台、铁夹、酒精灯、100ml 烧杯、250ml 烧杯、50ml 锥形瓶、温度计、量筒、石棉网、玻璃棒、白色点滴板、红色石蕊试纸。
2. 试剂 甲酸、醋酸、草酸、苯甲酸、1mol·L^{-1} NaOH 溶液、无水碳酸钠、乳酸、酒石酸、水杨酸、三氯乙酸、2mol·L^{-1} 醋酸溶液、2mol·L^{-1} 一氯乙酸溶液、2mol·L^{-1} 三氯乙酸溶液、2.5mol·L^{-1} NaOH 溶液、托伦斯试剂、0.03mol·L^{-1} KMnO$_4$ 溶液、3mol·L^{-1} H$_2$SO$_4$ 溶液、澄清石灰水、甲醇、浓硫酸、乙酰水杨酸、0.1mol·L^{-1} FeCl$_3$ 溶液、pH 试纸、100g·L^{-1} 葡萄糖溶液、20g·L^{-1} 果糖溶液、20g·L^{-1} 蔗糖溶液、50g·L^{-1} 淀粉溶液、托伦斯试剂、本尼迪克特试剂(班氏试剂)、莫立许试剂、100g·L^{-1} 氢氧化钠、碘试液、溴水。

【实验原理】
1. 羧酸分子中含有羧基,具有酸性,能与碱或碳酸钠发生反应。
2. 羧酸的酸性强弱受烃基的结构和烃基上其他取代基的影响,斥电子基(+I 效应)使羧基的酸性减弱,吸电子基(+I 效应)使羧基的酸性增强。
3. 甲酸和草酸的特殊结构,使它们具有还原性,能使高锰酸钾溶液褪色。甲酸还能与托伦斯试剂发生反应。
4. 草酸是二元羧酸,加热易脱羧生成二氧化碳和甲酸。甲酸受热可进一步分解生成二氧化碳和水。
5. 羧酸和醇在酸催化作用下可发生酯化反应,生成羧酸酯。酯类具有特殊的气味,且不溶于水。
6. 糖是多羟基醛、多羟基酮及其脱水缩合产物。单糖包括葡萄糖、果糖、核糖和脱氧核糖等,由于它们的结构中均含有苷羟基,所以都具有还原性和变旋现象,能与本尼迪克特试剂反应生成砖红色 Cu$_2$O 沉淀,与银氨试剂发生银镜反应。双糖中除蔗糖是非还原糖外,麦芽糖、乳糖因含有苷羟基而具有还原性和变旋光现象。多糖不具有还原性。双糖和淀粉、糖原、纤维素等多糖均能发生水解,水解最终产物是具有还原性的单糖,所以双糖、多糖的水解液具有还原性。
7. 淀粉与碘作用呈现蓝紫色。当淀粉水解时,分子由大逐渐变小,遇碘后颜色也由蓝色向紫、红变化。当淀粉水解为麦芽糖、葡萄糖时,遇碘则不显色。因此可用碘液来检验淀粉的水解程度。
8. 糖在浓硫酸存在条件下,与 α-萘酚反应显紫色,此颜色反应称为莫立许反应,常用于糖类化合物的鉴别。

【实验内容和操作步骤】

1. 羧酸的酸性

(1) 酸性比较：取三支试管分别加入甲酸、醋酸、草酸各少许，再各加 1ml 水，振荡。用 pH 试纸测其近似 pH 值，解释 3 种羧酸的酸性强弱顺序。

(2) 与碱反应：在一支试管中加入少许苯甲酸晶体，再加 1ml 水，振荡。在所得的混浊液中滴加 $1mol \cdot L^{-1}$ NaOH 溶液至澄清，观察现象并写出化学反应式。

(3) 与碳酸盐反应：在一支试管中加入少量无水碳酸钠，再滴加醋酸数滴，观察现象并写出化学反应式。

2. 取代羧酸的酸性

(1) 在三支试管中分别加入乳酸、酒石酸、三氯醋酸各少许，再各加 1ml 水，振荡。观察是否溶解，并用 pH 试纸测其 pH 值，解释酸性强弱顺序。

(2) 在三支试管中分别加入 $2mol \cdot L^{-1}$ 醋酸、$2mol \cdot L^{-1}$ 一氯乙酸、$2mol \cdot L^{-1}$ 三氯乙酸溶液各 10 滴，用 pH 试纸检验 pH 值，解释酸性强弱顺序。

3. 甲酸和草酸的还原性

(1) 在两支试管中分别加入甲酸和草酸各少许，再各加入 $0.03mol \cdot L^{-1}$ $KMnO_4$ 溶液 0.5ml 和 $3mol \cdot L^{-1}$ H_2SO_4 溶液 0.5ml，振荡后加热至沸，观察现象并加以解释。

(2) 在一支洁净试管中加入 2~3 滴甲酸，用 $2.5mol \cdot L^{-1}$ NaOH 溶液中和至溶液呈碱性。然后加入 1ml 新制备的托伦斯试剂，摇匀后放入 80℃ 的水浴中加热数分钟。观察有无银镜生成，解释发生的现象。

4. 脱羧反应 在一支干燥的大试管中放入约 3g 草酸，用带有导管的塞子塞紧，试管口稍微向下倾斜并固定在铁架台上。另取一只小烧杯加入约 20ml 澄清石灰水，将导管插入石灰水中，小心加热试管，观察烧杯中石灰水的变化。解释发生的现象并写出化学反应式。

5. 酯化反应 在干燥的小锥形瓶中将 0.5g 水杨酸溶解至 5ml 甲醇溶液中，加入 10 滴浓硫酸，摇匀后放在水浴中温热 5 分钟。然后将锥形瓶中的混合物倒入盛有 10ml 水的小烧杯中，充分振荡，静置几分钟后观察生成物的外观并闻气味。解释发生的现象并写出化学反应式。

6. 与三氯化铁的反应 取两支试管，分别加入 $0.1mol \cdot L^{-1}$ $FeCl_3$ 溶液 1~2 滴，各加水 1ml。然后在第一支试管中加入少许水杨酸晶体，在第二支试管中加入少许乙酰水杨酸晶体，振荡。加热第二支试管。观察现象并加以解释。

7. 单糖的还原性

(1) 与托伦斯试剂反应（银镜反应）：取四支洁净的试管，编号，各加托伦斯试剂 2ml，再分别加入葡萄糖、果糖、蔗糖、淀粉溶液各 1ml，把试管放入 60~70℃ 的水浴中加热数分钟。观察现象，并解释原因。

(2) 与本尼迪克特试剂反应：取四支试管，编号，各加本尼迪克特试剂 1ml，再分别加入葡萄糖、果糖、蔗糖、淀粉溶液各 1ml，摇匀，然后用小火加热数分钟。观察有何现象产生，解释原因。

8. 糖的颜色反应

(1) 与莫立许试剂反应：取四支试管，编号，分别加入葡萄糖、果糖、蔗糖、淀粉溶液各 1ml，再分别滴入 2 滴莫立许试剂，摇匀。把试管倾斜 45°，沿管壁慢慢加入浓硫酸 1ml，使硫酸和糖溶液有明显的分层，观察两层界面的颜色变化。数分钟后若无颜色出现，可在水浴中温热再观察变化（注意不要摇动试管）。解释观察到的现象。

(2) 淀粉与碘的反应：在点滴板的凹穴中滴入淀粉溶液 2 滴，滴入碘试液 1 滴，观察有何现象发生。

9. 蔗糖和淀粉的水解

(1) 蔗糖的水解：取试管一支，加入蔗糖溶液 4ml、浓硫酸 2 滴，摇匀，加热数分钟，使蔗糖水解。待溶液冷却，用氢氧化钠中和至弱碱性，加入本尼迪克特试剂 1ml，摇匀，继续加热。观察有何变化，并解释原因。

(2) 淀粉的水解：取试管一支，加入淀粉溶液 4ml、浓硫酸 2 滴，摇匀，放在沸水浴中加热 3～5 分钟后，每隔 1～2 分钟用玻璃棒蘸取溶液 1 滴，放入滴有碘试液的点滴板凹穴中进行观察，直至不再呈现颜色时停止加热。取出溶液 2ml，用氢氧化钠中和至弱碱性，加入入本尼迪克特试剂 1ml 摇匀，继续加热。观察有何现象，解释原因。

思考题
1. 如何鉴别甲酸、乙酸和草酸？
2. 酯化反应为何要加硫酸？为什么酯的碱性水解比酸性水解效果好？
3. 用什么方法可证明化合物是糖类？用什么方法可鉴别还原糖与非还原糖？用什么方法可鉴别醛糖与酮糖？
4. 在糖的还原性实验中，蔗糖与本尼迪克特试剂和托伦斯试剂长时间加热后，也会发生反应，为什么？
5. 如何证明淀粉已完全水解？

实验五　乙酸乙酯的制备

【实验目的】
1. 学习将有机酸合成脂的一般原理及方法。
2. 巩固蒸馏、洗涤、干燥等基本操作。

【实验用品】
1. 仪器　恒压漏斗、三口圆底烧瓶、温度计、刺形分馏柱、蒸馏头、直形冷凝管、接引管和锥形瓶。
2. 试剂　冰醋酸、95％乙醇、浓硫酸、饱和碳酸钠溶液、饱和食盐水、饱和氯化钙溶液、无水碳酸钾。

【实验原理】
在少量酸（H_2SO_4 或 HCl）催化下，羧酸和醇反应生成酯，这个反应叫做酯化反应。该反应通过加成-消去过程，质子活化的羰基被亲核的醇进攻发生加成，在酸作用下脱水成酯。该反应为可逆反应，为使平衡向生成酯的方向移动，一般采用过量的反应试剂（根据反应物的价格，选取过量酸或过量醇）。也可以把反应中生成的酯或水及时蒸出，或是两者并用（即减小产物的浓度）。在实验室中也可以采用分水器来完成。

在本实验中，我们是利用冰乙酸和乙醇反应，得到乙酸乙酯的。反应式如下：

$$CH_3COOH + CH_3CH_2OH \underset{110\sim120℃}{\overset{H_2SO_4}{\rightleftharpoons}} CH_3COOC_2H_5 + H_2O$$

【实验内容和操作步骤】
1. 合成　在 125ml 三口烧瓶的一侧口装配一恒压滴液漏斗，滴液漏斗的下端通过一橡皮管连接一"J"形玻璃管，伸到三口烧瓶内离瓶底约 3mm 处。三口烧瓶的另一侧口固定一个温度计，中口装配一刺形分馏柱、蒸馏头、温度计及直形冷凝管。冷凝管的末端连接接引管及锥形瓶。

在三口烧瓶中放入 12ml 乙醇，一边摇动，一边慢慢加入 12ml 浓硫酸。配制 12ml 乙醇和

12ml 冰醋酸的混合溶液倒入滴液漏斗中。向滴液漏斗中加入混合液 3~4ml，开始加热，保持温度在 110~120℃，反应体系温度为 120℃左右。然后把滴液漏斗中的混合溶液慢慢滴加到三口烧瓶中。调节滴加的速度，使和酯蒸出的速度大致相等。这时保持反应物温度为 120~125℃。滴加完毕后，继续加热约 10min，直到不再有液体流出为止。

2. 纯化　先用饱和 Na_2CO_3 溶液中和馏出液中的酸，直到无 CO_2 气体溢出为止。然后在分液漏斗中依次用饱和 NaCl 溶液（洗涤碳酸钠溶液）、饱和 $CaCl_2$ 溶液 10ml（洗涤醇，$CaCl_2$ 可与醇生成配合物）洗涤馏出液。最后将上层的乙酸乙酯倒入干燥的小锥形瓶中，加入无水 K_2CO_3 干燥 30min。

【注意事项】

1. 由于乙酸乙酯可以与水、醇形成二元、三元共沸物，因此在馏出液中还有水、乙醇。
2. 在此用饱和溶液的目的是降低乙酸乙酯在水中的溶解度。洗涤时注意放气，用 $CaCl_2$ 溶液洗之前，一定要先用饱和 NaCl 溶液洗，否则会产生沉淀，给分液带来困难。
3. 控制反应温度在 120~125℃，温度过高会增加副产物乙醚的含量。
4. 控制浓硫酸滴加速度，速度太快，则会因局部放出大量的热量而引起爆沸。
5. 主要试剂及产品的物理常数见表 17-8。

表 17-8　主要试剂及产品的物理常数（文献值）

名称	分子量	性状	折光率	比重	熔点（℃）	沸点（℃）	溶解度 (g/100ml)		
							水	醇	醚
冰醋酸	60.05	无色液体	1.3698	1.049	16.6	118.1	∞	∞	∞
乙醇	46.07	无色液体	1.3614	0.780	−117	78.3	∞	∞	∞
乙酸乙酯	88.10	无色液体	1.3722	0.905	−84	77.15	8.6	∞	∞

思考题

1. 酯化反应有什么特点？本实验如何创造条件使酯化反应尽量向生成物的方向进行？
2. 本实验有哪些可能的副反应？

实验六　从茶叶中提取咖啡因

【实验目的】

1. 学习从植物中提有效成分的实验室方法。
2. 熟悉咖啡因的升华性质。

【实验用品】

1. 仪器　恒压滴液漏斗、回流装置、蒸馏装置、蒸发皿等。
2. 试剂　茶叶、95%乙醇、生石灰等。

【实验原理】

咖啡因能溶于乙醇，故以乙醇为溶剂从茶叶中提取咖啡因，然后升华，提纯粗咖啡因。

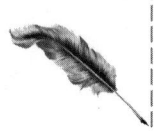

【实验内容和操作步骤】

1. 连续回流萃取咖啡因 称取 15g 茶叶，磨碎，装入恒压滴液漏斗（事先在其底部垫少量棉花，防止茶叶末堵住活塞）。在恒压滴液漏斗中加入 60ml 95％乙醇浸泡茶叶 5min，要求乙醇液面超出茶叶所填高度 1cm。将恒压滴液漏斗下接 100ml 圆底烧瓶，上装冷凝管，装好连续回流萃取装置（图 17-1）。然后打开活塞，将浸泡茶叶的乙醇放入 100ml 圆底烧瓶中。关闭活塞，回流。当乙醇浸没茶叶后，打开活塞，控制乙醇流速，使回流速度等于乙醇的流出速度，持续 40min。

2. 将连续回流萃取装置改为蒸馏装置，蒸馏至提取液剩 1/3 且变为黏稠状，并回收乙醇。

3. 蒸发 将黏稠的提取液转移至洁净蒸发皿，沙浴，蒸发至提取液更为黏稠，再加入 6～8g 生石灰，同时搅拌碾压，继续加热蒸发至茶叶提取液变为干燥的粉末。

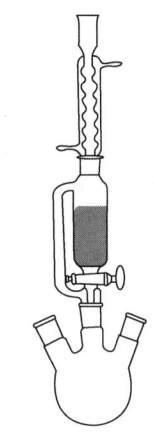

图 17-1 连续回流萃取装置

4. 升华 将预先刺有许多小孔的滤纸盖在蒸发皿上，并在滤纸上倒罩一合适的玻璃漏斗，用沙浴加热升华，需控制火焰，尽可能使升华速度放慢。如发现有棕色烟雾，即升华完毕，停止加热。冷却后，揭开漏斗和滤纸，收集白色针状结晶，称量，计算产率。

【注意事项】

1. 生石灰起吸水和中和作用，以除去部分杂质，并促使咖啡因呈游离态以升华。

2. 升华操作是本实验成败的关键，在升华过程中要严格控制加热温度。若温度低，则咖啡因不能升华；若温度太高，则会使被烘物碳化。

思考题

本实验要提高产率，应注意哪些问题？

实验七　熔点的测定

【实验目的】

1. 掌握毛细管法测定熔点的基本操作方法。
2. 了解熔点测定的意义。

【实验用品】

1. 仪器　提勒（Thiele）管、温度计（150℃）、毛细管（内径 1～1.5mm）、小胶圈、酒精灯、铁架台、玻璃管（长度 70～80cm）。

2. 试剂　液状石蜡、苯甲酸（AR）、尿素（AR）。

【实验原理】

晶体物质加热到一定温度时，可从固态转变为液态，此时的温度就是该物质的熔点。纯化合物从开始熔化（始熔）至完全熔化（全熔）的温度变化范围叫做熔点距，也叫熔点范围。

每种纯物质都有自己的熔点，且熔点距较小，一般为 0.5～1℃。但混有杂质的物质，其熔点一般会下降，而且熔点距增大。

大多数有机化合物的熔点都在 300℃以下，且容易测定。因此，有机化学实验中常通过熔点的测定鉴定有机物的纯度。测定方法采用操作简单的毛细管法。

【实验内容和操作步骤】

1. 熔点管制备　取一根毛细管，将其一端在弱火焰边沿处不断转动至毛细管末端呈红圆珠

状以封口。

2. **样品的填装** 将尿素 0.1~0.2g 置于干净的表面皿上,用玻璃棒研成粉末,聚成小堆,将毛细管开口一端倒插入粉末堆中,样品被挤入管中。将装有样品的毛细管口朝上竖立,通过一根长约 70cm、直立于桌面的玻璃管,由管上端自由落下至实验台面上。反复操作几次,直至样品在毛细管中的高度为 2~3mm 为止。装入的样品要紧密,不能有空隙,这样测定结果才准确。

3. **测定熔点的装置** 测定熔点的装置如图 17-2 所示。将提勒(Thiele)管夹在铁架台上,装入液状石蜡,高度至上侧管时即可。把毛细管用小胶圈固定在温度计旁,毛细管中样品部位在温度计水银球中部。将温度计插入带有缺口的胶塞并安装到提勒管中,温度计水银球的位置恰在提勒管两侧管中部。加热时,火焰须与提勒管倾斜部分的下缘接触,这样加热可使管内液体因温度差而发生对流,使样品受热均匀。

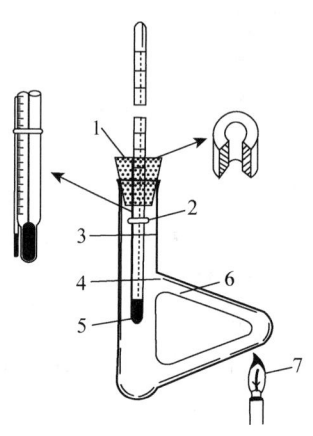

图 17-2 Thiele 管熔点测定装置
1. 缺口胶塞;2. 橡皮圈;3. 200℃时热载体液面;
4. 室温时热载体液面;5. 熔点毛细管;6. 热载体;7. 酒精灯

4. **测定熔点** 熔点测定时,用小火加热液状石蜡,注意控制加热速度,不可升温过快。接近样品熔点时,应特别注意温度计上所显示的温度和尿素变化情况。在加热过程中,样品将依次出现发毛、收缩、液滴、澄清等现象。当毛细管中尿素开始收缩并有液滴出现时,表示尿素开始熔化,是始熔,记下温度。继续微热至全部固体尿素消失为液体时,是全熔,记下温度,此即为尿素的熔点。例如某一化合物在 115℃时开始收缩,在 116℃时有液滴出现,在 117℃时全部成为透明液体,应记录为:熔点 116~117℃。

用相同方法测定尿素和苯甲酸混合物的熔点。

【注意事项】

1. 提勒(Thiele)管内无水。
2. 温度计的量程高于待测化合物的熔点。
3. 塞子一定是缺口的胶塞。
4. 样品研得要细,装样要紧密。
5. 实验完毕,从液状石蜡中取出温度计放冷至接近室温,用水冲洗后收藏。液状石蜡放冷至接近室温后倒回原瓶中。

思考题

1. 测定熔点有何意义?
2. 测定熔点时,若遇到下列情况,将产生什么结果?
(1) 熔点管底部未完全封闭,尚有一针孔。

(2) 样品未完全干燥或含有杂质。

(3) 样品研磨得不够细。

(4) 样品装得太多。

(5) 样品装得不紧密。

(6) 加热过快。

3. 利用熔点测定如何判断物质是否纯净？

实验八　沸点的测定和常压蒸馏

【实验目的】

1. 了解常压蒸馏及沸点测定的原理及应用范围。
2. 熟悉常压蒸馏的装置，学会装配、拆卸仪器的方法及常压蒸馏的基本操作。

【实验用品】

1. 仪器　圆底烧瓶、直形冷凝管、蒸馏头、温度计（100℃）、接液管、接液瓶、水浴加热装置、烧杯（100ml）、环形玻璃棒、小试管、毛细管。

2. 试剂　乙酸乙酯、沸石。

【实验原理】

液体物质都具有一定的气压，而且随着温度的升高，蒸气压逐渐增大。当液体的蒸气压等于作用于液体表面的外界压力时，液体开始沸腾，此时的温度即为该液体的沸点。不同的物质在一定温度下蒸气压不同，沸点也不相同。沸点是有机化合物的一个重要物理常数，在一定压力下，纯净液体的沸点是固定的。通过沸点的测定，对判定有机物的纯度具有一定的意义。纯净的液体有机化合物在蒸馏过程中的温度变化范围（也称为沸程）很小，一般不超过0.5~1℃。大多数混合物则不同，没有固定的沸点，沸点范围比较大。

将液体加热至沸腾，使液体变为蒸气，再使气体冷凝为液体的过程为蒸馏。在常压（101.3kPa）下进行的蒸馏称为常压蒸馏。常压蒸馏是分离、提纯液态有机化合物最常用的方法之一，也可用于常量液态物质沸点的测定和有机溶剂的回收。常压蒸馏用于沸点不同的液态有机物分离时，只有两种物质沸点相差30℃以上，才能得到较好的分离效果。

利用常压蒸馏的方法可以测定液体物质的沸点，此方法样品的用量较多（一般10ml以上），称为常量法。若样品的量很少时，可采用微量法。微量法测沸点与常量法测沸点的原理基本相同。测定时，将一根一端封口的毛细管倒置于装有少量样品的小试管中，作为液体的气化中心。当加热温度逐渐升高时，会有气泡从毛细管口断断续续地冒出。温度上升超过该液体沸点，有成串气泡欲缩回毛细管内时，表示毛细管内的蒸气压与外界的压力相等，此时的温度即为该液体的沸点。微量法用样量少，设备简单，测定时间短，是目前测定液态有机化合物最常用的方法。

【实验内容和操作步骤】

1. 常压蒸馏装置和装配方法　常压蒸馏装置由水浴加热装置（或电热套）、蒸馏烧瓶、温度计、直形冷凝管、接液管和锥形瓶组成。常压蒸馏及常量法测定沸点的装置如图17-3所示。常压蒸馏装置的装配包括如下几个步骤：

（1）根据加热器具有的高度，将圆底烧瓶固定在铁架台上，铁夹夹在圆底烧瓶支管上部的瓶颈处，温度计通过塞子插入瓶颈。调整温度计的位置，使水银球的上限恰好与圆底烧瓶支管的下限在同一水平线上。

（2）用另一铁架台固定冷凝管，铁夹夹在冷凝管的中部，调整冷凝管的位置，使冷凝管与圆底烧瓶紧密连接，冷凝管的中心线与蒸馏支管的中心线同轴。

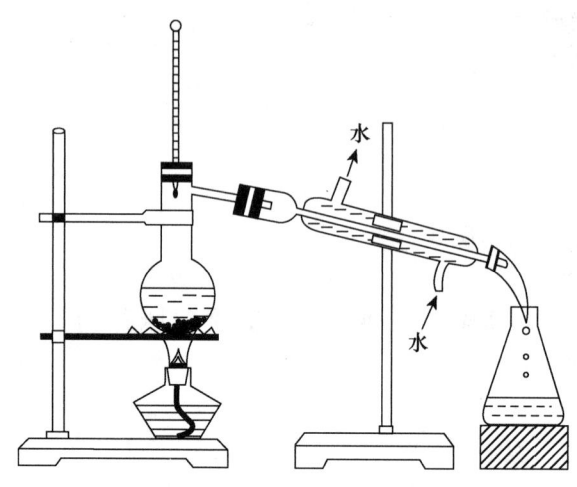

图 17-3 一般蒸馏装置

（3）冷凝管的尾部与接液管连接，接液管直接插入作为接收器的锥形瓶中。

（4）冷凝管下端的进水口与自来水龙头连接，上端出水用胶管连接后导入水槽。

2．沸点的测定

（1）使用漏斗或沿蒸馏烧瓶颈无支管的一侧，将待蒸馏的乙酸乙酯小心转移到圆底烧瓶中，注意不要使液体从支管流出。加入2～3粒沸石。

（2）安装好温度计，全面仔细检查整套装置，接通冷凝水后，开始加热。注意观察蒸馏瓶中的现象和温度计读数的变化。液体逐渐沸腾，蒸气逐渐上升。当蒸气的顶端到达温度计水银球时，温度急剧上升。水银球上出现液滴时，蒸馏瓶支管末端即会出现第一滴馏出液，蒸馏开始。在达到待蒸馏物沸点之前，常有少量低沸点液体先蒸出，称为前馏分。温度趋于稳定后，更换一只洁净、干燥的接液瓶，此时收集的就是较纯的物质。

（3）蒸馏过程中，应控制加热速度。开始加热时火焰可以稍大些。当液体沸腾，蒸气前沿迅速上升时，适当调小火焰，控制流出液滴的速度为每分钟1～2滴为宜。在整个蒸馏过程中，应使水银球处于被冷凝液包裹状态。

（4）若维持原来的水浴温度（或加热），温度计读数突然下降，即可停止加热。即使液体中杂质很少，温度计的读数不出现变化时，也不应将瓶内的液体蒸干，以免发生意外。当蒸馏瓶内只剩下少量（约1ml）液体时，停止加热。

（5）记录蒸出的前馏分后，温度计趋于恒定更换蒸馏瓶，以及蒸出最后5滴馏分时温度计的读数，即为该馏分的沸点范围。

（6）稍冷却后，关闭冷凝水，按与装配仪器相反的顺序拆卸仪器。根据所收集馏分的重量或体积，计算回收率。

【注意事项】

1．蒸馏等装置仪器装配的顺序一般为自下而上、从左到右。整套装置要求装配准确、端正，各个仪器的轴线都要在同一平面，铁架台的铁架尽可能放在仪器后部。各仪器之间的装配要严密，防止蒸馏过程中蒸气逸出，使产品损失或引发火灾。标准口仪器磨口间要涂抹少量凡士林，使用后立即拆除，防止粘牢。常压蒸馏装置必须与大气相通，密闭蒸馏会发生爆炸等事故。

2．应该根据被蒸馏物的量选择适宜的蒸馏瓶。一般情况下，蒸馏物的体积占蒸馏瓶体积的1/3～2/3。如果被蒸馏物的量过多，沸腾时液体可能会冲出，或液体的泡沫可能会被蒸气带出，混入馏出液中。如果蒸馏瓶过大，蒸馏结束时，则相对会有较多的液体残留在瓶中，减少产率。

3．在加热沸腾的溶液中加入沸石的目的，是为了防止因过热而引发的爆沸。沸石应在加热

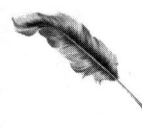

前加入。如果发现忘记加入,应停止加热,待稍冷后再补加。在任何情况下,都绝对不能将沸石加至热的液体中。

思考题

1. 在常压蒸馏装置中,若温度计水银球的位置在支管的上端或插至液面上,会出现什么结果?

2. 如果蒸馏过程中由于某种原因停止加热,蒸馏停止一段时间,那么在重新加热蒸馏前,是否需要加入新的沸石?

3. 微量法测定沸点,为何要用降温的方法记录降温时气泡欲缩回毛细管内时的温度?

(罗　旭)

单元自测题参考答案

第二章参考答案

一、选择题

1. C 2. A 3. D 4. B 5. B 6. C 7. B 8. C 9. B 10. C
11. B 12. B 13. D 14. D 15. D 16. D 17. A 18. C 19. D 20. B

二、填空题

1. 6.02×10^{23}，1.204×10^{24}，6.02×10^{23}　　2. 40，159　　3. 1.5，48

4. 22，3.01×10^{23}，0.5，3.01×10^{23}　　5. 0.2，4.48　　6. 阿伏伽德罗定律

7. 摩尔，6.02×10^{23}，阿伏伽德罗常量

三、名词解释（略）

四、判断题

1. ×　2. ×　3. √　4. √　5. ×　6. ×　7. √　8. √

五、计算题

1. 解：设需要 $KClO_3$ 的物质的量为 n，质量为 m。

$$\because 2KClO_3 = 2KCl + 3O_2$$

$$\quad\quad 2 \quad\quad\quad\quad 3\times22.4$$

$$\quad\quad n \quad\quad\quad\quad 16.8$$

$$\therefore 2:n = 3\times22.4:16.8$$

$$n = 0.5\,mol$$

$$m = n\cdot M = 0.5\times122.5 = 61.25\,g$$

答：要制备 16.8L（标准状态）O_2，需要 $KClO_3$ 0.5mol，质量为 61.25g。

2. 解：$N(NH_3) = n\cdot N_A = m\cdot N_A/M = 34\times6.02\times10^{23}\div17 = 1.204\times10^{24}$ 个

$\quad\quad N(H) = 3N(NH_3) = 3\times1.204\times10^{24} = 3.612\times10^{24}$ 个

$\quad\quad N(N) = N(NH_3) = 1.204\times10^{24}$ 个

答：34 克 NH_3 含有 1.204×10^{24} 个氨分子，3.612×10^{24} 个氢原子，1.204×10^{24} 个氮原子。

第三章参考答案

一、选择题

1. C 2. B 3. C 4. D 5. D 6. B 7. D 8. C 9. A 10. A

二、填空题

1. 280～320mmol·L^{-1}，308mmol·L^{-1}，298mmol·L^{-1}，晶体渗透压，胶体渗透压，晶体渗透压对维持细胞内、外的水盐平衡起着重要的调节作用，胶体渗透压对调节血管内、外水和电解质的相对平衡及维持血容量起调节作用。

2. 0.29

3. 等渗溶液，高渗溶液，低渗溶液
4. 半透膜的存在，半透膜两侧存在浓度差，降低两侧的浓度差。

三、名词解释（略）

四、简答题

1. 答：因为使用等渗溶液可以维持人体内环境渗透压的稳定，使细胞形态稳定。输入高渗溶液，会使细胞失水皱缩而形成栓塞。输入低渗溶液，则会导致红细胞吸水胀破而出现溶血现象。

2. 答：(1) $c_{OS(葡萄糖)} = \dfrac{50\text{g} \cdot \text{L}^{-1}}{180\text{g} \cdot \text{mol}^{-1}} \times 1000 = 278 \text{mmol/L}$

$c_{OS(蔗糖)} = \dfrac{50\text{g} \cdot \text{L}^{-1}}{342\text{g} \cdot \text{mol}^{-1}} \times 1000 = 146 \text{mmol/L}$

$\because c_{OS(葡萄糖)} > c_{OS(蔗糖)}$ $\therefore$ 葡萄糖的渗透压高

(2) $\because i(葡萄糖)=1$，$i(蔗糖)=1$，$\therefore$ 葡萄糖溶液和蔗糖溶液的渗透压浓度相等。

(3) c_{OS}（葡萄糖）$= 1 \times 0.5 \times 1000 = 500 \text{mmol} \cdot \text{L}^{-1}$

c_{OS}（NaCl）$= 2 \times 0.5 \times 1000 = 1000 \text{mmol} \cdot \text{L}^{-1}$

$\therefore$ 葡萄糖溶液渗透压 $<$ NaCl 溶液渗透压。

(4) c_{OS}（NaCl）$= 2 \times 0.5 \times 1000 = 1000 \text{mmol} \cdot \text{L}^{-1}$

c_{OS}（CaCl$_2$）$= 3 \times 0.5 \times 1000 = 1500 \text{mmol} \cdot \text{L}^{-1}$

$\therefore$ NaCl 溶液渗透压 $<$ CaCl$_2$ 溶液渗透压。

五、计算题

1. 解：$m_{NaCl} = 9\text{g/L} \times \dfrac{500\text{ml}}{1000\text{ml/L}} = 4.5\text{g}$

2. 解：

(1) $c_{NaCl} = \dfrac{m_{NaCl}}{m_{NaCl} \cdot V} = \dfrac{3.17 \times 1000}{10 \times 58.44} = 5.42 \text{mol} \cdot \text{L}^{-1}$

(2) $\rho_{NaCl} = \dfrac{m_{NaCl}}{V} = \dfrac{3.17 \times 1000}{10} = 317 \text{g} \cdot \text{L}^{-1}$

(3) $\omega_{NaCl} = \dfrac{m_{NaCl}}{m} = \dfrac{3.17}{12.00} = 0.26$

第四章参考答案

一、选择题

1. B 2. A 3. C 4. C 5. C 6. B 7. B 8. A 9. D 10. A

二、填空题

1. Co^{3+}，[CoCl(NH$_3$)(en)$_2$]$^{2+}$，Cl、NH$_3$、en，Cl、N、N
2. (1) H$_3$AlF$_6$。 (2) [Ni(en)$_3$]Cl$_2$。 (3) [CrCl$_2$(H$_2$O)$_4$]Cl
3. [Pt(NH$_3$)$_4$][PtCl$_4$]
4. Pt^{2+}，Cl、N，4，三氯合氨铂（Ⅱ）酸
5. 五氟·水合铁（Ⅱ）酸铵，-2，F^-、H$_2$O，F、O，6
6. 三氯化三乙二胺合钴（Ⅲ），Co^{3+}、$+3$
7. Fe，FeCl$_2$

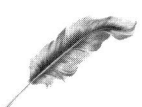

三、名词解释（略）

第五章参考答案

一、选择题

1. B 2. B 3. C 4. D

二、填空题

1. 反应快慢程度 2. 浓度，压强，温度，催化剂 3. 浓度，压强，温度

4. 向右，向左，不会 5. 在同一条件下，反应是双向的，即向两个相反方向同时进行。

三、名词解释（略）

四、计算题

解：　　　　　$C_{12}H_{22}O_{11} + H_2O \rightleftharpoons C_6H_{12}O_6$（葡萄糖）$+ C_6H_{12}O_6$（果糖）

起始浓度：　　$0.05 mol \cdot L^{-1}$　　　　　　　　　0　　　　　　　　　0

水解60%浓度：$0.05 mol \cdot L^{-1} \times 60\%$　　$0.05 mol \cdot L^{-1} \times 60\%$　　$0.05 mol \cdot L^{-1} \times 60\%$

平衡浓度：　　$0.05 mol \cdot L^{-1} - 0.03 mol \cdot L^{-1}$　$0.03 mol \cdot L^{-1}$　　$0.03 mol \cdot L^{-1}$

答：　　　　　$$K = \frac{0.03 \times 0.03}{0.02} = 0.045$$

第六章参考答案

一、选择题

1. C 2. B 3. B 4. D 5. D 6. C 7. C 8. B 9. C 10. D

二、填空题

1. pH值基本不变

2. 与弱电解质具有相同离子的强电解质，解离度。

3. 弱酸的解离常数，平衡时的缓冲比

4. OH^-，H_3O^+，共轭酸碱对之间的质子转移反应。

5. 变小，同离子效应

6. NH_3，NH_4^+

7. $HCO_3^- + H^+ \rightleftharpoons H_2CO_3$，$H_2CO_3 + OH^- \rightleftharpoons HCO_3^- + H_2O$

8. 7.35～7.45，7.45，7.35，H_2CO_3-HCO_3^-，NaH_2PO_4-Na_2HPO_4，H—蛋白质-Na—蛋白质，H_2CO_3-$NaHCO_3$

三、名词解释（略）

四、简答题

1. 答：根据缓冲溶液的计算公式，缓冲溶液的pH值与弱电解质的电离常数及共轭酸碱对之间的浓度比有关。

2. 答：这种说法不对，任何缓冲溶液都有缓冲容量，超过这个限度，缓冲溶液就会失去缓冲能力。所以如果加入大量强酸或强碱，或者用大量的水稀释时，缓冲溶液的pH会发生改变，缓冲溶液会失去缓冲作用。

3. 答：共轭酸碱对是指在组成上仅相差一个质子的酸和碱。酸碱反应的实质就是两个共轭酸碱对之间的质子传递反应。

4. 答：在$NH_3 \cdot H_2O$-NH_4Cl缓冲溶液中存在下列电离过程：

$$NH_3 \cdot H_2O \rightleftharpoons NH_4^+ + OH^-$$

当向这一混合溶液中加入少量强酸时，溶液中$NH_3 \cdot H_2O$电离出来的OH^-就与外来少

量 H^+ 结合成 H_2O，使 $NH_3 \cdot H_2O$ 的电离平衡向右移动。当建立新的化学平衡时，NH_4^+ 的浓度略有增高，$NH_3 \cdot H_2O$ 浓度略有降低，溶液中的 OH^- 的浓度没有明显降低，溶液的 pH 值几乎不变，$NH_3 \cdot H_2O$ 为此缓冲溶液的抗酸成分。当向这一混合溶液中加入少量强碱时，溶液中的 NH_4^+ 与外来少量 OH^- 结合成 $NH_3 \cdot H_2O$ 分子，使 $NH_3 \cdot H_2O$ 的电离平衡向左移动。当建立新的化学平衡时，OH^- 的浓度没有明显增大，溶液的 pH 值几乎不变，NH_4Cl 为此缓冲溶液的抗碱成分。

五、计算题

1. 解：

$$[H^+] = \sqrt{K_a \cdot c}$$

$$10^{-2.43} = \sqrt{1.37 \times 10^{-4} \cdot c}$$

$$c = 0.10 \text{ mol} \cdot L^{-1}$$

2. 解：

HCl：$[H^+] = 0.1 \text{ mol} \cdot L^{-1}$

pH = 1

HAc：$[H^+] = \sqrt{K_a \cdot c} = \sqrt{1.76 \times 10^{-5} \times 0.1} = \sqrt{1.76 \times 10^{-6}} = 0.00132 \text{ mol} \cdot L^{-1}$

3. 答：该溶液是缓冲溶液。

$$NH_3 \cdot H_2O + HCl \Longrightarrow NH_4Cl + H_2O$$

反应后，$c_{NH_3 \cdot H_2O} = \dfrac{0.10 \times 50 - 0.10 \times 25}{50 + 25} = 0.033 \text{ mol} \cdot L^{-1}$

$c_{NH_4Cl} = \dfrac{0.10 \times 25}{75} = 0.033 \text{ mol} \cdot L^{-1}$

$$pH = pK_a + \lg \dfrac{c_{NH_3 \cdot H_2O}}{c_{NH_4Cl}} = pK_a = 9.25$$

第七章参考答案

一、选择题

1. B 2. D 3. B 4. D 5. C 6. D 7. C 8. A 9. C

二、填空题

1. 高   2. 1～100nm，不能，稳定性强，黏度大   3. 溶胶，高分子化合物溶液

4. 胶粒，分散介质   5. $[AgI]_m$，I^-，负   6. 胶粒带电，溶剂化膜的存在

三、简答题（略）

第八章参考答案

一、选择题

1. B 2. C 3. A 4. B 5. A 6. C 7. D 8. B 9. C 10. A

二、填空题

1. 单键，双键，三键，双键，三键   2. C，H   3. sp^3，sp^2，sp

4. C_nH_{2n+2}，C_nH_{2n}，C_nH_{2n-2}，C_nH_{2n-6} 5. 白，红棕

三、名词解释（略）

四、命名下列化合物或写出结构简式

1. 甲苯   2. 1-丁烯   3. 3-甲基-1-丁炔   4. 4-甲基-2-戊烯

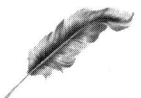

5. $\underset{\underset{CH_2-CH_2-CH_3}{|}}{\overset{\overset{CH_3}{|}}{CH_3-CH}}$ 6. $\underset{}{\overset{\overset{CH_3}{|}}{CH_2=C-CH_2-CH_2-CH_3}}$

7. $CH_3-C\equiv C-CH_3$ 8. $\underset{}{\overset{}{\underset{CH_3}{\overset{CH_3}{\bigcirc}}}}$

五、完成下列反应方程式

1. $CH_2=CH_2 + H_2 \rightarrow CH_3CH_3$

2. $CH_2=CH_2 + HCl \rightarrow CH_3CH_2Cl$

3. $CH_2=CH_2 + H_2O \rightarrow CH_3CH_2OH$

4. $CH\equiv CH + H_2O \rightarrow CH_3CHO$

5. $\bigcirc-CH_3 + Cl_2 \xrightarrow{\text{光照}} \bigcirc-CH_2Cl + HCl$

6. $\bigcirc + HNO_3 \xrightarrow{H_2SO_4(\text{浓})} \bigcirc-NO_2 + H_2O$

六、用化学方法鉴别下列各组化合物

1. 答：先用 $KMnO_4$ 鉴别出乙烷（不褪色），在褪色的两种物质中加入 $AgNO_3$ 的氨溶液，生成白色沉淀的是乙炔，另外一种是乙烯。

2. 答：用 $KMnO_4$ 鉴别，褪色的是甲苯，不褪色的是苯。

3. 答：先用 $KMnO_4$ 鉴别出苯（不褪色），在褪色的两种物质中加入溴水，褪色的是丙烯，不褪色的是甲苯。

第九章参考答案

一、选择题

1. B 2. B 3. A 4. C 5. C 6. C 7. D 8. D 9. B 10. D

二、写出下列化合物的结构简式或名称

1. 乙醇   2. 2-丁醇或仲丁醇   3. 3-甲基-1-丁醇

4. 2-苯基-2-丁醇   5. 叔丁醇或 2-甲基-2-丙醇   6. 甲乙醚

7. $\underset{\underset{H_3C}{}}{\overset{\overset{H_3C}{}}{}}CH-CH_2-OH$ 8. 2-甲氧基丁烷   9. $\underset{\underset{OH}{|}\,\underset{OH}{|}\,\underset{OH}{|}}{H_2C-CH-CH_2}$ 10. $\underset{Br}{\overset{OH}{\bigcirc}}^{Br}_{Br}$

11. $\bigcirc-OH$ 12. $CH_3-CH_2-O-CH_2-CH_3$ 13. $\bigcirc-CH_2OH$

14. $\underset{}{\overset{OH}{\bigcirc\bigcirc}}$

三、完成下列反应式

1. $CH_3-CH_2-CH_2-OH + Na \rightarrow CH_3-CH_2-CH_2-ONa + H_2\uparrow$

2. $\underset{\underset{H}{|}\,\underset{H}{|}}{H_3C-\overset{\overset{CH_3}{|}}{C}-\overset{\overset{OH}{|}}{C}-CH_3} \xrightarrow[170℃]{\text{浓}H_2SO_4} H_3C-\overset{\overset{CH_3}{|}}{C}=\overset{\overset{CH_3}{|}}{C}-CH_3 + H_2O$

3. $H_3C-\underset{\underset{OH}{|}}{\overset{\overset{CH_3}{|}}{C}}-CH_3 \xrightarrow[\triangle]{H_2SO_4-K_2CrO_7} H_3C-\underset{\underset{O}{\|}}{C}-CH_3$

（注：原题为异丙基结构）$H_3C-\underset{\underset{H}{|}}{\overset{\overset{CH_3}{|}}{C}}-\underset{\underset{OH}{|}}{\overset{\overset{H}{|}}{C}}-CH_3 \xrightarrow[\triangle]{H_2SO_4-K_2CrO_7} H_3C-\underset{\underset{H}{|}}{\overset{\overset{CH_3}{|}}{C}}-\underset{\underset{O}{\|}}{C}-CH_3$

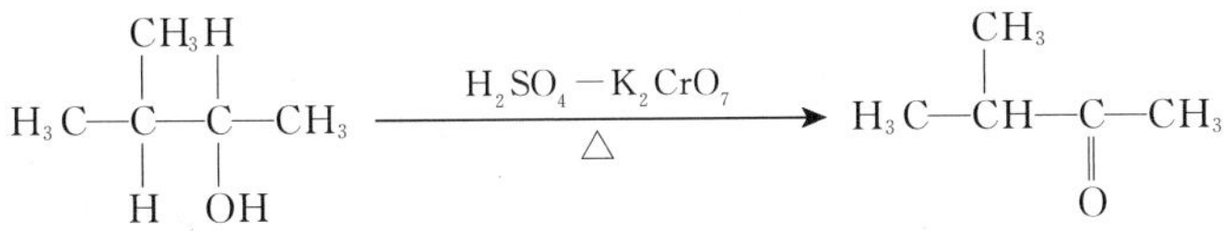

4. $CH_3-CH_2-OH + HO-CH_2-CH_3 \xrightarrow[140℃]{浓H_2SO_4} CH_3-CH_2-O-CH_2-CH_3 - H_2O$

5. 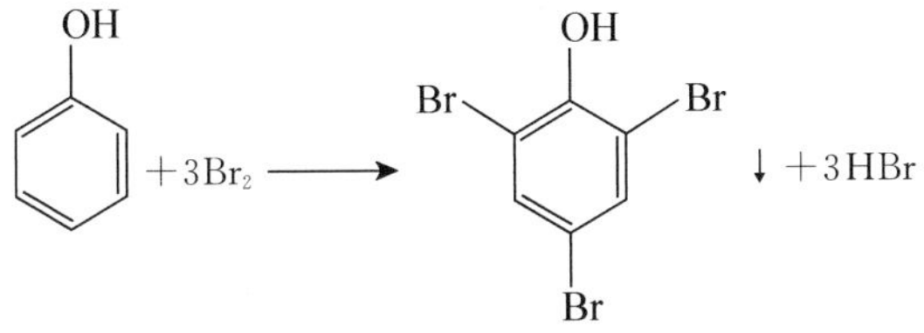 苯酚 + 3Br₂ → 2,4,6-三溴苯酚↓ + 3HBr

6. 苯酚 + NaOH → 苯酚钠 + H₂O ; 苯酚钠 + CO₂ + H₂O → 苯酚 + NaHCO₃

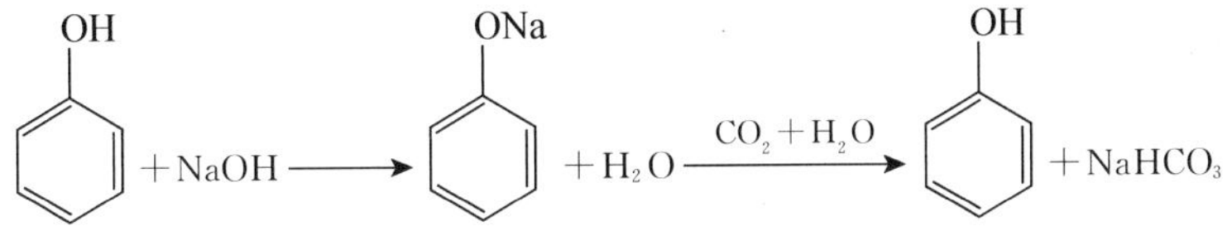

四、用简便的化学方法区别下列各组化合物

1. 乙醇/乙醚/甘油 —加Na→ 有气泡产生的是 乙醇、甘油；无明显现象的是 乙醚。乙醇、甘油 —新制Cu(OH)₂→ 有深蓝色溶液生成的是 甘油；无现象的是 乙醇。

2. 苯甲醇/苯酚/邻-苯二酚 —FeCl₃溶液→ 无现象 苯甲醇；溶液呈紫色 苯酚；溶液呈绿色 邻-苯二酚。

五、推断题

1. 该化合物的结构式是：$H_3C-\underset{\underset{CH_3}{|}}{\overset{\overset{CH_3}{|}}{C}}-\underset{\underset{OH}{|}}{\overset{\overset{H}{|}}{C}}-CH_3$ ，名称为：3,3-二甲基-2-丁醇；

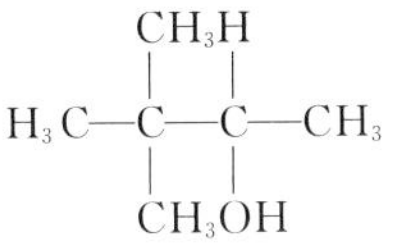

有关反应方程式为：

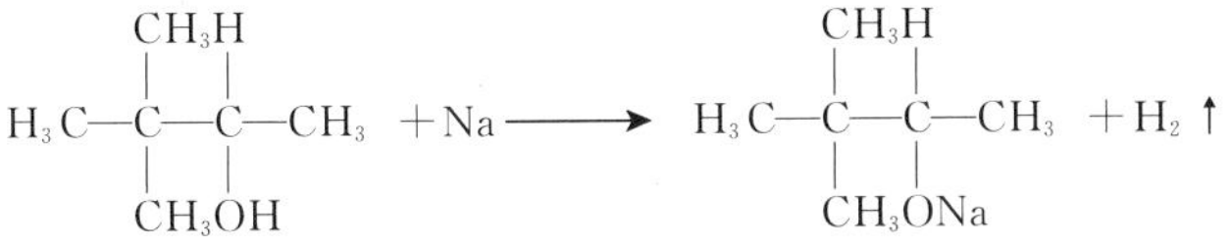

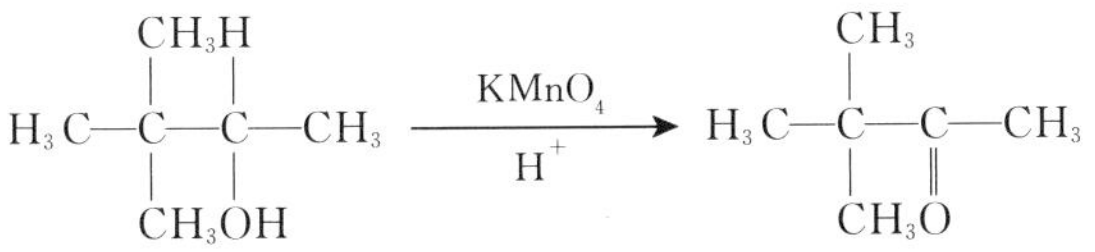

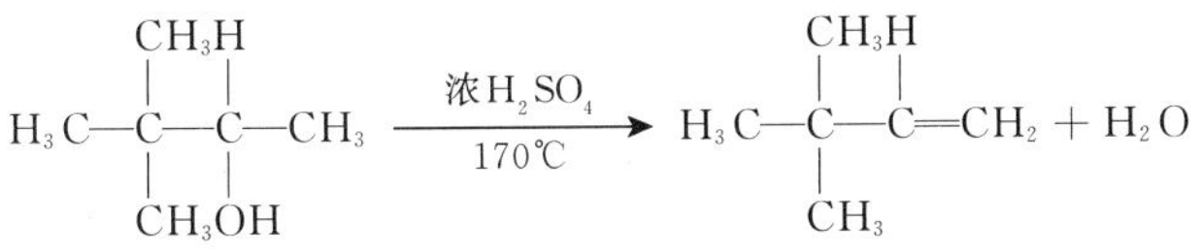

$H_3C-\underset{\underset{CH_3}{|}}{\overset{\overset{CH_3}{|}}{C}}-\underset{\underset{OH}{|}}{\overset{\overset{H}{|}}{C}}-CH_3 + Na \longrightarrow H_3C-\underset{\underset{CH_3}{|}}{\overset{\overset{CH_3}{|}}{C}}-\underset{\underset{ONa}{|}}{\overset{\overset{H}{|}}{C}}-CH_3 + H_2\uparrow$

$H_3C-\underset{\underset{CH_3}{|}}{\overset{\overset{CH_3}{|}}{C}}-\underset{\underset{OH}{|}}{\overset{\overset{H}{|}}{C}}-CH_3 \xrightarrow[H^+]{KMnO_4} H_3C-\underset{\underset{CH_3}{|}}{\overset{\overset{CH_3}{|}}{C}}-\underset{\underset{O}{\|}}{C}-CH_3$

$H_3C-\underset{\underset{CH_3}{|}}{\overset{\overset{CH_3}{|}}{C}}-\underset{\underset{OH}{|}}{\overset{\overset{H}{|}}{C}}-CH_3 \xrightarrow[170℃]{浓H_2SO_4} H_3C-\underset{\underset{CH_3}{|}}{\overset{\overset{CH_3}{|}}{C}}-\overset{\overset{H}{|}}{C}=CH_2 + H_2O$

2. 化合物 A、B、C 三种物质的结构式分别为：

A. $CH_3CH_2OCH_3$ B. $CH_3CH_2CH_2OH$ C. 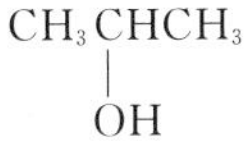 $CH_3\underset{\underset{OH}{|}}{C}HCH_3$

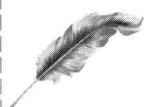

第十章参考答案

一、单项选择题

1. A 2. C 3. B 4. C 5. D 6. B 7. C 8. D

二、命名下列化合物或写出其结构简式

(1) 4-甲基戊醛　(2) 2-丁酮　(3) 4-甲基-2-戊酮　(4) 苯甲醛

(5) 1-苯基丙酮　(6) 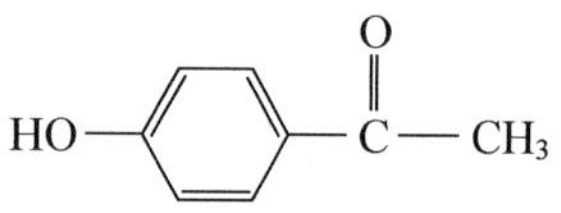 HO—C₆H₄—CO—CH₃　(7) C₆H₅—CH(CH₃)—CHO

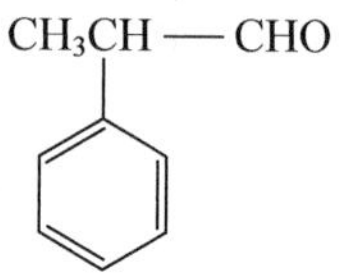

(8) CH₃—CO—CH₃　(9) CH₃O—C₆H₄—CHO　(10) CH₃CH₂CH(CH₃)CH(C₂H₅)CHO

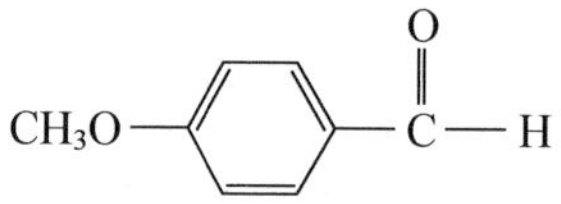

三、完成下列反应式

1. CH₃CHO + I₂ + NaOH ——→ CH₃COONa + CH₃I↓ + H₂O

2. CH₃—CO—CH₂—CH₃ + H₂ —Ni/Δ→ CH₃—CH(OH)—CH₂—CH₃

3. CH₃CH₂CHO + 2Ag[(NH₃)₂]OH —Δ→ CH₃CH₂—CO—ONH₄ + Ag↓ + H₂O + NH₃↑

4. CH₃CH₂CH₂CHO + Cu²⁺ —Δ→ CH₃CH₂CH₂COOH + Cu₂O↓ + H₂O

5. 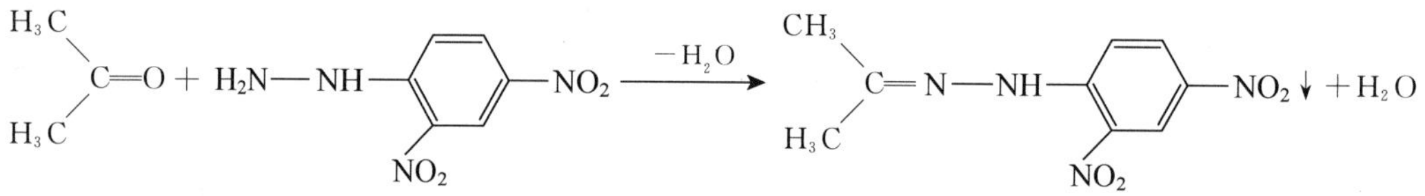 (CH₃)₂C=O + H₂N—NH—C₆H₃(NO₂)₂ —(−H₂O)→ (CH₃)₂C=N—NH—C₆H₃(NO₂)₂↓ + H₂O

四、用化学方法鉴别下列各组化合物

1. 丙醛／丙酮／丙醇 —Na→ 无现象的是[丙醛, 丙酮] —费林试剂→ 有砖红色沉淀生成的是 丙醛；无现象的是 丙酮；有气体放出的是 丙醇

2. 甲醛／乙醛／丙酮 —I₂/NaOH→ 无现象的是 甲醛；[乙醛, 丙酮] —亚硝酰铁氰化钠→ 无明显现象的 乙醛；溶液呈鲜红色的是 丙酮

3. 甲醛／乙醛／苯甲醛 —费林试剂/Δ→ 产生砖红色沉淀↓[甲醛, 乙醛] —I₂/NaOH/Δ→ 无现象 甲醛；产生黄色沉淀↓ 乙醛；无现象 苯甲醛

五、推断题

三种化合物的结构式分别为：

A. CH₃CH₂CH₂—CHO　　B. CH₃CH₂—CO—CH₃　　C. CH₃—CH(OH)—CH=CH₂

第十一章参考答案

一、选择题

1．B 2．D 3．A 4．A 5．D 6．B 7．A 8．A

二、名词解释（略）

三、命名或写出结构式

1．用系统命名法命名下列化合物

(1) 3-甲基丁酸　　(2) 3-羟丁酸　　(3) β-丁酮酸　　(4) α-酮戊二酸

(5) 邻-羟基苯甲酸　　(6) 对-苯二甲酸　　(7) β-苯基丙酸　　(8) 苯甲酸甲酯

(9) 乙酐　　(10) 乙酰氯

2．写出下列化合物的结构式

(1) HOOC—COOH　　(2) [邻位苯环上COOH和O-C(=O)-CH₃]　　(3) HOOC-C(=O)-CH₂—COOH

(4) HCOOCH₂CH₃

四、完成下列反应式

1. [苯环-COOH,OH] + NaHCO₃ → [苯环-COONa,OH] + CO₂↑ + H₂O

2. HOOCCHCOOH —Δ→ CH₃CH₂COOH + CO₂↑
         |
        CH₃

3. [苯环-COOH] + CH₃CH₂OH —H⁺/Δ→ [苯环-COOC₂H₅] + H₂O

4. CH₃CHCH₂COOH —[O]→ CH₃COCH₂COOH
        |
        OH

5. CH₃COCH₂COOH —[H]→ CH₃CHCH₂COOH
                             |
                             OH

6. CH₃COCH₂COOH —Δ→ CH₃COCH₃ + CO₂↑

五、用简便的化学方法鉴别下列各组化合物

1. 甲酸/乙酸/甲醛 —希夫试剂→ 不显色(甲酸,乙酸) —托伦试剂→ 产生银镜（甲酸）、无现象（乙酸）；紫红色（甲醛）

2. 乙醇/乙酸/乙醛 —希夫试剂→ 不显色(乙醇,乙酸) —NaHCO₃→ 产生气体（乙酸）、无现象（乙醇）；紫红色（乙醛）

第十二章参考答案

一、选择题

1．C 2．A 3．B 4．A 5．C 6．C 7．D 8．C 9．B 10．D

二、判断题

1．× 2．√ 3．× 4．× 5．√

三、填空题

1. 含氧无机酸或有机酸，醇
2. 油，脂肪，脂肪酸，甘油，油，脂肪
3. 磷酸基团，甘油磷脂，鞘磷脂
4. 六元碳环，五元碳环，甾醇类，胆甾酸类，甾体激素

四、简答题

1. 油脂是油和脂肪的总称。是由三分子高级脂肪酸和一分子甘油组成的酯。

2. 1g 油脂完全皂化时所需氢氧化钾的毫克数称为皂化值。从皂化值的大小，可推知油脂相对分子质量的大小，并可表明将一定量的油脂转化为肥皂所需的碱量。皂化值是衡量油脂质量的指标之一。

3. 100g 油脂所能吸收的碘的克数称为碘值。碘值与油脂的不饱和程度呈正比，碘值越大，油脂的不饱和程度也越大。

4. 油脂在空气中放置过久会发生变质，产生难闻的气味，这种现象称为酸败。中和 1g 油脂中的游离脂肪酸所需氢氧化钾的毫克数称为油脂的酸值。酸值是衡量油脂质量的重要指标之一，酸值大说明油脂中游离脂肪酸的含量较高，酸败程度较严重。

五、推断题

A. CH_3CH_2COOH B. CH_3COOCH_3 C. $HCOOCH_2CH_3$

第十三章参考答案

一、选择题

1. D 2. C 3. D 4. A 5. D 6. C 7. C 8. C 9. D 10. A

二、名词解释（略）

三、判断题

1. × 2. √ 3. √ 4. √ 5. √ 6. × 7. √ 8. ×

四、用化学方法区别下列各组化合物

1. 葡萄糖 / 果糖 ——溴水→ 褪色 / 不褪色

2. 麦芽糖 / 蔗糖 ——托伦试剂→ 银镜反应 / 无反应

3. 半乳糖 / 淀粉 ——碘-碘化钾→ 无反应 / 显蓝色

第十四章参考答案

一、命名下列化合物

1. 叔丁基胺   2. N-甲基苯胺   3. 乙酰胺   4. 3-甲基-2-氨基戊烷   5. N-甲基乙酰胺
6. 尿素   7. 二苯胺   8. 溴化二甲基十二烷基苄胺

二、写出下列化合物的结构式

1. $(CH_3)_3CCHNH_2C_3H_7$ 2. $C_3H_7-N(CH_3)-C_2H_5$ 3. $H_3C-\underset{O}{\underset{\|}{C}}-NH_2$ 4. $N(C_2H_5)_4^+ OH^-$

5. $NH_2CH_2(CH_2)_4CH_2NH_2$ 6. ⌬$-NH_3^+Cl^-$ 7. ⌬$-\underset{O}{\underset{\|}{C}}-NH_2$

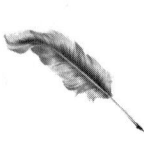

8. $H_2N-\overset{\overset{O}{\|}}{C}-NH_2$

三、完成下列反应式

1. $H_2N-CH_3 + HCl \longrightarrow CH_3NH_3^+Cl^-$

2. $C_6H_5-NH_2 + H_3C-\overset{\overset{O}{\|}}{C}-Cl \longrightarrow C_6H_5-NH-\overset{\overset{O}{\|}}{C}-CH_3 + HCl$

3. $C_6H_5-NH_2 + NaNO_2 + 2HCl \xrightarrow{0\sim 5℃} C_6H_5-N^+\equiv NCl^- + NaCl + 2H_2O$

4. $C_6H_5-NH_2 + 3Br_2 \longrightarrow$ 2,4,6-三溴苯胺 $\downarrow + 3HBr$

5. $H_3C-\overset{\overset{H}{|}}{N}-CH_3 + HNO_2 \longrightarrow (CH_3)_2N-N=O + H_2O$

6. $H_2N-\overset{\overset{O}{\|}}{C}-NH_2 + HNO_2 \longrightarrow N_2\uparrow + CO_2\uparrow + H_2O$

7. $H_2N-\overset{\overset{O}{\|}}{C}-NH_2 + H_2N-\overset{\overset{O}{\|}}{C}-NH_2 \xrightarrow{150\sim 160℃} H_2N-\overset{\overset{O}{\|}}{C}-NH-\overset{\overset{O}{\|}}{C}-NH_2 + NH_3\uparrow$

四、判断题

1. × 2. √ 3. √ 4. × 5. √ 6. √

五、将下列化合物按照碱性从强到弱的顺序排列

1. 氢氧化四甲铵＞甲胺＞氨＞苯胺＞二苯胺＞三苯胺
2. 乙胺＞氨＞苯胺＞N-甲基苯胺＞二苯胺
3. 二甲胺＞甲胺＞三甲胺＞苯胺＞甲酰胺

六、用化学方法鉴别下列各组物质

1. 苯胺、苯酚、甲苯：溴水 → 苯胺白色沉淀、苯酚白色沉淀、甲苯无现象；再用 FeCl₃ → 苯胺无现象、苯酚紫红色

2. N-甲基苯胺、N,N-二甲基苯胺：NaNO₂/HCl → 苯胺气泡产生、N-甲基苯胺黄色油状不溶物、N,N-二甲基苯胺黄色晶体

3. 乙胺、乙酰胺、尿素：HCl → 乙胺无现象、乙酰胺无现象、尿素气泡产生；再用 NaNO₂+HCl 室温 → 乙胺气泡产生、乙酰胺无现象

4. 甲胺、二甲胺、三甲胺：苯磺酰氯 → 甲胺产生沉淀、二甲胺产生沉淀、三甲胺无现象；再用 NaOH → 甲胺溶解、二甲胺不溶解

第十五章参考答案

一、选择题

1. D 2. B 3. D 4. A 5. C 6. C

二、名词解释（略）

三、写出下列化合物的结构式

1. 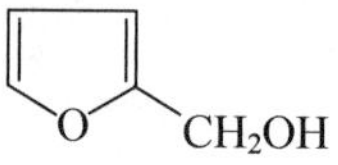 呋喃-2-基甲醇（糠醇）
2. 吡咯烷
3. 3-甲基吡啶
4. 4-甲基咪唑
5. 2-羟基吲哚
6. 糠醛（呋喃-2-甲醛）
7. 烟碱（N-甲基-2-(3-吡啶基)吡咯烷）
8. 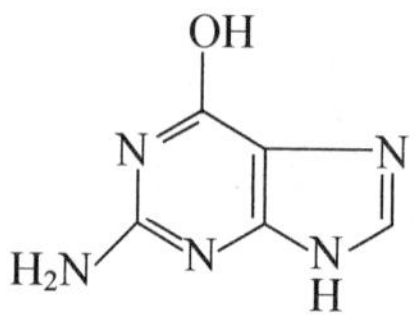 鸟嘌呤

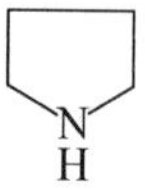

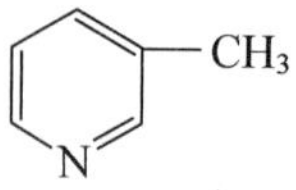

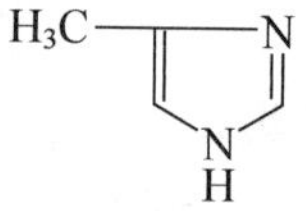

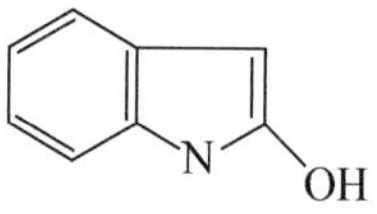

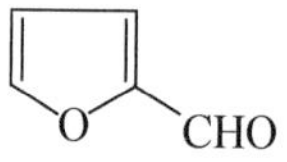

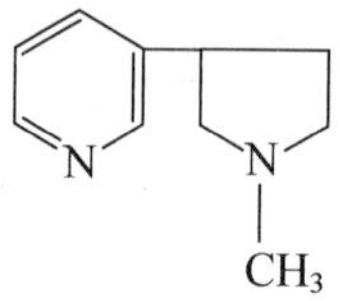

四、判断题

1. ×　2. √　3. ×　4. ×　5. ×　6. ×

第十六章参考答案

一、选择题

1. C　2. B　3. B　4. C　5. C　6. C　7. C　8. A　9. B　10. C

二、填空题

1. 羧酸，氨基，羧基，氨基，两性化合物
2. C，H，O，N，肽键
3. 该氨基酸的 pI 值，负极
4. 7.4，阴离子
5. 酸，负电荷，加酸

三、计算题

(1) 该氨基酸的相对分子质量为 147（计算步骤略）。

(2) 该氨基酸的化学分子式为 $C_5H_9NO_4$，结构简式为 $HOOCCH_2CH_2CH(NH_2)COOH$。

主要参考文献

[1] 向开群，吴德成．医护化学．北京：北京大学医学出版社，2011．
[2] 李杰红，余先纯．医学化学．郑州：郑州大学出版社，2011．
[3] 陈常兴．医学化学．北京：人民卫生出版社，2012．
[4] 傅春华．医用化学．北京：高等教育出版社，2014．
[5] 杨晓达，王美玲．基础化学．北京：北京大学医学出版社，2013．
[6] 刘俊义，董陆陆．有机化学．北京：北京大学医学出版社，2015．
[7] 北京师范大学编著．无机化学．上册．北京：高等教育出版社，2004．
[8] 黄刚．医用化学基础．北京：高等教育出版社，2005．
[9] 马祥志．医用化学．北京：北京大学医学出版社，2003．
[10] 谢吉民．医学化学．5版．北京：人民卫生出版社，2004．

元素周期表

中英文专业词汇索引

A

阿伏伽德罗定律（Avogadro law） 10
氨基酸（amino acid） 201
胺（amine） 179

B

本尼迪克特试剂（Benedict reagent） 131
布朗运动（Brownian motion） 80

C

醇（alcohol） 110
雌激素（estrogen） 161

D

胆固醇（cholesterol） 159
蛋白质（protein） 201
等电点（isoelectric point） 204
碘值（iodine number） 156
电解质（electrolyte） 60
电渗（electroosmosis） 81
电泳（electrophoresis） 81
丁铎尔现象（Tyndall phenomenon） 80
端基异构体（anomer） 166
对映异构体（enantiomers） 148
对映异构现象（enantiomerism） 148

F

芳香烃（aromatic hydrocarbon） 102
非极性分子（nonpolar molecule） 40
非极性共价键（nonpolarized covalent bond） 40
费林试剂（Fehling reagent） 131
分散介质（disperse medium） 78
分散系（disperse system） 78
分散相（disperse phase） 78
分析化学（analytical chemistry） 1
酚（phenol） 116

G

甘油磷脂（glycerophosphatide） 157
高分子化合物（polymer） 83
共轭碱（conjugate base） 64
共轭酸（conjugate acid） 64
官能团（functional group） 93

H

化学（chemistry） 1
化学键（chemical bond） 28
缓冲容量（buffer capacity） 73
缓冲溶液（buffer solution） 70

J

极性分子（polar molecule） 40
极性共价键（polarized covalent bond） 40
加成反应（addition reaction） 98
胶体分散系（colloid disperse system） 78
解离常数（dissociation constant） 61
解离度（degree of dissociation） 62
聚沉（coagulation） 83
聚合反应（polymerization） 99

L

类脂（lipid） 153
离子键（ionic bond） 38
磷脂（phospholipid） 157
磷脂酰胆碱（phosphatidylcholine，PC） 157

M

醚（ether） 120
摩尔质量（molar mass） 7
脑磷脂（cephalin） 157

N

凝胶（gel） 85

P

配体（ligand） 42
配位化合物（coordination compound） 42
配位键（coordinate bond） 40
配位原子（coordinating atom） 43

Q

气体摩尔体积（molar volume of gas） 9

强电解质(strong electrolyte) 60
羟基酸(hydroxy acid) 142
鞘磷脂(sphingomyelin) 157
氢键(hydrogen bond) 41
取代反应(substitution reaction) 96
醛(aldehyde) 126

R

溶胶(sol) 79
弱电解质(weak electrolyte) 60

S

肾上腺皮质激素(adrenal cortical hormone) 161
渗透(diosmosis) 21
渗透活性物质(osmotically active substance) 22
渗透浓度(osmotic concentration) 22
渗透现象(diosmose) 21
渗透压(osmotic pressure) 21
生物碱(alkaloid) 190
手性分子(chiarl molecule) 148
手性碳原子(chiral carbon atom) 148
酸败(rancidify) 156
酸值(acid value) 157
羧酸(carboxylic acid) 137

T

碳氢化合物(hydrocarbon) 89
碳水化合物(carbohydrate) 165
羰基(carbonyl) 126
糖类(saccharide) 165
体积分数(volume fraction) 16
同分异构体(isomer) 92
同分异构现象(isomerism) 92
同离子效应(common ion effect) 62
同系列(homologous series) 94
酮酸(keto acid) 144
托伦斯试剂(Tollens reagent) 131

W

烷烃(alkane) 94
无机化学(inorganic chemistry) 1
物理化学(physical chemistry) 1
物质的量浓度(amount of substance concentration) 14

X

烯烃(alkene) 97

酰胺（amide） 184
性激素（sex hormone） 161
雄性激素（androgen） 161

Y

银镜反应（silver mirror reaction） 131
油脂（grease） 153
有机化学（organic chemistry） 1
有机物（organic compound） 89
原子（atom） 28
原子核（atomic nucleus） 28

Z

杂环化合物（heterocyclic compound） 190
甾体激素（steroid hormone） 160
甾族化合物（steroid） 158
皂化（saponification） 156
皂化值（saponification number） 156
酯（ester） 153
酯化反应（esterification） 114
质量分数（mass fraction） 16
质子传递平衡（proton transfer balance） 66
中心原子（central atom） 42